DIE SUPERFOOD-DIÄT

IN 30 TAGEN SCHLANK UND GESUND

Aus dem Niederländischen von
Sonja Fiedler-Tresp und Kordula Witjes

Marjolijn van der Velde

IMPRESSUM

5 4 3 2 1   20 19 18 17 16
ISBN 978-3-88117-103-8

www.groenesmoothies.nl

Übersetzung Kordula Witjes, Sonja Fiedler-Tresp
Lektorat Laura Allenfort
Satz Petra Soeltzer, *www.petrasoeltzer.de*

© 2016 Hölker Verlag im Coppenrath Verlag GmbH & Co. KG
Hafenweg 30, 48155 Münster, Germany

www.hoelker-verlag.de

Die niederländische Originalausgabe erschien erstmals 2015.

Text © Marjolijn van der Velde
Rezepte Marjolijn van der Velde, Petra Heuveling, *www.petraheuveling.nl*,
Mirjam Leslie-Pringle, *www.veggieverymuch.com*
Gestaltung und Satz Linda Sier, Studio 100%, Laren, *www.studio100procent.nl*
Fotos Hanneke Vollbehr, *www.Ohbeautifulworld.com*,
Lieke Heijn und Pim Janswaard, Cameron studio, *www.cameron-studio.nl*

VORWORT

Lieber Leser,

du und ich, wir kennen uns natürlich (noch) nicht, aber ich gehe davon aus, dass deine Gesundheit dir sehr wichtig ist. Du wünschst dir eine schöne Haut und einen schlanken Körper, möchtest aber vor allem gut essen und deine Mahlzeiten genießen. Marjolijn kann dir helfen, diese Ziele zu erreichen, denn sie selbst hat es auch geschafft. Ihr ist es wichtig, gesund zu leben und trotzdem zu genießen. Täglich macht sie sich einen grünen Smoothie, frühstückt gesund und isst gesund zu Abend. Aber sie findet es auch wunderbar, zwischendurch mal zu naschen. Und trotzdem hält sie ihr Gewicht. Wie ist das möglich?

Dieses Buch zeigt dir, wie auch du das schaffen kannst. Wie du mit gesunden Zutaten leckere Gerichte zauberst, bei denen du keine Angst haben musst, zuzunehmen. Noch besser: Du wirst mithilfe dieser Gerichte sogar Gewicht verlieren!

Diätratgeber gibt es viele. Ebenso Kochbücher mit überwiegend vegetarischen Rezepten, bei denen das Hauptaugenmerk auf natürlichen, unbehandelten Lebensmitteln liegt, und die auch ohne Gluten, Laktose und raffinierten Zucker auskommen. Auf solche Rezepte setzt auch dieses Buch. Doch noch nie habe ich folgende Kombination in einem der vielen anderen Bücher entdecken können: Ein guter Menüplan mit ansprechenden Rezepten und Tipps für ein bewussteres Leben. Der Menüplan lässt sich einfach umsetzen, und die Rezepte sind frei von Gluten, Laktose und raffiniertem Zucker, in meinen Augen eine wichtige Kombination. Mit diesen Rezepten tust du deinem Körper etwas Gutes. Und wenn du gut für ihn sorgst, verschwindet auch Übergewicht ganz von allein.

Mit Marjolijns Menüplan kannst du dein Wunschgewicht erreichen. Du wirst mehr Energie verspüren und dich wohler in deiner Haut fühlen.

>

VORWORT

Und wenn du das Programm bis zum Ende befolgt hast und dich wieder „normal" ernährst, nimmst du dann wieder zu? Eines ist sicher: Wenn du dich ernährst wie zuvor, bekommst du auch den Körper zurück, den du hattest. Keine Ernährungsweise stellt eine dauerhafte Lösung für dein Gewichtsproblem dar, wenn du selbst keine dauerhaften Veränderungen willst. Ich hoffe, dass der neue Lebensstil nach dem 30-Tage-Programm für dich zur Normalität geworden ist. So viele Menschen haben schon einen gesünderen Lifestyle für sich entdeckt. Du kannst das auch. Aber gönne dir hierfür ruhig etwas Zeit. Versuche nicht, es stets „perfekt" zu machen. Sobald du erkennst, dass Perfektionismus oft aus der Angst heraus entsteht, zu versagen, kannst du ihn loslassen. Wenn wir auch nur einmal nicht dem idealen Bild entsprechen, das wir selbst von uns im Kopf haben, geben wir frustriert auf. Oder wir trösten uns, indem wir essen.

Wenn du mit diesem Buch Erfolg haben willst, dann versuche, es NICHT „perfekt" zu machen, sondern werde dir bewusst darüber, dass jeder kleine Schritt in die richtige Richtung in der Zukunft ein großer Schritt sein wird. Kleine Veränderungen, die konsequent umgesetzt werden, machen auf lange Sicht einen großen Unterschied.

Ich hoffe, dass dieses Buch dein Leben positiv verändern wird.

Los geht's!

Ich drücke dir die Daumen,

Jesse van der Velde

*Verjüngungstrainer, Autor der Bestseller **Voor Altijd Jong** und **Superfoodrecepten**. Bereits mehr als 50.000 Menschen haben Jesses Programme mit Erfolg absolviert.*

www.jessevandervelde.com

ERFAHRUNGSBERICHT

Als Marjolijn mich fragte, ob ich ihr neues Buch *Die Superfood-Diät* ausprobieren wolle, war ich freudig überrascht. Sie bat mich, zu überprüfen, ob die Mengenverhältnisse der Rezepte stimmen, alle Erklärungen verständlich sind und natürlich auch, ob und wie viel ich abnehmen würde.

Ich war sofort Feuer und Flamme, aber ich hatte auch meine Zweifel, ob das Programm gerade in mein Leben passte. Es war Anfang Juli, und die Ferien standen vor der Tür. Wir wollten mit unseren fünf Kindern in unserem Wohnwagen verreisen, danach zu zweit nach Skandinavien, und ich musste auch noch beruflich für fünf Tage nach London. Würde ich das Programm trotz dieser schwierigen Umstände ausprobieren können? Hätte ich die Ruhe, das Buch aufmerksam zu lesen? Würde ich die richtigen Zutaten finden? Würde der Standmixer überall mit hin müssen? Mein Geburtstag und – oh ja – auch die Fußball-WM in Brasilien fielen mitten in diesen Zeitraum. Da dachte ich: Wenn es mir unter diesen Umständen gelingt, gebe ich ein gutes Vorbild für alle anderen ab. Nach Rücksprache mit meiner Familie beschloss ich, mir selbst dieses „lieb sein zu meinem Körper" zu gönnen.

Am nächsten Tag schickte mir Marjolijn die Digitalversion dieses farbenfrohen Buches, und ich begann sofort mit der Lektüre. Noch nie zuvor hatte ich von Superfood gehört, und grüne Smoothies hatte ich vor drei Monaten eher skeptisch ausprobiert. Nachdem ich das Buch durchgelesen hatte, ging ich die Zutaten einkaufen. Sehr praktisch fand ich die wöchentlichen Einkaufszettel und den Menüplan, den Marjolijn erstellt hatte. Ich heftete ihn an unsere Pinnwand, und die Familie schaute neugierig nach, was ich die folgende Woche über essen würde. Die für uns teils völlig unbekannten Gerichte klangen auf den ersten Blick nicht besonders schmackhaft: Chia-Pudding, Erdnussbutter-Smoothie, fermentiertes Sauerkraut …

Anschließend rief ich Joost an, einen befreundeten Fotografen, denn zu einem Abnehmprogramm gehört auch ein Vorher-Nachher-Bild. Joost behauptete, dass eine Nacktaufnahme das beste Ergebnis liefern würde, aber dafür war ich dann doch etwas zu prüde. Ich beschloss, etwas Enganliegendes anzuziehen und fühlte mich auch darin sehr unwohl. Aber ich wusste ja, für wen ich es tat: für mich.

Beim Lesen des Buches wurde mir bewusst, dass ich die richtige Wahl getroffen hatte: Von jetzt an würde ich „lieb sein zu meinem Körper". Ich las und lernte viel über die heilsame Wirkung von besonderen Gemüsesorten, über Früchte, Kräuter, Kokosfett und Butter, über Superfood und die Gefahren von Zucker, Süßstoffen, Milchprodukten und Gluten. Während der

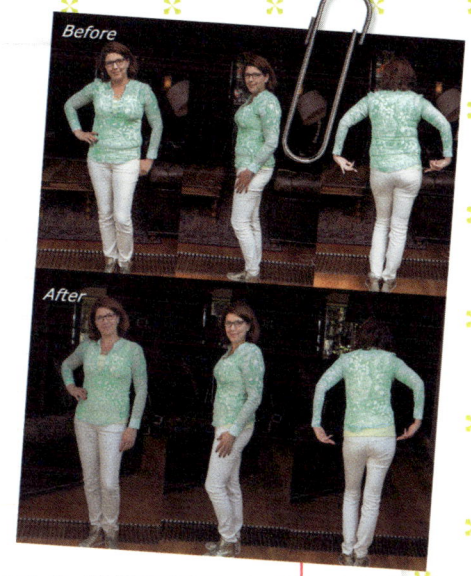

Before

After

letzten zwei Jahre hatte ich intensiv Sport getrieben, kaum Kohlenhydrate zu mir genommen und in meinen Augen gesund gelebt. Trotzdem nahm ich nicht ab, und das frustrierte mich wahnsinnig. Lag es an meinem Alter? Ich war (gerade mal) 42 Jahre alt. Funktionierte meine Verdauung auch gut? Dank Marjolijns Buch verstand ich, was ich bereits richtig machte und was ich noch verbessern konnte.

Außerdem war ich neugierig, ob es mir gelingen würde, 30 Tage ohne meine geliebte Cola Zero, Wein und Käse auszukommen. Würde ich diese himmlischen Genüsse vermissen?

Marjolijn bat mich, ein Tagebuch zu führen, aber da ich ein visueller Mensch bin – nicht umsonst bin ich Regisseurin und Redakteurin – entschied ich mich für ein Video-Tagebuch. Tag für Tag merkte ich, wie mein Haar einen schöneren Glanz bekam und meine Haut weicher wurde. Ich hatte weniger Probleme mit Pickeln, und meine Nägel wurden kräftiger.

Seien wir ehrlich, die zweite Woche war für mich die schwierigste. Ich hatte oft Kopfschmerzen, nahm wenig ab und war ziemlich schlecht gelaunt. Aber ich hatte an keinem einzigen Tag Hunger und fand alle Mahlzeiten und Snacks mehr als ausreichend. Die Smoothie-Bootcamp-Tage waren nicht schwer, denn ich konnte unbegrenzt viele Smoothies trinken. Beim Abendessen fand ich es dann aber doch ungemütlich, als meine Lieben richtig zulangen konnten und ich nur mit einem Smoothie vor der Nase dabei saß. Zum Glück ging das nur einmal pro Woche so. Nachdem ich Marjolijns Programm abgeschlossen habe, mache ich noch immer ab und zu einen Smoothie-Tag als eine Art Ausgleichstag.

Bereits nach der dritten Diät-Woche hatte ich mehr Energie und fühlte mich morgens viel wacher. Nach 30 Tagen hatte ich 6 Kilo abgenommen. Das war mehr, als ich mir erhofft hatte, vor allem in den letzten zwei Wochen purzelten die Pfunde nur so. Dank Marjolijns Buch fühle ich mich nach 30 Tagen froher, schlanker, fitter, schöner und gesünder. Und das will doch eigentlich jeder! Gönne dir und deinem Körper diese 30 Tage.

Mit fröhlichem Gruß,
Cato Margo Peekel
www.cato-margo.nl

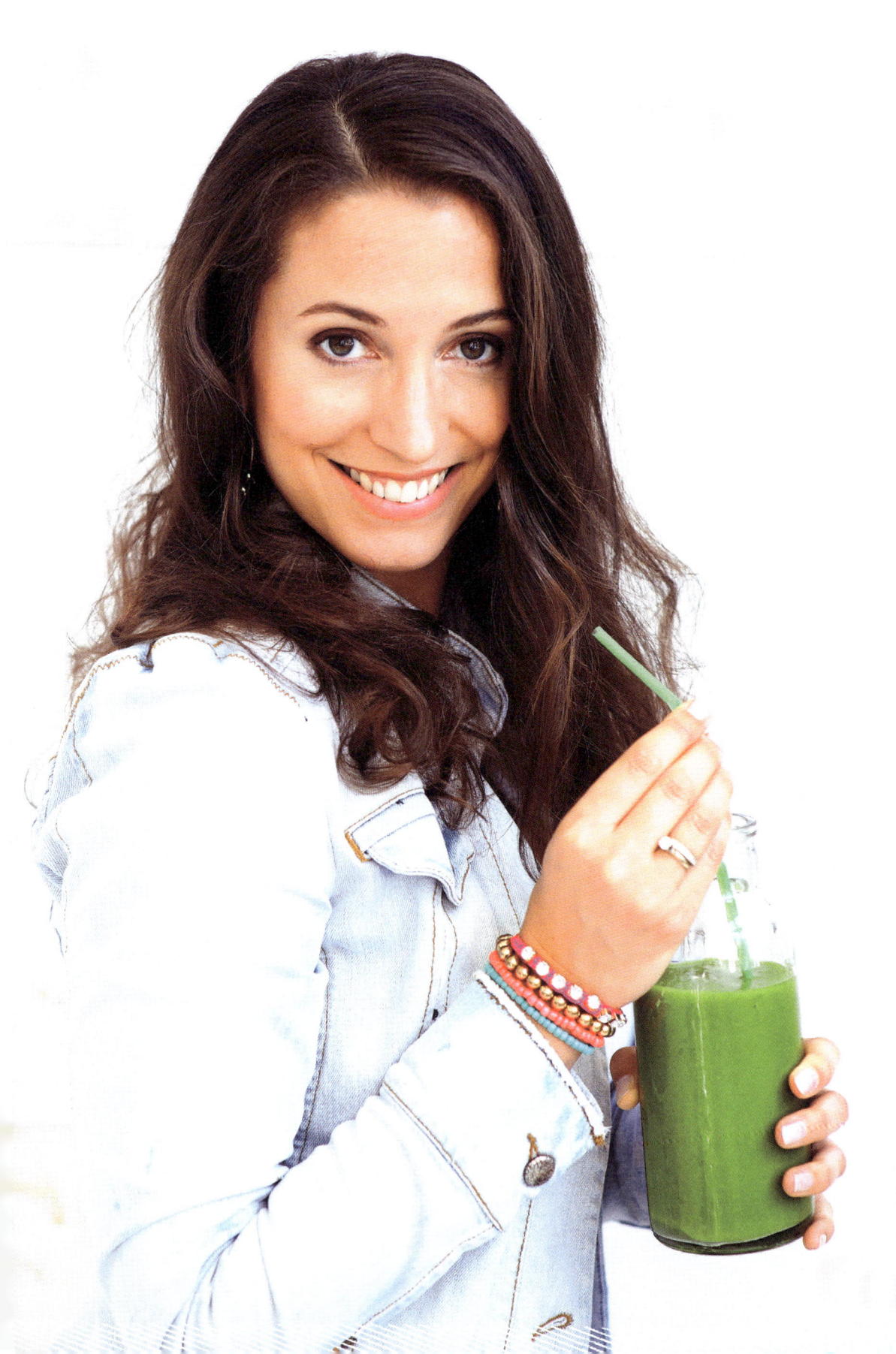

EINLEITUNG

Nie hätte ich mir träumen lassen, mal ein Buch zu schreiben, geschweige denn zwei. Und doch hältst du nun den Nachfolgeband zu *70 Grüne Smoothies – Einfach mixen, genießen, wohlfühlen* in den Händen, und ich bin so stolz darauf.

Ich habe dieses Buch als Antwort auf die vielen Fragen geschrieben, die ich nahezu täglich zum Thema Abnehmen mit grünen Smoothies bekomme. Die häufigste Frage ist: „Was kann ich zusätzlich zu den grünen Smoothies essen, ohne dabei den Gewichtsverlust zu stoppen?" Genau darum geht es in diesem Programm.

Meiner Meinung nach sind grüne Smoothies ein wunderbares Mittel, um Gewicht zu verlieren, aber die übrigen Mahlzeiten und das Erstellen eines neuen, leckeren und leicht umzusetzenden Ernährungsplans sind mindestens genauso wichtig. Denn natürlich ist dieses Programm nicht dazu da, um es 30 Tage lang zu befolgen und danach wieder in alte Gewohnheiten zurückzufallen. Dieses Grüne-Smoothie-Programm ist der Beginn einer völlig neuen Ernährungsweise. Es ist ein Programm, an das ich wirklich glaube und das verblüffende Resultate liefert. Ich hoffe, dass du genauso enthusiastisch sein wirst wie ich.

Die Rezepte sind in Zusammenarbeit mit zwei fabelhaften (Rohkost-)Köchen entstanden. Die herrlichen, nahrhaften Mahlzeiten, die sie für dich konzipiert haben, sind lecker, einfach und sättigend, sodass du dich den ganzen Tag lang fit fühlst und keinen Hunger leidest.

Dieses Buch besteht aus zwei Teilen. Der erste Teil liefert Hintergrundinformationen über die Ursachen von Übergewicht und Wissen zu den Themen Ernährung und Sport, also alles Nötige, um zu verstehen, was ein schlanker und gesunder Körper braucht. Der zweite Teil ist der Abnehmplan selbst: Ein Programm für 30 Tage voll herrlicher, gesunder Mahlzeiten, die alle komplett ausgearbeitet sind, sodass du genau weißt, was dich (Leckeres) erwartet. Sogar die Einkaufslisten sind schon fertig. Außerdem habe ich zehn Bonusrezepte für grüne Smoothies für dich ausgewählt, die du während des Programms zubereiten kannst.

Ich wünsche dir unglaublich viel Freude und schöne Momente mit diesem Programm. Genieße es und erfahre, was eine gute Ernährung für dich bedeuten kann.

Herzlichst, Marjolijn

INHALT

EINFÜHRUNG

Bestimmt hast du dich für dieses Buch entschieden, weil du gerne etwas für deine Gesundheit tun und dein Gewicht reduzieren möchtest. Damit bist du nicht allein! Sehr viele Menschen suchen nach *der einen* Methode zum Abnehmen, und es scheint, als seien ebenso viele Programme entwickelt worden, die ihnen dabei helfen sollen. Wie jedoch sollst du hier den Überblick behalten und herausfinden, welches Programm nun für dich persönlich geeignet ist?

Viele Diäten zielen darauf ab, so wenig Kalorien wie möglich zu sich zu nehmen, hier gilt: Wer mehr verbrennt, als er aufnimmt, verliert an Gewicht. Obwohl das stimmt, scheitern viele Menschen an diesen Diäten. Das Problem: Die Programme sind vor allem auf kurze Sicht hin konzipiert. Mit ihrer Methode nimmst du zwar ab, aber sobald du normal isst, das Doppelte wieder zu. Das ist nicht nur ärgerlich, sondern auch entmutigend. Noch dazu stecken in den Diätmahlzeiten oder -riegeln oft künstliche Süßstoffe, die zwar für wenige Kalorien sorgen, aber schlecht für die Gesundheit sind.

Bei unserem Grüne-Smoothie-Diätplan beschäftigen wir uns nicht mit dem Zählen von Kalorien. Verwunderlich? Den Grund hierfür erkläre ich dir in Kapitel 6 „Kalorien, wichtig oder nicht?" Dass Gemüse und Obst – und damit auch grüne Smoothies – beim Abnehmen helfen, ist schon seit Jahren bekannt. Sie geben deiner Gesundheit einen richtigen Kick. Durch die große Menge an enthaltenen Mineralstoffen, Vitaminen, Ballaststoffen und Antioxidantien sättigen sie gut und sorgen dafür, dass du auf deiner Mission, einen gesünderen Körper zu erlangen, keinen Hunger leiden musst. Fantastisch, oder? Es ist nichts Falsches daran, leckeres Essen zu genießen und gleichzeitig deine Gesundheit zu verbessern. Du wirst gar nicht das Gefühl haben, auf Diät zu sein. Eigentlich bist du es ja auch nicht.

EINFÜHRUNG

Freu Dich auf Die Superfood-Diät: eine neue, sehr Leckere art zu essen!

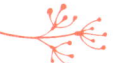

Wenn du grüne Smoothies zubereiten möchtest, um abzunehmen, kannst du das auf zwei verschiedene Arten angehen: Fasten und ausschließlich grüne Smoothies trinken oder nur eine oder zwei Mahlzeiten am Tag durch einen grünen Smoothie ersetzen. Auch wenn die erste Methode sehr effektiv ist, um den Körper zu entgiften und Gewicht zu verlieren, kann ich nicht empfehlen, sie mehrere Wochen anzuwenden. Meiner Meinung nach ist deine Ernährung dann zu einseitig. Wir wollen nämlich vor allem gesund leben, nicht nur möglichst viel Gewicht verlieren.

Der Grüne-Smoothie-Diätplan vereint beide Methoden. An sechs Tagen pro Woche ersetzen wir eine oder zwei Mahlzeiten durch einen herrlichen, nahrhaften grünen Smoothie, und an einem Tag pro Woche trinken wir ausschließlich grüne Smoothies. Auf diese Weise werden schnell Erfolge sichtbar, und trotzdem ist der Prozess für den Körper nicht zu belastend. Du verhinderst auch, dass dein Körper in eine Art „Hungerstarre" gerät. Ich wünsche dir von Herzen, dass du mit dieser Methode dein neues Gewicht halten kannst.

Genieße die kommenden 30 Tage und die Veränderungen, die sie mit sich bringen. Du wirst lernen, auf eine für dich neue Art und Weise für deinen Körper zu sorgen. Ich hoffe, dass das Programm dir guttut und du ermutigt wirst, diese Lebensweise auch nach den 30 Tagen fortzuführen.

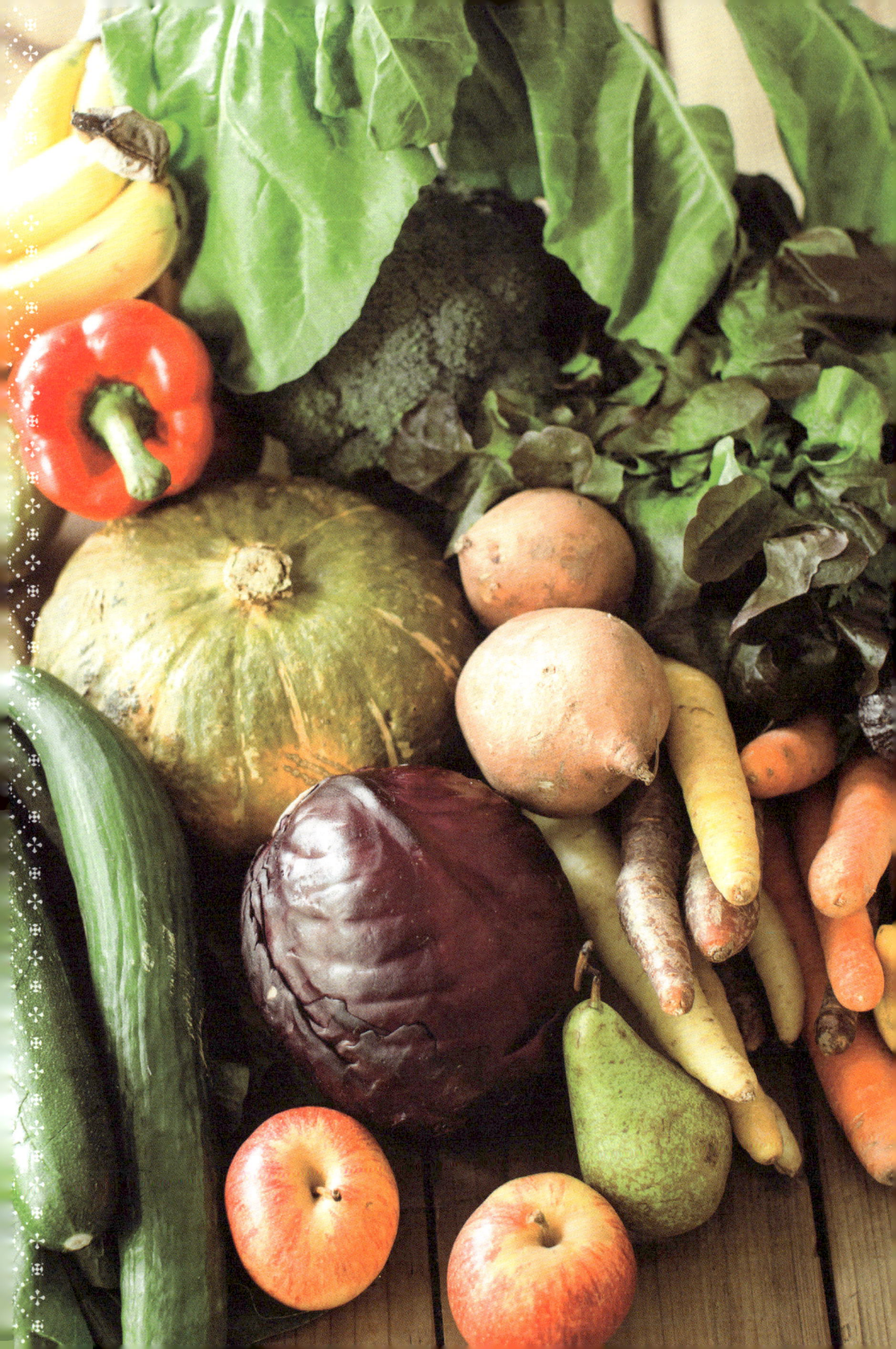

1

EIN SCHNELLER START

Vielleicht bist du jemand, der ungeduldig ist und sich nicht die Zeit nimmt, alle wichtigen Informationen zu lesen, bevor er mit einem Projekt beginnt. Ich rate dir zwar, dies trotzdem zu tun, weil es dich mit hilfreichem Hintergrundwissen versorgt, aber dennoch gebe ich dir hier eine „Schnellstart-Version" des Programms, sodass du auf jeden Fall das Wichtigste weißt, bevor es losgeht.

1 ❉ Beginne mit dem Lesen der Gebrauchsanweisung und den Tipps für den Erfolg (Kapitel 2).

2 ❉ Wenn du Single bist, rate ich dir, das Kapitel 3, die Tipps für Singles zu lesen.

3 ❉ Entscheide, ob du Superfood verwenden möchtest oder nicht. Lies dazu das Kapitel 4 *„Was tun, wenn du kein Superfood kaufen möchtest?"*.

4 ❉ Lies das Kapitel 15 *„Hilfe! Ich stecke in einer Krise."*

5 ❉ Lies zu Beginn jeder Woche das vollständige Wochenmenü durch und schreibe deine Einkaufsliste. Wenn du das Programm genau nach diesem Buch durchführen möchtest, kannst du die vorhandene Einkaufsliste verwenden. Wenn du Veränderungen vornimmst, kannst du diese auf der Liste vermerken.

6 ❉ Los geht's!

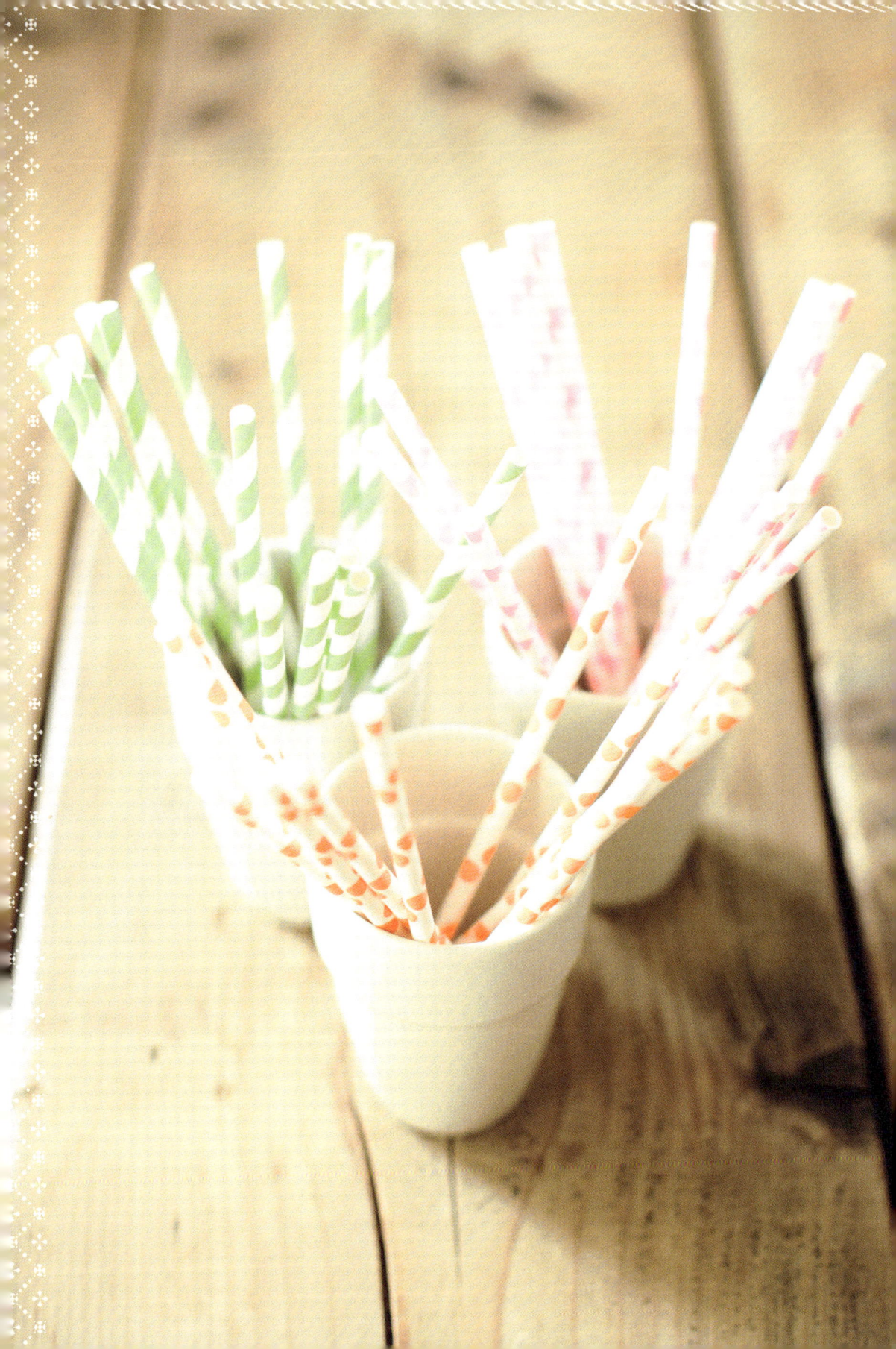

2

GEBRAUCHS- ANWEISUNG UND TIPPS FÜR DEN ERFOLG

Wer sagt, dass Abnehmen schwer sein muss?
Wie du an den herrlichen Mahlzeiten, Smoothies und Snacks
in diesem Programm sehen wirst, ist das wirklich eine überholte
Vorstellung. Du kannst leckere Gerichte genießen, gleichzeitig
Gewicht verlieren und etwas für deine Gesundheit tun.
So wird Abnehmen fast zu einem Vergnügen!

Der Grüne-Smoothie-Diätplan ist so aufgebaut, dass du dir über gar nichts Gedanken machen musst. 30 Tage lang gibt es täglich ein komplettes Menü, an das du dich halten kannst. Ich habe sogar wöchentliche Einkaufslisten für dich geschrieben, sodass du genau weißt, was du besorgen musst. Einfacher geht es nicht.

Grüne Smoothies sind wesentlicher Bestandteil dieses Programms. Abwechslungsreiche Rezepte findest du in meinem Buch *70 Grüne Smoothies – Einfach mixen, genießen, wohlfühlen.* Als kleinen Bonus habe ich einige Grüne-Smoothie-Rezepte zu diesem Programm hinzugefügt, sodass du eine große Auswahl hast. Du findest sie im hinteren Teil des Buches ab Seite 239. Es ist ganz egal, welchen Smoothie du auswählst, Hauptsache, er schmeckt dir. Jede Woche wird es einen Tag geben, an dem wir ausschließlich grüne Smoothies trinken. Sorge dafür, dass du an diesem Tag genug Gemüse und Obst im Haus hast, sodass du tolle Smoothies mixen kannst. Ich rate dir, die Smoothies an diesem Tag etwas gehaltvoller zu machen, indem du Avocados und Fette wie Leinöl oder Kokosöl zufügst. Du kannst auch Mandelmilch als Basis verwenden. All diese Zutaten geben dir ein sättigendes Gefühl, sodass du an diesem Tag keinen Hunger hast.

Für jeden Tag gibt es ausführliche Rezepte für die Mahlzeiten, die du zusätzlich zu den grünen Smoothies essen wirst. Du wirst sehen, dass sie alle relativ einfach in der Zubereitung und auch noch superlecker sind.

Wenn dir eine Mahlzeit nicht gefällt oder dir die Zubereitung zu zeitintensiv ist, kannst du sie einfach durch eine andere Mahlzeit vom Ernährungsplan ersetzen. Es gibt keine strengen Regeln, wann du welche Mahlzeit zu dir nehmen sollst. Sie sind alle sehr gesund und helfen dir, dein Ziel zu erreichen.

BEVOR DU LOSLEGST, HABE ICH NOCH EINIGE TIPPS FÜR DICH, WIE DU DIE KOMMENDEN 30 TAGE OPTIMAL NUTZEN KANNST.

✳ Trinke über den Tag verteilt viel Wasser. Das hilft deinem Körper beim Abbau von Giftstoffen, was bei einem Diätprogramm wie diesem sehr wichtig ist. Durch das naturbelassene Essen gibst du deinem Körper nämlich die Gelegenheit, giftige Stoffe aus dem Körperfett zu lösen. Um diese Stoffe danach auch loszuwerden, solltest du viel trinken, zum Beispiel gefiltertes Wasser und Kräutertee. Versuche aber mindestens 2-3 Liter am Tag zu trinken, auch am siebten Tag, an dem du sonst nur grüne

Smoothies zu Dir nimmst. Das „Zauberwasser", das täglicher Bestandteil deines Programms ist, kannst du zu den 2-3 Litern zählen.

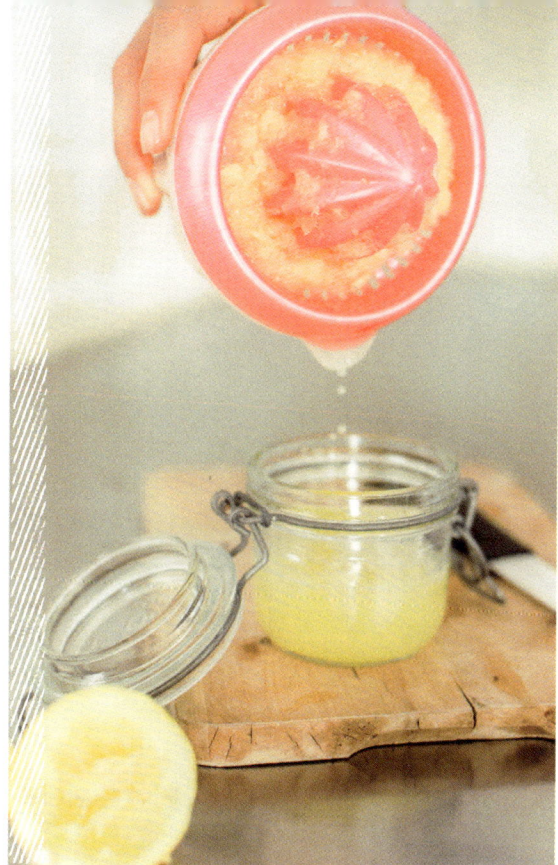

* Wir verwenden jeden Tag Zitronensaft, und um Zeit zu sparen, kannst du alle Zitronen an einem Tag auspressen. Bewahre den Saft in einem verschließbaren Glas im Kühlschrank auf. Du kannst den Zitronensaft auch einfrieren, auf lange Sicht ist das noch einfacher. Besonders praktisch ist es, den Saft in Eiswürfelformen zu füllen. Für einen gesunden Morgentrunk brauchst du dann nur einen Eiswürfel in ein Glas mit lauwarmem Wasser zu geben.

* Lies dir immer das ganze Wochenprogramm durch, bevor eine neue Woche beginnt, sodass du weißt, was dich erwartet. Wenn dir ein Tagesmenü nicht gut gefällt, weil du an diesem Tag zu wenig Zeit hast, kannst du den Plan einfach anpassen. Wenn du möchtest, kannst du nicht nur einzelne Rezepte, sondern sogar ganze Menüpläne austauschen.

* Hast du trotz der eingeplanten Snacks noch immer Lust auf etwas zu Naschen, bereite einen zusätzlichen grünen Smoothie zu oder iss etwas Rohkost als Zwischenmahlzeit.

* Die meisten Mahlzeiten sind vegetarisch. Wenn du magst, kannst du selbst zwei- bis dreimal pro Woche etwas Fleisch oder Fisch hinzufügen. Wähle hochwertiges Biofleisch, und übertreibe nicht bei der Menge, die du für dich alleine zubereitest. An Tagen, an denen du dein Workout machst, ist es eine besonders gute Idee, Fleisch oder Fisch zu essen, weil das Eiweiß dir bei der Regeneration helfen kann.

* Bevor du einkaufen gehst, schaue nach, was du noch im Haus hast, um unnötige Besorgungen zu vermeiden. Du wirst sehen, dass viele Zutaten, die du in den ersten beiden Wochen einkaufst, auch in den anderen Wochen in den Menüplänen auftauchen. >

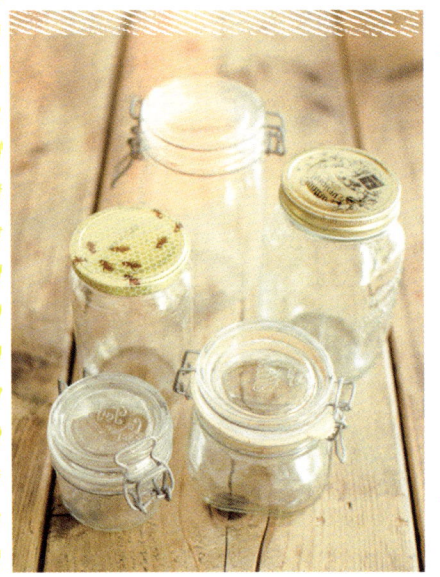

✳ Verarbeite übrig gebliebene Kräuter in deinen grünen Smoothies, damit sie nicht unnötig weggeschmissen werden müssen. Wenn du den Kräutergeschmack in den grünen Smoothies nicht magst, kannst du sie auch einfrieren. Wasche die Kräuter dafür gründlich und hacke sie fein. Gib sie in eine Eiswürfelform und übergieße sie mit Wasser, bis sie gerade eben bedeckt sind. Nach ungefähr 24 Stunden sind die Kräuterwürfel ganz gefroren, und du kannst sie in einen Gefrierbeutel umfüllen. Schreibe auf jeden Beutel, welche Kräuter welcher Menge enthalten sind, damit du sie ganz einfach für andere Rezepte verwenden kannst.

✳ Wenn du mehrere grüne Smoothies am Tag trinkst, bereite eine große Kanne auf einmal zu, damit du nicht jedes Mal wieder neu anfangen musst. So sparst du viel Zeit. Nimm deinen Smoothie in einem dichten Schraubglas mit zur Arbeit. Vor dem Trinken gut schütteln.

✳ Treibe mindestens dreimal pro Woche Sport. Mein Lieblingstraining ist das HIIT-Training, über das du später noch mehr erfahren wirst. Das Wichtigste ist, dass du eine Sportart wählst, die gut zu dir passt und bei der du dich gut fühlst. Nur wenn du mit Spaß bei der Sache bist, kann daraus eine bleibende Gewohnheit werden.

✳ Kümmere dich nicht zu sehr um das, was um dich herum geschieht, während du damit beschäftigt bist, eine supergesunde, schlanke(re) Ausgabe von dir selbst zu werden. Bestimmt wird dir das ein oder andere Mal eine süße Versuchung begegnen, erinnere dich dann hieran: *„Keep calm and make a smoothie"*, einen sehr leckeren!

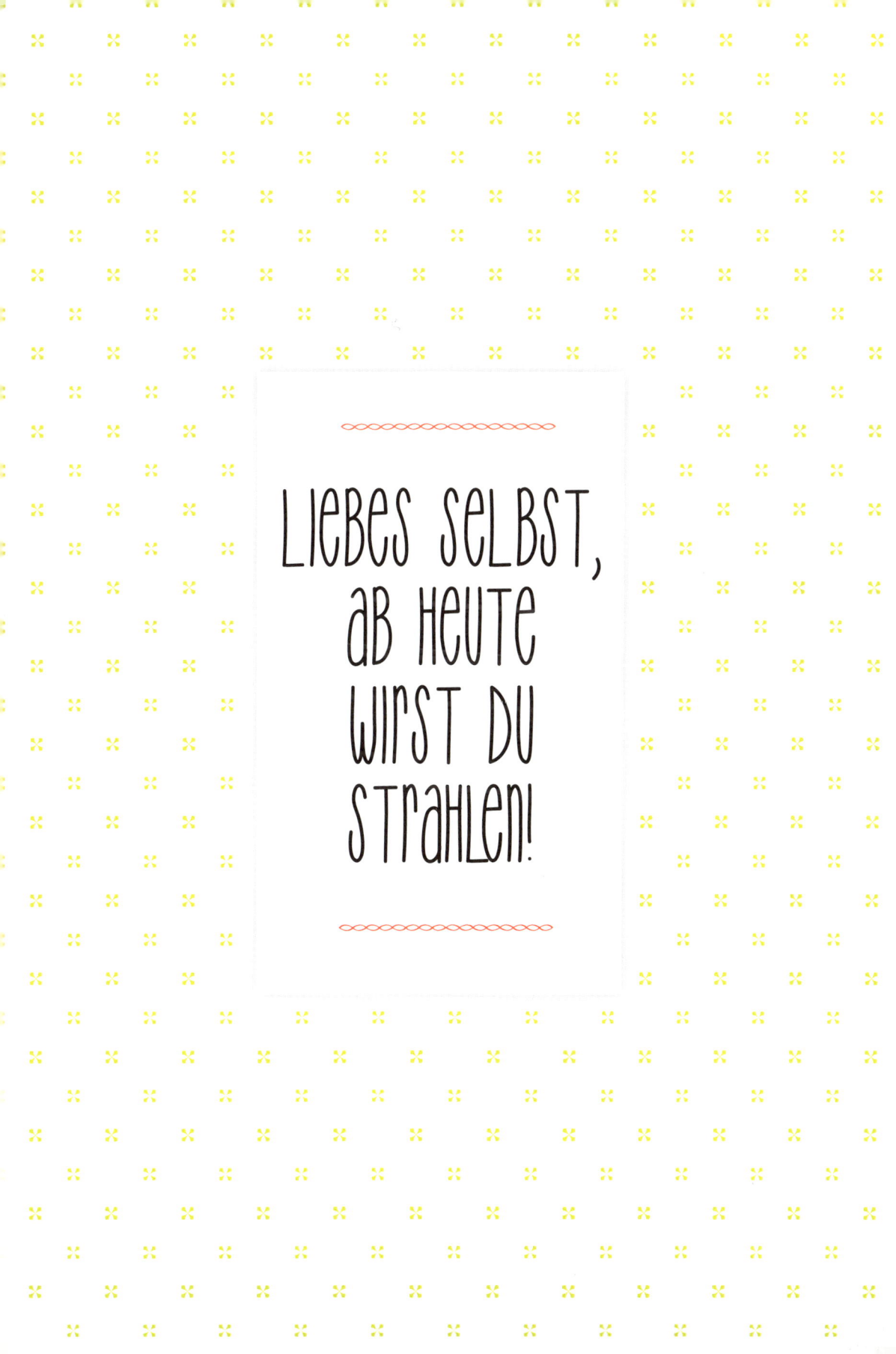

Liebes Selbst,
ab heute
wirst du
strahlen!

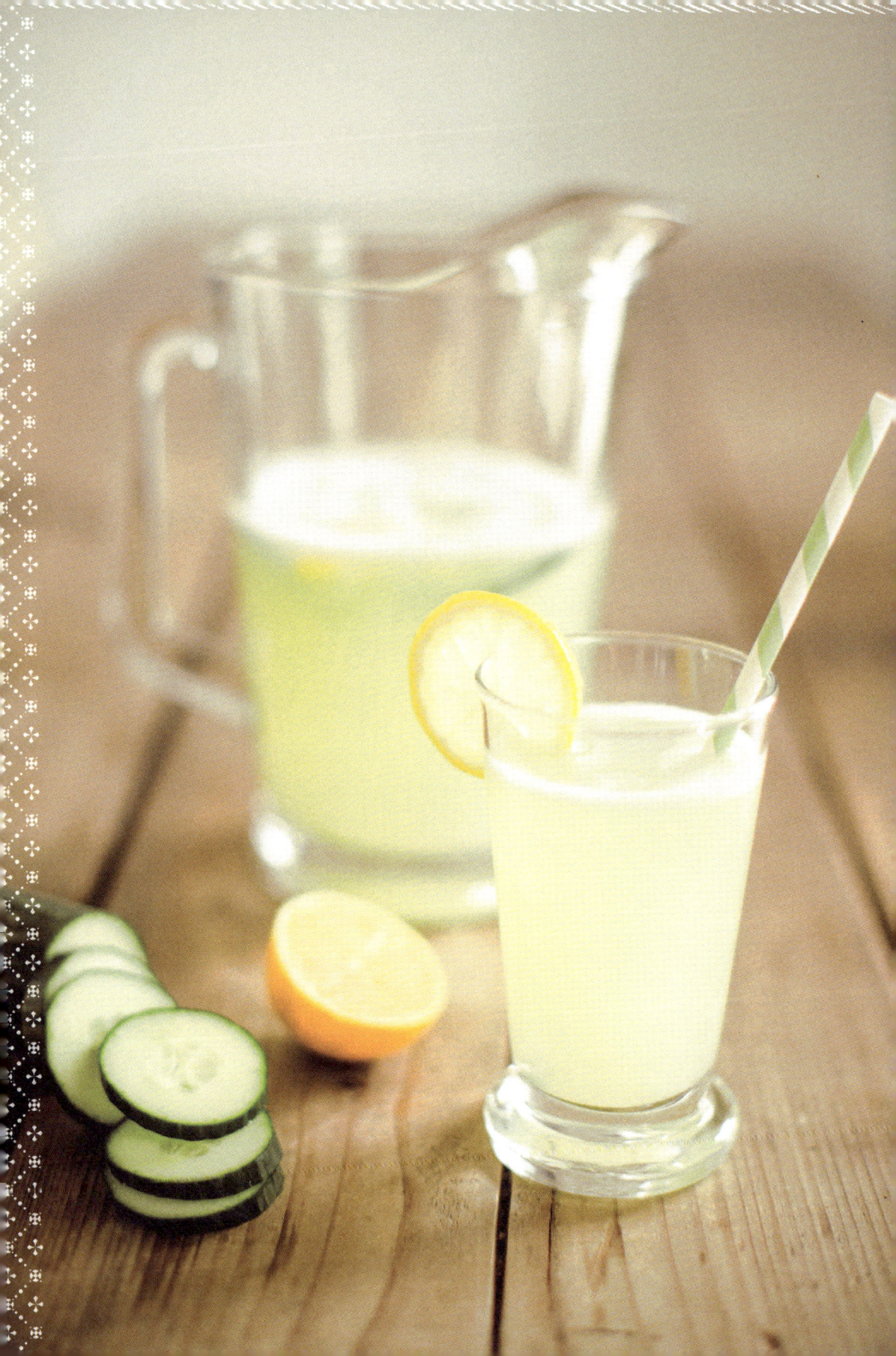

3

TIPPS FÜR SINGLES

Möglicherweise bist du die einzige Person in deiner Familie,
die das Programm mitmacht, vielleicht bist du auch ein glücklicher
Single. Ganz gleich warum du alleine isst, du wirst sehen,
dass beinahe alle Mahlzeiten für mehr als eine Person konzipiert
sind. Darum möchte ich dir einige Tipps geben,
damit dieses Programm auch für dich gut funktioniert.

1 ❀ Oft ist es schöner, für mehrere Personen zu kochen als für sich alleine. Trotzdem ist es sehr wichtig, dies dennoch zu tun. Keine Sorge, es gibt einige Möglichkeiten, um hier und da Zeit zu sparen. Du kannst zum Beispiel zwei Portionen kochen und eine Portion einfrieren. Bei einem Rezept für vier Personen kannst du sogar drei Portionen einfrieren, aber das überlasse ich dir. Sorge dafür, dass du gute Aufbewahrungsmöglichkeiten für deine Mahlzeiten und Snacks hast, damit du sie ordentlich kühlen oder einfrieren kannst, und schreibe bei Gefrierbeuteln immer auf das Etikett, was sich darin befindet, sodass du alles leicht wiederfindest. Schreibe auch das Datum auf das Etikett, damit du weißt, wie lange die Mahlzeiten schon im Gefrierschrank liegen. Ich halte mich an die Regel, dass tiefgekühltes Essen bis zu zwei Monate haltbar ist.

2 ❀ Wenn du für nur eine Person kochst, teile die Zutatenmengen durch die Anzahl der Personen, die im Rezept angegeben ist.

3 ❀ Die Einkaufsliste im Grüne-Smoothie-Diätplan basiert meist auf Zutatenmengen für mehrere Personen. Schaue genau nach, was du benötigst, wenn du für nur eine Person kochst, und schreibe jede Woche eine neue Einkaufsliste.

4 ❀ Die Mahlzeiten sollten für dich kleine Höhepunkte des Tages bilden. Alleine zu essen ist nicht so gesellig wie mit einer Gruppe von Leuten. Darum ist es eine wirklich gute Idee, die Mahlzeiten für dich selbst so gemütlich wie möglich zu gestalten. Höre schöne Musik, trinke schon beim Kochen eine leckere Tasse Tee und zünde eine Kerze an. Ein gemütlicher Esstisch verändert die Atmosphäre positiv und beeinflusst auch das Geschmackserlebnis. Außerdem rate ich dir, beim Essen den Fernseher ausgeschaltet zu lassen. Durch die Ablenkung spürst du nämlich die Signale deines Körpers nicht, wenn er dir sagt, dass du satt bist, wodurch du häufig zu viel isst. Nimm dir die Zeit, um bewusst zu essen. Du wirst sehen, dass du dich so auch schneller satt fühlst, was sehr praktisch ist, wenn man abnehmen will.

5 ❀ Lade öfter mal Freunde zum Essen ein. Alle Mahlzeiten in diesem Programm sind lecker und werden auch deinen Freunden gefallen.

6 ❀ Wenn du die Zutaten beim Gemüsehändler oder auf dem Markt kaufst, anstatt vorverpackte Portionen zu nehmen, kannst du oft genau die Menge kaufen, die du brauchst und musst keine Lebensmittel wegwerfen.

4

WAS TUN, WENN DU KEIN SUPERFOOD KAUFEN MÖCHTEST?

Viele Menschen haben schon von Superfood gehört oder
verwenden es bereits. Durch die enorme Konzentration
von Vitaminen und Mineralstoffen in Superfood kannst du
deinem Körper schon mit einer kleinen Menge viel Gutes tun.
Heutzutage findest du Superfood sogar im Supermarkt und
in der Drogerie, auch wenn ich selbst die zertifizierten
Biovarianten bevorzuge, die du im Bioladen, im Reformhaus
oder im Internet kaufen kannst. Die sind ein wenig teurer,
dafür ist die Qualität aber auch besser.

Du wirst sehen, dass in diesem Programm in einigen Mahlzeiten Superfood verwendet wird, aber es gibt auch viele, die ohne auskommen. Vielleicht fühlst du dich bei der Verwendung von Superfood unwohl oder es ist dir einfach zu teuer. Was auch immer der Grund ist, ich möchte dir gerne zeigen, dass du dieses Programm auch ohne Superfood erfolgreich absolvieren kannst. Die Anpassungen sind sehr einfach.

ERSETZE DIE SUPERFOOD-MAHLZEITEN DURCH ANDERE LECKERE GERICHTE.

Bevor die Woche beginnt, lies dir zuerst die Rezepte durch und ersetze solche mit Superfood durch welche ohne. Dafür kannst du alle Rezepte des Programms verwenden, sie sind alle gleich gut geeignet und super-gesund. Bei vielen Rezepten kannst du das Superfood auch einfach weglassen. Das kannst du selbst entscheiden.

Auch wenn du dich für ein Programm ohne getrocknetes Superfood entscheidest, kannst du dir sicher sein, dass du trotzdem noch echte Supernahrung zu dir nimmst. Alle Lebensmittel, die voller guter Inhalts-stoffe sind, sind für mich Superlebensmittel.

Verändere das Programm so, dass es wirklich zu dir passt, ob mit oder ohne Superfood!

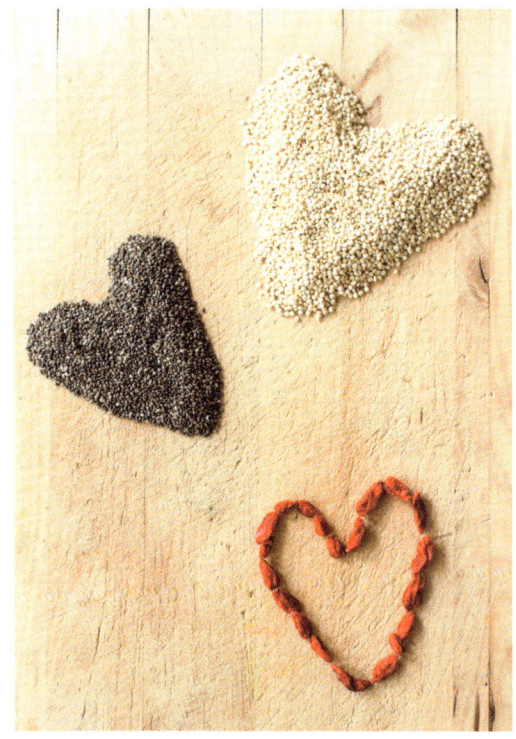

5

WAS MACHT UNS DICK?

Jeder von uns hat einen anderen Grund dafür, warum er übergewichtig ist. Vielleicht fühlst du dich oft einsam und naschst,
um dich besser zu fühlen. Vielleicht hast du auch nie gelernt,
gut für dich selbst zu sorgen und kannst an keiner Süßigkeit
vorübergehen. Was auch immer der Grund ist, mache ihn dir
bewusst, nur so kannst du neue Wege für deinen Körper
einschlagen. Um dir dabei zu helfen, eine mögliche Ursache für
dein Übergewicht zu finden, habe ich die wichtigsten Gründe
aufgeschrieben. Es ist ermutigend, zu wissen, dass es für
beinahe alle Ursachen eine einfache Lösung gibt, auch für dich.
Indem du deine Ernährung, deinen Lebensstil und deine
Denkmuster veränderst, kannst du an einem vitalen und
schlanken Körper arbeiten.

SCHLECHTE ERNÄHRUNG UND EIN UNGESUNDER LEBENSSTIL

Die wichtigsten Gründe, warum Menschen zu dick werden, und die Haupt-
ursachen für Übergewicht in der ganzen Welt sind schlechte Ernährung
und ein ungesunder Lebensstil. Wenn ich von schlechter Ernährung
spreche, meine ich Fertiggerichte voller Salz und schlechter Fette, Kekse,
Süßigkeiten, Softdrinks, Frittiertes, wenig frisches Gemüse, viel Zucker,
Transfette und so weiter. Solch eine Ernährung stellt eine enorme
Belastung für den Körper dar, bringt ihn im Laufe der Zeit in einen
Erschöpfungszustand und führt zu einem (dauerhaften) Nährstoffmangel.

Ich höre oft Menschen klagen, sie könnten sich eine gesunde Ernährung
nicht leisten und würden daher ungesunde, aber billigere Lebensmittel bevorzugen. Auf den ersten Blick scheint diese Einschätzung richtig zu sein:
Für eine Packung Kekse bezahlst du vielleicht einen Euro, kaufst du Obst,
legst du meist mehr dafür hin. Allerdings landen viele Produkte gar nicht
mehr im Einkaufswagen, wenn du gesünder und bewusster einkaufen
gehst. Unterm Strich wirst du für Lebensmittel nicht viel mehr Geld ausgeben. Und denke auch an die Zukunft: Was wird es dich kosten, wenn du
nicht mehr arbeiten kannst, weil du so oft krank bist? Was, wenn du die
Dinge nicht mehr tun kannst, die du so gerne machen möchtest? Anders
gesagt: Was ist dir deine Gesundheit wert?

Du kannst für wenig Geld sehr gesund essen, wenn du deine Einkäufe gut
planst und in großen Mengen einkaufen gehst. In meinem ersten Buch
70 Grüne Smoothies findest du ein ganzes Kapitel darüber, wie du eine
gesunde Ernährung für dich so günstig wie möglich gestalten kannst.

Zum Glück gibt es für diese Ursache von Übergewicht eine einfache
Lösung: sich konsequent für andere Lebensmittel und einen gesünderen
Lebensstil entscheiden. Wenn dein Übergewicht durch die Wahl schlechter
Lebensmittel verursacht wird, wirst du sehen, welche positiven Verände-
rungen du durch diesen Grüne-Smoothie-Gesundheits- und Abnehmplan
herbeiführen kannst.

STRESS

Sehr viele Menschen leben ungesund, weil sie häufig gestresst sind. Um
dem Stress zu entfliehen, greifen sie zu Kaffee, Zigaretten, Alkohol und
fettigem oder süßem Essen. Lebensmittel, die viele Kohlenhydrate (Zucker)
enthalten, stimulieren in deinem Gehirn die Ausschüttung von Serotonin,
einem Hormon, das einen beruhigenden Effekt hat. Kurzfristig scheint dies
eine tolle Methode, um den Stress zu verringern, aber auf lange Sicht führt

eine solche Bekämpfung von Stress nur zu noch mehr Stress.

Wenn du gestresst bist, hast du manchmal das Gefühl, keine Zeit und vielleicht auch keine Lust zu haben, um für dich selbst Mahlzeiten zuzubereiten. Das kann ich gut verstehen. Du wirst allerdings sehen, dass die Zubereitung eines grünen Smoothies und aller anderen wunderbaren Gerichte, die du in den kommenden 30 Tagen essen wirst, im Handumdrehen geschehen ist. Wenn du gesunde, nahrhafte Mahlzeiten zu dir nimmst, wirst du mit dem Stress besser umgehen können. Als tollen Bonus wird dein Spiegelbild von positiven Veränderungen zeugen.

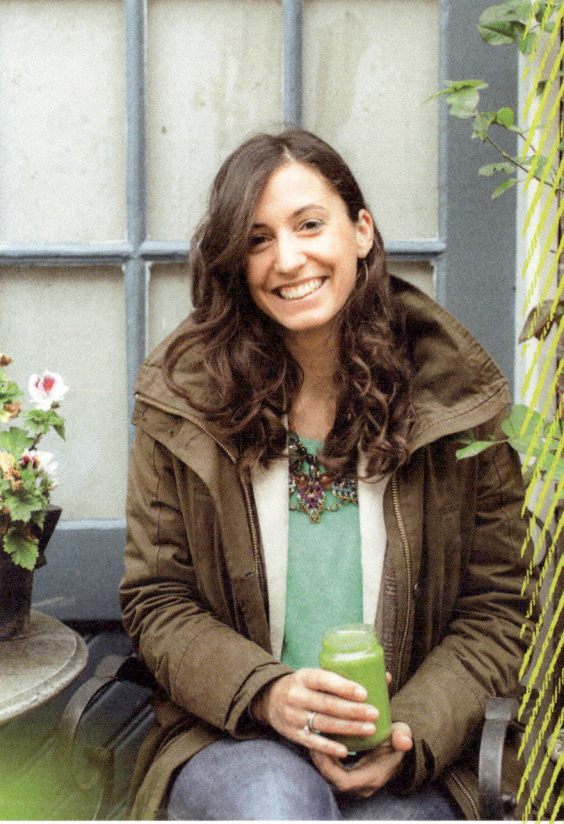

SCHLAFMANGEL

Viel schlafen ist nicht nur wunderbar, sondern hilft dir auch, ein gesundes Gewicht zu halten oder zu erreichen. Frage dich einmal selbst: Wenn du dich nach einer Nacht, in der du schlecht geschlafen hast, schlapp fühlst, was tust du dann meistens? Viele Menschen trinken einen extra Kaffee und essen Süßes, um mehr Energie zu bekommen. Ab und zu kann man das machen, aber wenn du generell jede Nacht zu wenig Schlaf bekommst, kann das auf lange Sicht einen großen Einfluss auf deine Gesundheit und auf dein Gewicht haben.

Natürlich bist du nicht 500 Gramm leichter, wenn du eine Nacht gut geschlafen hast, aber wenn du nie gut schläfst, arbeitet dein Stoffwechsel nicht so gut. Im Durchschnitt brauchen wir 7,5 Stunden Schlaf. Eine halbe Stunde mehr oder weniger wird dabei keinen großen Einfluss auf dein Gewicht haben, aber wenn du nur 5 Stunden pro Nacht schläfst, würde eine längere Nachtruhe dir beim Abnehmen helfen.

Wieso Schlafmangel die Gewichtszunahme begünstigt, hängt mit zwei Hormonen zusammen: Ghrelin und Leptin. Ghrelin ist das „Ess-Hormon", das deinem Körper sagt, dass er Nahrung benötigt. Wenn du wenig schläfst, produzierst du mehr Ghrelin und isst dadurch auch mehr. Leptin ist das „Stopp-Hormon", das deinem Körper sagt, dass er genügend Nahrung aufgenommen hat. Wenn du ein Schlafdefizit hast, produzierst du weniger Leptin. >

VIEL GHRELIN + WENIG LEPTIN = GEWICHTSZUNAHME

Ein ausreichend langer Nachtschlaf ist also sehr wichtig. Die Ernährung kann einen großen Einfluss darauf haben, ob du abends gut einschlafen und dann auch durchschlafen kannst, aber auch andere Dinge wie die Einrichtung des Schlafzimmers können entscheidend sein.

* Sorge dafür, dass dein Schlafzimmer vollständig dunkel ist.
* Schalte dein Handy und alle anderen elektrischen Geräte aus.
* Lüfte tagsüber und auch nachts.
* Stelle einige grüne Pflanzen ins Schlafzimmer, sie filtern die Luft und verleihen dem Raum eine gemütliche Atmosphäre.
* Schalte eine Stunde, bevor du ins Bett gehst, Computer und Fernseher aus. Dämpfe das Licht und entspanne dich.
* Iss nichts Schweres, bevor du ins Bett gehst.
* Schreibe auf, woran du morgen denken musst oder was dir noch durch den Kopf geht, sodass du im Bett nicht mehr darüber nachdenken musst.
* Treibe mindestens dreimal die Woche Sport.
* Schlaf gut!

EMOTIONALES ESSEN

Viele Menschen essen, um besser mit ihren Emotionen umgehen zu können. Ich zum Beispiel esse, wenn ich mich langweile. Essen ist für mich eine Art, um die Langeweile zu überbrücken. Langeweile, Stress, Einsamkeit, Unsicherheit, Kummer und ein schlechtes Selbstwertgefühl sind Emotionen, die dafür sorgen können, dass du mehr isst.

Um emotionales Essen zu vermeiden, ist es wichtig, herauszufinden, aus welchem Grund du isst. Versuchst du, eine bestimmte Emotion zu verdrängen? Solange du die Ursache für dein übermäßiges Essen nicht kennst, kannst du das Problem nicht bei der Wurzel packen. Ein Gespräch mit einem Psychologen kann dir möglicherweise helfen, deine emotionalen Probleme anzugehen, sodass du den Teufelskreis aus sich schlecht fühlen – essen – schuldig fühlen – noch mehr essen – durchbrechen und an einem schlanken Körper arbeiten kannst.

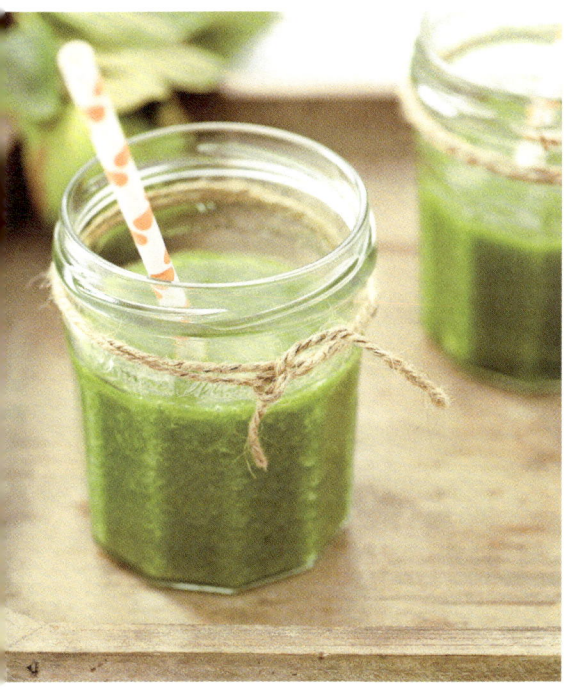

Es kann auch schon einen großen Unterschied machen, wenn du ungesunde Naschereien, die dir für gewöhnlich helfen, deine Gefühle zu unterdrücken, durch gesunde Alternativen ersetzt. Isst du normalerweise eine ganze Tüte Chips, ersetze diese zum Beispiel durch einen grünen Smoothie oder selbstgemachte Grünkohlchips, das kann schon viel bewirken.

HUNGER-DIÄTEN

Es gibt viele strenge Diäten, bei denen du nur wenige Kalorien zu dir nehmen darfst. Viele Menschen bevorzugen diese Form von Diät, weil sie schnelle Ergebnisse liefert. Kein Wunder – wenn man fast nichts essen darf. Kurzfristige Diäten sind wirklich keine Alternative, wenn du dein neues Gewicht auch behalten willst. Aus Erfahrung weiß man, dass die meisten Menschen, die solch eine Hungerkur hinter sich haben, schon nach wenigen Monaten ihr altes Gewicht zurückhaben oder sogar noch um einige Kilos schwerer sind. Dein Stoffwechsel wird bei einer Hungerkur fast völlig zum Erliegen gebracht, und wenn du danach wieder mehr isst, nimmst du doppelt so schnell zu.

Möchtest du abnehmen und dein neues, gesundes Gewicht dein ganzes Leben lang behalten, dann solltest du dich auch zukünftig immer wieder für eine gesunde Ernährung entscheiden und nicht aufhören, gut für dich zu sorgen. Eine Grundvoraussetzung dafür ist, dass dir deine neue Ernährungsweise Spaß macht und dir ein gutes Gefühl gibt.

Ich bin davon überzeugt, dass du nach 30 Tagen mit diesem Programm ein ganz anderes Gespür für deine Ernährung hast, und ich hoffe natürlich, dass du dir die hier erlernte Ernährungsweise zu eigen machen und dein Leben lang deinen schlanken und vitalen Körper genießen kannst. >

GESUNDHEITLICHE PROBLEME UND MEDIKAMENTE

Einige gesundheitliche Probleme haben einen verlangsamten Stoffwechsel und dadurch Gewichtszunahme zur Folge. Beispiele sind eine Schilddrüsenunterfunktion oder das Cushing-Syndrom (bei dem die Nebennieren zu viel Cortisol produzieren). Auch Medikamente wie Prednison und andere Corticoide können eine Gewichtszunahme bewirken.

Falls du eine Erkrankung hast, die sich auf dein Gewicht auswirkt, ist es sicher vernünftig, zusätzlich zu den Anpassungen von Ernährungsmuster und Lebensstil auch einen Heilpraktiker oder Arzt einzuschalten, der sich auf die Thematik Ernährung spezialisiert hat. Er kann deine Erkrankung behandeln und dir helfen, abzunehmen oder zumindest nicht weiter zuzunehmen. Du wirst merken: Indem du neue Entscheidungen bezüglich einer gesunden Ernährung und eines gesunden Lebensstils triffst, kannst du deine Krankheit vielleicht langsam, aber sicher in den Griff bekommen. Schon viele Menschen sind diesen Weg vor dir gegangen.

Auch wenn ich davon überzeugt bin, dass dieses Programm dir nur gut tun kann, möchte ich gerne betonen, dass du es bei einer vorliegenden Erkrankung am besten in Absprache mit einem Heilpraktiker befolgst. Suche dir einen Arzt, der sich mit natürlicher Ernährung auskennt, denn sonst kann er dir nicht optimal helfen.

6

KALORIEN, WICHTIG ODER NICHT?

Viele Menschen beschäftigen sich sehr intensiv mit Kalorien, vor allem, wenn es ums Abnehmen geht. Ich wurde schon oft gefragt, wie viele Kalorien eigentlich ein grüner Smoothie hat und wie viele Smoothies man trinken darf, wenn man abnehmen möchte. Ich habe mich noch nie mit dem Zählen von Kalorien befasst, und ich denke, dass du das auch nicht brauchst. Meiner Meinung nach entsteht Übergewicht nicht, weil man zu viele Kalorien zu sich genommen hat, sondern die falschen. Sonst könnte man sich jeden Tag von Wassereis, Softdrinks, Süßigkeiten und Keksen ernähren und trotzdem ein gesundes Gewicht halten, solange man nur eine bestimmte Anzahl an Kalorien zu sich nimmt. Dem ist natürlich nicht so, denn solch ein Ernährungsstil würde nach einer Weile dafür sorgen, dass du krank wirst.

WAS IST EINE KALORIE?

Das Wort Kalorie kommt vom lateinischen Wort „calor" und bedeutet „Wärme". Kalorie ist eine Maßeinheit, welche die Menge an Energie angibt, die benötigt wird, um 1 g Wasser um 1 °C zu erwärmen. In der Nahrungsmittelindustrie wird die Kilokalorie angegeben, welche den tausendfachen Wert einer Kalorie besitzt. Die Anzahl der Kilokalorien eines Nahrungsmittels gibt an, wie viel Energie dem Körper zugeführt wird, sprich wie viel Wärme und Energie damit erzeugt werden kann. Energie ist nötig für alle Prozesse in deinem Körper, sie sorgt dafür, dass deine Organe arbeiten, dass du laufen, Sport treiben und lachen kannst. Energie ist lebenswichtig.

Auch wenn es nützlich erscheint, zu wissen, wie viele Kalorien – und damit Energie – du zu dir nimmst, sagt dieser Wert nichts darüber aus, wie gut diese Energie für deinen Körper ist. Hat ein Nahrungsmittel eine hohe Anzahl an Kalorien, heißt das nicht automatisch, dass es auch viele Nährstoffe beinhaltet. Genauso wenig kann man bei einem Nahrungsmittel mit einer geringen Energiedichte von einem geringen Nährstoffgehalt ausgehen.

Vergleichen wir zur Veranschaulichung doch einmal eine Avocado mit einer Cremeschnitte aus Blätterteig und Pudding. Schaust du nur nach der Menge der enthaltenen Kalorien, erkennst du, dass beide ungefähr die gleiche Menge enthalten. Eine Avocado enthält etwa 230 kcal, genau wie eine kleine Cremeschnitte. Ich brauche dir wohl nicht zu erklären, welche Wahl die bessere für deinen Körper ist. Eine Cremeschnitte steckt voller giftiger E-Nummern, Zucker und schlechten Fetten und stellt daher eine enorme Belastung für deinen Körper dar. Er muss viel Insulin produzieren, um all den Zucker abzubauen, dieses Hormon wiederum fördert die Einlagerung von Fett in die Zellen. Die Avocado dagegen enthält viele wichtige Nährstoffe, die gut für deinen Körper sind. Übrigens kannst du diese Frucht während deines Abnehmprogramms ruhig jeden Tag essen. Eine Avocado steckt voller guter Fette, Ballaststoffe und Vitamin E – Nährstoffe, die deinen Körper unterstützen und gleichzeitig nachhaltige Energie liefern. Während eine Cremeschnitte deinen Körper eher belastet und dich am Abnehmen hindert, hilft dir die Avocado auf dem Weg zu deinem Traumkörper. Sie besitzt die gleiche Anzahl an Kalorien, hat aber einen ganz anderen Einfluss auf deine Gesundheit.

Der Vergleich zeigt, dass es wichtiger ist, zu wissen, wie gut ein Lebensmittel für deinen Körper ist, als nach seinem Kaloriengehalt zu fragen. Wenn dein täglicher Menüplan hauptsächlich aus frischem Gemüse, Obst, Eiweiß und einer kleinen Menge Nüssen und Kernen besteht, brauchst du meiner Erfahrung nach nicht darauf zu achten, wie viel du davon isst. Klingt das nicht herrlich? Du kannst dein Essen ohne schlechtes Gewissen genießen! Du wirst nicht nur nicht mehr zunehmen, sondern – und das ist noch besser – sogar abnehmen.

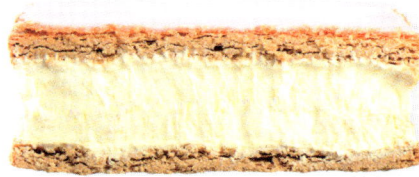

7

FRUCHTZUCKER

Viele Diäten zielen darauf ab, möglichst wenig Zucker und viel Eiweiß zu sich zu nehmen. Bei einigen Diäten wird sogar ganz von Obst abgeraten, weil Obst reich an Fruchtzucker (Fruktose) ist. Doch warum soll Fruktose schlecht sein? Hier kommt das Hormon Insulin ins Spiel: Insulin wird in der Bauchspeicheldrüse, dem Pankreas, gebildet. Es wird nach dem Essen in den Blutkreislauf gebracht und transportiert den Zucker in die Zellen, wo er in Energie umgewandelt wird. Während Zucker einen sehr großen Einfluss auf die Produktion von Insulin hat, haben Fette und Eiweiße meist keine, manchmal eine geringe Wirkung auf den Blutzuckerspiegel. Das Insulin pumpt den Zucker in die Zellen und gibt dem Körper ein Zeichen, dass genug Energie aufgenommen wurde und ein Vorrat angelegt werden kann. Es bremst die Fettverbrennung (denn es ist ja genug Energie vorhanden) und regt die Speicherung überschüssiger Nährstoffe an. Eigentlich ist Insulin also ein Hormon, das du so wenig wie möglich produzieren solltest, wenn du abnehmen möchtest.

WARUM GRÜNE SMOOTHIES TROTZ DES FRUCHTZUCKERS IN EIN DIÄTPROGRAMM PASSEN

Viele Untersuchungen zum Einfluss von Fruktose auf den Körper während einer Diät wurden mit isolierter Fruktose durchgeführt. Diese ist meiner Meinung nach nicht zu vergleichen mit der Fruktose, die du aus vollwertiger Nahrung wie Obst gewinnst. In Obst sind Ballaststoffe, Vitamine und Mineralstoffe enthalten, die deinen Körper vitalisieren und die außerdem die Freigabe des Zuckers verlangsamen. In diesem Programm wirst du übrigens fast nie einfach nur pures Obst essen, sondern dieses meist in einem herrlichen Smoothie verarbeiten. Durch die Zugabe von Blattgemüse erhöhst du die Menge an Ballaststoffen und anderen guten Nährstoffen, was die Abgabe von Fruchtzucker zusätzlich verlangsamt. Dadurch wird weniger Insulin produziert. Neben dem Zucker aus deinen grünen Smoothies wirst du nur wenig anderen Zucker zu dir nehmen, sodass deine Gesamtdosis an Zucker relativ gering bleibt.

Ich bin der Meinung, dass du während dieses Programms problemlos Obst essen kannst. Trotzdem kann es manchmal wichtig sein, eine Zeit lang ganz auf Obst zu verzichten, zum Beispiel, wenn du an einer Candida-Infektion leidest. Ganz ohne Obst wären aber die grünen Smoothies wenig abwechslungsreich, und sie würden auch nicht so gut schmecken. Im Fall einer Pilz-Infektion möchte ich dir raten, zuerst die Infektion zu bekämpfen und dann mit dem Grüne-Smoothie-Diätprogramm zu beginnen.

GLYKÄMISCHER INDEX VS. GLYKÄMISCHE LAST

Der glykämische Index (GI) ist vielen Menschen bereits ein Begriff. Vielleicht hast du auch schon davon gehört oder einmal den Wert für ein bestimmtes Lebensmittel nachgeschlagen. Die gängige Meinung ist, dass man Lebensmittel mit einem hohen Wert meiden sollte, wenn man abnehmen möchte. Auch wenn diese Regel für die meisten Nahrungsmittel zutrifft, gelten bei Obst und Gemüse oft andere Richtlinien. Hier kannst du besser mit dem Begriff der glykämischen Last (GL) arbeiten, hierzu gleich mehr.

Was ist der glykämische Index?

Der glykämische Index gibt eine Einschätzung darüber, wie schnell der Blutzuckerspiegel nach dem Verzehr von bestimmten Kohlenhydraten steigen wird. Kohlenhydrate, die bei der Verdauung sofort freigesetzt werden und dadurch schnell in die Blutbahn geraten, haben einen hohen Wert. Kohlenhydrate, die dagegen langsam aufgespalten werden und ihre Glukose nach und nach freisetzen, haben einen niedrigen glykämischen Index. Allgemein gilt, dass Lebensmittel mit einem GI unter 50 gut sind und alle

FRUCHT	FRUKTOSE (G/100 G)	FRUCHT	FRUKTOSE (G/100 G)
Papaya	0,3	Guave	2,7
Cantaloupe-Melone	0,6	Brombeeren	3,1
Cranberrys	0,7	Heidelbeeren	3,3
Limette	0,8	Banane	3,4
Aprikose	0,9	Wassermelone	3,9
Zitrone	0,9	Passionsfrucht	4,0
Pfirsich	1,2	Sauerkirschen	4,3
Sternfrucht	1,2	Kiwi	4,6
Honigmelone	1,3	Getrocknete Aprikosen	4,9
Mandarine	1,3	Apfel	5,7
Clementine	1,7	Süßkirschen	6,1
Nektarine	1,8	Birne	6,7
Pflaume	2,0	Trauben, kernlos	7,4
Grapefruit, rosa oder rot	2,1	Kaki	8
Himbeeren	2,1	Getrocknete Feigen	23,5
Erdbeeren	2,3	Datteln (frisch)	31,3
Ananas	2,4	Rosinen	31,6
Apfelsine/Orange (Navel)	2,5	Getrocknete Datteln	31,9
Mango	2,6		

Lebensmittel mit einem GI über 50 schlecht. Viele Studien zeigen einen Zusammenhang auf zwischen einer Ernährung aus Lebensmitteln, die einen vorwiegend hohen GI haben, und der Entstehung von Diabetes, Krebs, Herz- und Gefäßerkrankungen.

Auch wenn der glykämische Index vielversprechend wirkt – wenn es um die Frage geht, welches Lebensmittel du essen oder nicht essen sollst, um deinen Blutzuckerspiegel so stabil wie möglich zu halten, ist der glykämische Wert alleine jedoch nicht geeignet, diese Frage zu beantworten. Ein wichtiger Grund hierfür ist, dass bei der Berechnung des GI nicht in Betracht gezogen wird, wie viel du letztendlich wirklich isst. Veranschaulichen wir dies an einem kleinen Beispiel, dem Einheitspreis für Gewürze. Es kann >

sein, dass der Kilopreis (glykämischer Index) sehr hoch ist. Benötigst du allerdings nur ein paar Gramm, bezahlst du an der Kasse doch nur wenig (glykämische Last).

GLYKÄMISCHE LAST

Die glykämische Last berücksichtigt genau die Menge, die du zu dir nimmst, und ermöglicht dadurch eine viel genauere Einschätzung der Auswirkungen, die ein bestimmtes Lebensmittel auf deinen Blutzucker hat. Du kannst die glykämische Last eines Lebensmittels berechnen, indem du die Kohlenhydrate mit dem glykämischen Index multiplizierst und das Ergebnis durch 100 dividierst.

Beispiel: Du möchtest 154 g Wassermelone essen. Wassermelone hat einen GI von 72 und gilt daher, gehst du nur nach dem glykämischen Index, als weniger gesundes Lebensmittel. Lass uns nun einmal die glykämische Last von deiner Portion Wassermelone berechnen.

So berechnest du die GL: 154 g Wassermelone enthalten nur 12 g Kohlenhydrate.

GL = 12 g x 0,72 = 864/100 = 8,64

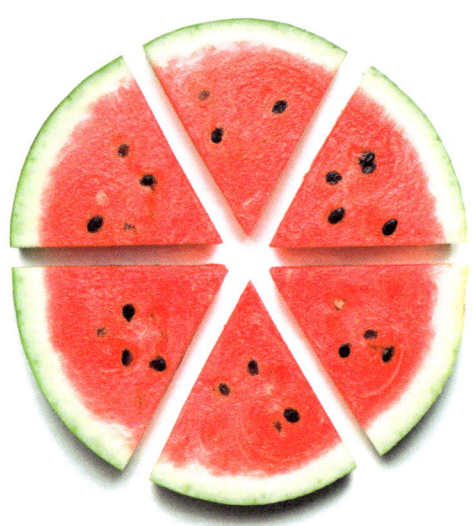

Eine GL kleiner als 10 ist gut, zwischen 10–20 mittelmäßig und über 20 schlecht.

Geht man nur nach dem glykämischen Index, könnte man vermuten, dass Wassermelone einen großen Einfluss auf deinen Blutzuckerspiegel hat. Durch unsere Rechnung jedoch stellt sich heraus, dass es völlig in Ordnung ist, wenn du 154 g Wassermelone isst. Also dann: Guten Appetit.

ISS WENIGER KOHLENHYDRATE!

Viele Menschen können Kohlenhydrate nicht gut verwerten. Wenn du einer von ihnen bist, wird dir schon aufgefallen sein, dass du von Nahrungsmitteln, die viele Kohlenhydrate enthalten, wie Süßigkeiten, Pasta und Brot, schnell zunimmst. Dass du Kohlenhydrate weniger gut verarbeitest, kann viele Ursachen haben. Häufig spielt hierbei auch die genetische Veranlagung eine Rolle. Aber auch, wenn deine Gene Ursache für das Problem sind, lässt sich dieses gut bekämpfen.

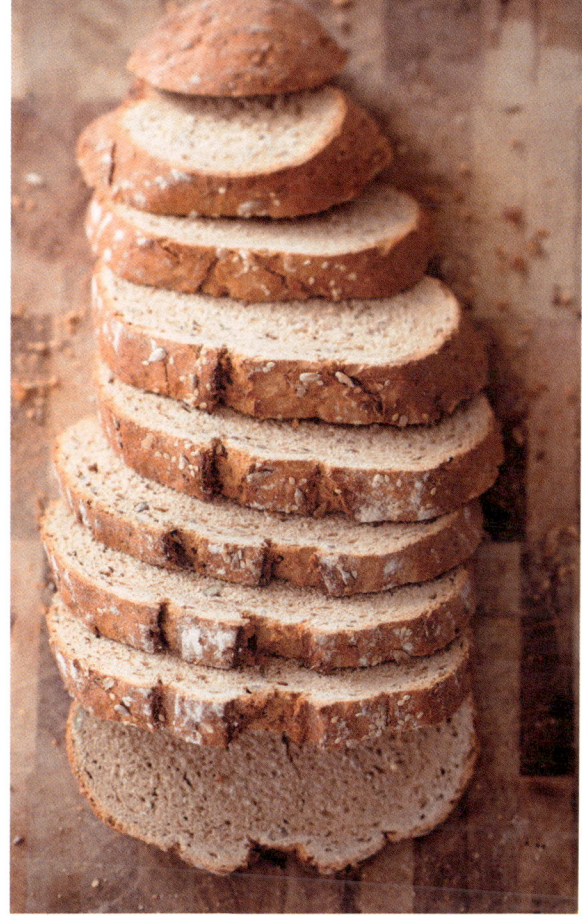

Isst du genauso viel wie andere und manchmal sogar weniger, kannst aber trotzdem dein Wunschgewicht nicht erreichen? Brauchst du Brot auch nur anzuschauen, um zuzunehmen? Wenn du zu den Menschen gehörst, die Kohlenhydrate nicht gut verarbeiten können, halte dich einfach an folgende Regel: Nimm neben den grünen Smoothies so wenig Kohlenhydrate wie möglich zu dir.

Damit meine ich: Versuche, auf Nudeln, Brot, Süßigkeiten usw. zu verzichten. Du kannst tolle Mahlzeiten auf der Basis von Eiweiß und mit viel Gemüse zubereiten. Als Hauptmahlzeit kannst du zum Beispiel einen Salat und Pfannengemüse mit Fisch essen. Zum Frühstück gibt es Lachs oder Ei und eine Tomate auf einer Reiswaffel (nicht mehr, denn Reiswaffeln sind doch noch relativ reich an Kohlenhydraten).

Mir erscheint es ungesund, komplett auf Kohlenhydrate zu verzichten, denn dann besteht die Gefahr, dass der gleiche Jo-Jo-Effekt eintritt wie nach einer Hunger-Diät: Nach einiger Zeit überisst du dich an Brot oder Nudeln, weil sie dir so gefehlt haben. Du solltest auch wissen, dass es verschiedene Kohlenhydrate gibt: Einige sind viel schädlicher als andere. Die Kohlenhydrate aus Süßkartoffeln, Obst, Haferflocken und Ähnlichem sind >

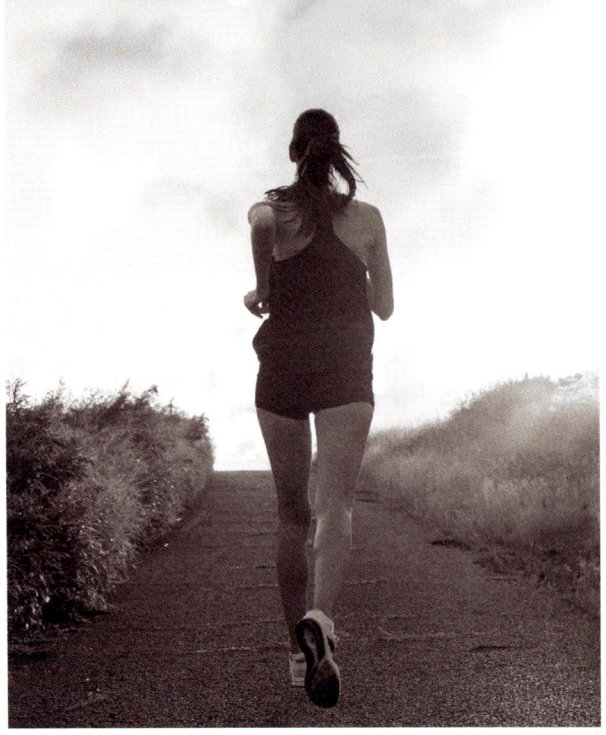

für deinen Körper viel gesünder als Kohlenhydrate aus verarbeiteten Lebensmitteln. Mein Rat: Wähle naturbelassene Lebensmittel, und gönne dir ab und zu etwas zum Naschen. So wirst du auch langfristig viel Erfolg haben.

WENN ICH VIEL SPORT TREIBE, DARF ICH DANN MEHR ZUCKER ESSEN?

Wenn du ein fanatischer Sportler bist, kann es in Ordnung sein, wenn du mehr Zucker zu dir nimmst, weil du einfach mehr verbrennst. Aber wenn du weder Spitzensportler noch extremer Ausdauersportler bist, brauchst du meiner Meinung nach keine zusätzlichen Kohlenhydrate. Machst du Sport, sind vor allem Eiweiße wichtig, um die Muskeln (wieder) aufzubauen.

Sei dir selbst gegenüber ehrlich und entscheide, ob du wirklich zusätzlichen Zucker brauchst. Meistens reicht es aus, vor dem Training einen grünen Smoothie mit Banane zu mixen. Der gibt dir genug Energie, um das Training gut und fit zu überstehen. Wenn du auch noch Kokoswasser zu deinem Smoothie gibst, versorgst du deinen Körper mit wertvollen Mineralstoffen und Elektrolyten, die ihn bestmöglich unterstützen. Außerdem schmeckt ein Smoothie mit Kokoswasser wunderbar.

8

FETTE

Jahrelang war es eine gängige Methode, möglichst wenig Fett
zu sich zu nehmen, wenn man Gewicht verlieren wollte.
Eine fettreiche Ernährung wurde zur Ursache für Herz- und
Gefäßerkrankungen, Übergewicht und Bluthochdruck erklärt. Ein
Grund für sein schlechtes Image: Fett ist, im Vergleich mit Eiweiß
und Kohlenhydraten, die am höchsten konzentrierte Energieform.
Ich möchte sein Image etwas aufpolieren, denn Fett ist sehr wichtig,
auch bei einer Diät. Eigentlich ist es wie bei den Kalorien:
Wichtig ist vor allem, welche Fette du zu dir nimmst. Sind es gute
Fette, werden sie deinem Körper mehr Vitalität verleihen und
dich beim Abnehmen unterstützen.

Es ist sehr wichtig, Fett mit der täglichen Nahrung aufzunehmen, da es für viele Körperfunktionen benötigt wird. Fette unterstützen das Wachstum, sorgen für eine gute Zellfunktion und sind für die Aufnahme der fettlöslichen Vitamine A, D, E und K unerlässlich. Sie sind Quelle für die essenziellen Fettsäuren, die dein Körper selbst nicht produzieren kann und verleihen dir eine strahlende Haut und kräftiges Haar. Kinder benötigen Fett, damit sich ihr Gehirn gut entwickeln kann. Fette bestehen aus Fettsäuren, anhand derer sie sich einteilen lassen:

* *Gesättigte Fette*
* *Ungesättigte Fette*
* *Mehrfach ungesättigte Fette*

Gesättigte Fettsäuren kommen vor allem in tierischen Fetten vor. Du findest sie in Fleisch und Milchprodukten wie Milch, Käse und Butter. Gesättigte Fette sind sehr stabil und darum eine gute Wahl zum Backen und Braten. Ich backe am liebsten mit Bio-Butter oder Kokosöl, das zu 90 % aus gesättigten Fettsäuren besteht.

Ich habe nicht vor, dir ausführlich zu erklären, welche verschiedenen Fette es gibt. Mir ist wichtig, sich auf das Wesentliche zu beschränken, und darum erzähle ich dir nur von den Fetten, die du während des Grüne-Smoothie-Diätprogramms verwenden kannst.

KOKOSÖL

Kokosöl ist mein Favorit unter den Fetten. Ich verwende es bei vielen meiner Gerichte, füge es meinen Smoothies zu und benutze es auch als Lotion für meine Haut. Ein vielseitiger einsetzbares Fett gibt es nicht.

Kokosöl wird aus dem getrockneten weißen Fruchtfleisch der Kokosnuss gepresst. Es besteht zu 50 % aus Laurinsäure, einer mittelkettigen Fettsäure, die gegen Bakterien, Viren, Protozoen und Schimmel wirkt. Findest du nicht auch, dass eine Menge für dieses Fett spricht?

Weil die meisten Fette in Kokosöl mittelkettig sind, werden sie leicht im Darm aufgenommen und im Körper verarbeitet. Außerdem wird von diesem Öl nur wenig als Körperfett eingelagert, das meiste geht direkt in die Energieproduktion. Ideal bei einer Diät. Die Laurinsäure im Kokosöl wird im Darm umgewandelt in ein Monoglycerid namens Monolaurin. Monolaurin ist sehr potent und dafür bekannt, Viren zu deaktivieren, die eine fettige Hülle haben. Bei unserer täglichen Ernährung gibt es nur wenige

Quellen, die uns mit so viel Monolaurin versorgen, und allein deswegen ist es eine gute Idee, Kokosöl täglich zu verwenden.

Kokosöl schmeckt nicht nur herrlich, sondern hat auch viele positive Effekte auf deinen Körper.

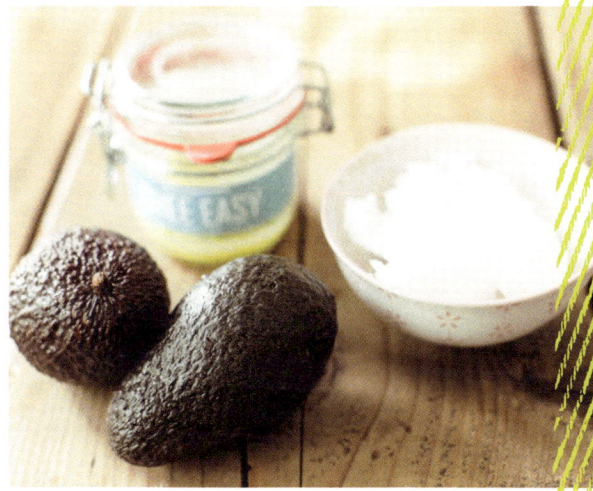

Kokosöl:
* *fördert den Gewichtsverlust bei Übergewicht,*
* *stärkt das Herz,*
* *unterstützt das Immunsystem,*
* *unterstützt einen gesunden Stoffwechsel,*
* *unterstützt die Schilddrüsenfunktion,*
* *verleiht deiner Haut einen gesunden Glanz und eine junge Ausstrahlung und*
* *verleiht sofort Energie.*

In den Grüne-Smoothie-Rezepten in diesem Buch ist kein Kokosöl aufgeführt, ich rate dir aber, an jeden Smoothie einen großen Esslöffel voll zu geben. Es wird den Abnehmprozess und deine allgemeine Gesundheit optimal fördern. Noch ein kleiner Tipp: Wenn du das Öl zu deinem Smoothie gegeben hast, reibe dir ruhig die Haut mit den Resten ein oder lecke den Löffel ab. So geht nichts von diesem wertvollen Öl verloren, und du profitierst optimal davon. Ich selbst creme mir damit oft die Hände und die Wangen ein, davon bekommt man eine wunderbar weiche Haut. Verwende am besten natives Öl aus biologischem Anbau (mit Kokosgeruch) aus dem Glas.

BUTTER
Mein Mann Jesse lacht mich immer aus, wenn es bei uns um Butter geht. Ich bin nämlich ganz verrückt nach guter Butter und verwende sie sehr häufig. Ich möchte dir erklären, warum Butter viel gesünder ist als Margarine. Das ist wahrscheinlich ganz neu für dich, weil die Werbeindustrie uns jahrelang in dem Glauben gelassen hat, dass Butter schlecht sei, weil sie viele gesättigte Fettsäuren und Cholesterin enthält. Es sei viel gesünder, Margarine zu essen. Ich möchte dir zeigen, dass Butter nicht nur die leckerere, sondern auch die bessere Wahl ist, und dir etwas mehr über Butter und Margarine erzählen.

Butter wird aus dem Rahm von Milch hergestellt. Sie ist ein Produkt, das nicht völlig unbearbeitet, aber – was die Zusammensetzung angeht – doch >

naturbelassen ist, und genau das mag ich so an ihr. Butter hat viele gute Eigenschaften:

* Sie enthält viel Vitamin A, das leicht aufgenommen werden kann. Auch die anderen fettlöslichen Vitamine D, E und K2 sind in Butter enthalten.
* Butter ist reich an wichtigen Spurenelementen wie Chrom, Zink, Selen (ein wichtiges Antioxidans) und Jod. Jod ist sehr wichtig für die Schilddrüse, und eine gut arbeitende Schilddrüse ist wiederum wichtig für ein gesundes Gewicht.
* Die Fettsäuren in Butter unterstützen dein Immunsystem, verbessern deinen Stoffwechsel und helfen dir, eine gesunde Darmflora zu erhalten, indem sie gefährliche Bakterien bekämpfen. Die in Butter enthaltene Arachidonsäure ist wichtig für Hirn und Haut.

WAS IST SCHLECHT AN MARGARINE?

Margarine ist ein industriell hergestelltes Produkt aus pflanzlichen Ölen. Durch Hydrierung wird aus dem flüssigen Öl streichfähige Margarine. Bei diesem Prozess entstehen Transfette und freie Radikale, die gesundheitsschädlich sind. Die Margarine, die bei der Hydrierung entsteht, ist grau und muss erst gebleicht und dann mit künstlichen Farbstoffen gefärbt werden, sodass sie Butter ähnlicher sieht. Geschmacklich kann man diese Margarine nicht mit Butter vergleichen, und daher werden auch noch künstliche Geschmacksstoffe zugesetzt. Ich denke, es ist klar geworden, dass an Margarine nichts Natürliches oder Naturbelassenes ist. Es handelt sich dabei eher um eine schmierbare Masse von E-Nummern und künstlichen Zusätzen.

Ich hoffe, ich konnte verständlich erklären, wo die Unterschiede zwischen echter Butter und Margarine liegen und dich überzeugen, deine Margarine in den Müll zu werfen und wieder ohne schlechtes Gewissen Butter zu essen.

Am besten ist natürlich Bio-Butter aus der Milch von Kühen, die Gras gefressen haben.

9

BALLASTSTOFFE

Obwohl Ballaststoffe in vielen verschiedenen Lebensmitteln
enthalten sind, hat ein großer Teil der Bevölkerung einen Mangel
an diesen wichtigen Nahrungsbestandteilen. Ballaststoffe helfen
bei der Senkung des Cholesterinspiegels und stabilisieren den
Blutzuckerspiegel. Außerdem beugen sie Darmkrebs, Verstopfung,
Übergewicht und vielen anderen Beschwerden vor.
Ballaststoffe spielen auch beim Abbau giftiger Stoffe,
vor allem von Schwermetallen, eine tragende Rolle.
Kurz gesagt: Ballaststoffe sind wichtig!

Es gibt die verschiedensten Ballaststoffe. Einige davon stelle ich hier kurz vor.

ZELLULOSE

Zellulose ist ein Kohlenhydrat, das nicht verdaut werden kann, beziehungsweise ein unlöslicher Ballaststoff. Sie passiert den Darm und wird vom Körper nicht verwertet. Zellulose kommt in der äußersten Schicht von Gemüse und Obst vor. Sie hilft bei Kolitis (Entzündung des Dickdarms), bei Verstopfung und bei der Lösung von krebserregenden Stoffen von der Darmwand.

Zellulose kommt vor allem vor in:
Äpfeln, Rüben, Brokkoli, Möhren, Sellerie, Birnen, grünen Bohnen und Vollkorngetreide.

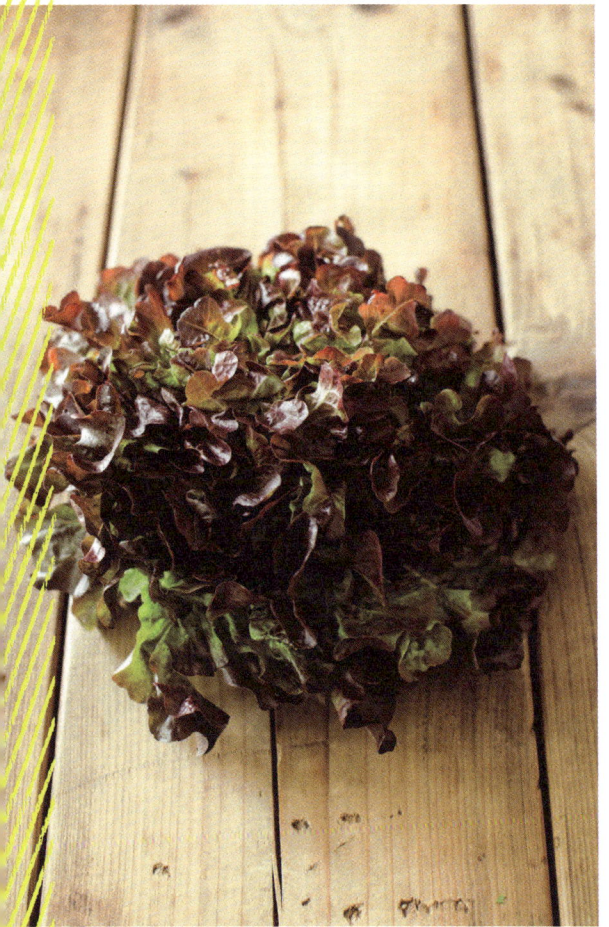

HEMIZELLULOSE

Hemizellulose ist ebenfalls ein unlösliches, komplexes Kohlenhydrat, das nicht verwertet wird und viel Wasser aufnehmen kann. Sie unterstützt den Abnehmprozess und hilft bei Verstopfung.

Hemizellulose kommt vor allem vor in:
Äpfeln, Bananen, Bohnen, Kohl, Rüben, Blattgemüse und Birnen.

LIGNIN

Lignin hilft vor allem beim Senken des Cholesterinspiegels. Es kann Gallensteinen vorbeugen, indem es mithilfe von Gallsäure und Cholesterin kleine Steine bindet und abführt, bevor sie größer werden. Lignin ist vor allem für Diabetiker zu empfehlen, da es den Blutzuckerspiegel ausgleicht.

Lignin kommt vor allem vor in:
Paranüssen, Alfalfa-Sprossen, Beeren, Brokkoli, Möhren, Pfirsichen, Erbsen, Kartoffeln, Erdbeeren und Tomaten.

PEKTIN

Pektin hat die Eigenschaft, nach einer Mahlzeit die Absorption von Nährstoffen, zum Beispiel Kohlenhydraten, zu verlangsamen. Darum ist es für Diabetiker so wichtig. Außerdem hilft es beim Abbau unerwünschter Schwermetalle und Gifte, senkt den Cholesterinspiegel und mindert das Risiko, Herz- und Gefäßerkrankungen und Gallensteine zu bekommen.

Pektin kommt vor allem vor in: *Äpfeln, Bananen, Rüben, Möhren, Kohl, Zitrusfrüchten und Okraschoten.*

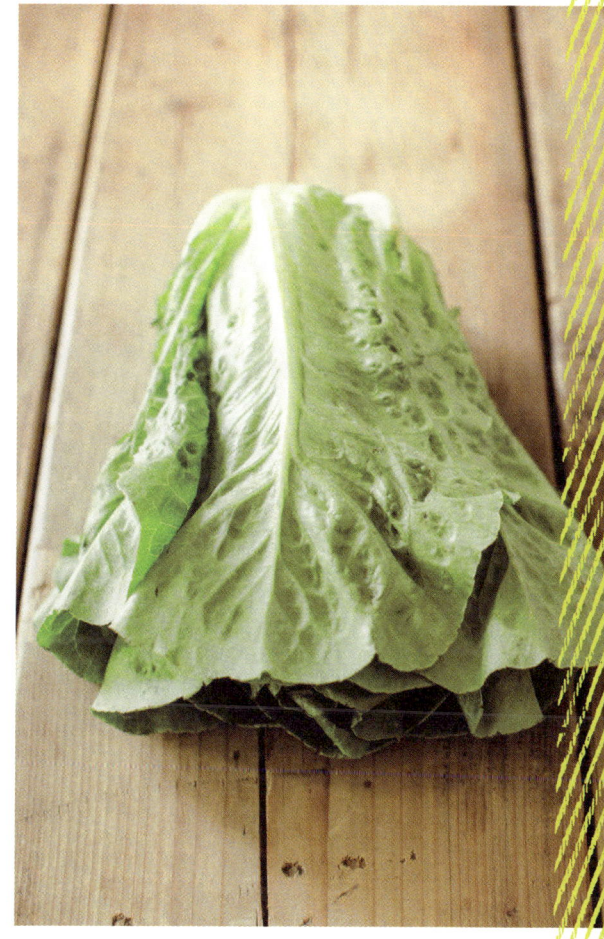

PSYLLIUM

Psylliumfasern sind vielen Menschen ein Begriff, da sie oft gegen Verstopfung eingesetzt werden. Dabei handelt es sich um die Saathülsen bestimmter Wegerich-Arten. Psyllium hilft dabei, den Darm zu reinigen, und erleichtert den Stuhlgang. Wenn man es mit Wasser vermischt, wird es sehr schnell fest, und darum sollte es direkt nach dem Mixen getrunken werden. Wenn du dieses Nahrungsergänzungsmittel verwenden möchtest, trinke viel Wasser dazu, damit es seine Wirkung entfalten kann.

Wie du erkennen kannst, kommen viele der Ballaststoffe in Gemüse und Obst vor. Ein grüner Smoothie beinhaltet folglich sehr viele gute Ballaststoffe, die wichtig sind für eine gesunde Darmflora und dir beim Abnehmen helfen.

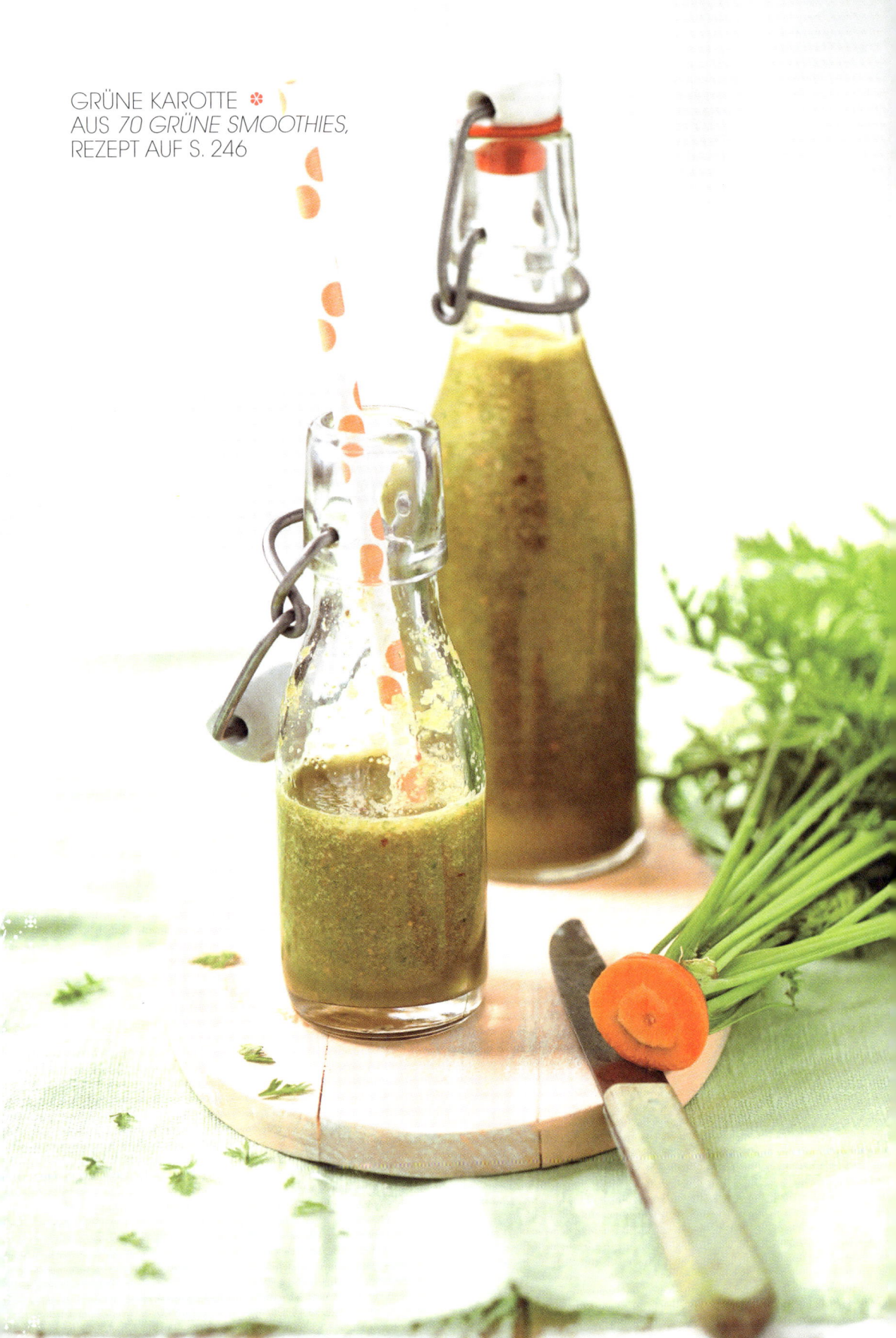

GRÜNE KAROTTE ✳
AUS *70 GRÜNE SMOOTHIES,*
REZEPT AUF S. 246

10

WIE DIR GRÜNE SMOOTHIES BEIM ABNEHMEN HELFEN

Wie grüne Smoothies dich dabei unterstützen können,
dein Idealgewicht zu erlangen, hast du mittlerweile sicher genau
verstanden. Trotzdem möchte ich dir gerne von meiner Theorie
zum Erfolg des Abnehmens mit grünen Smoothies erzählen,
um dir dabei zu helfen, deine Ernährung umzustellen und
einen gesunden Körper zu bekommen.

Heutzutage nehmen die meisten Menschen vor allem Nahrungsmittel zu sich, die in einer Fabrik verarbeitet und verpackt wurden. Vergleichst du diese Produkte mit natürlichen, unbehandelten Lebensmitteln, kannst du schnell viele Unterschiede erkennen. Industriell verarbeiteten Lebensmitteln werden viele Zusatzstoffe zugefügt, um sie haltbar zu machen und ihnen einen schöne Farbe zu verleihen. Einige dieser Zusatzstoffe können deinem Körper schaden. Außerdem ist die Qualität industrieller Lebensmittel nicht sonderlich hoch. Sie verleihen deinem Körper zwar zeitweise Energie, aber keine echten Nährstoffe. Auf lange Sicht bekommt man es bei einer Ernährung bestehend aus industriell verarbeiteten Lebensmitteln mit zwei Problemen zu tun.

1 ❋ Mangel an Mineralstoffen, Vitaminen und
anderen wichtigen Nährstoffen
2 ❋ Anhäufung von Giftstoffen

Durch den Mangel an Nährstoffen wird dein Körper immer weiter nach Nahrung bzw. Nährstoffen verlangen. Dadurch kannst du das Gefühl bekommen, dauernd hungrig zu sein, so war es jedenfalls bei mir. Ich hatte gerade etwas gegessen und sofort wieder Lust auf ein Stück Schokolade. Wenn man gerne abnehmen möchte, ist das nicht besonders hilfreich.

Das kommt dir bekannt vor? Dann denk doch mal darüber nach, was dir dein Körper eigentlich sagen will. Hast du wirklich Hunger? (Hast du seit Stunden nichts gegessen oder gerade eben noch?) Oder verlangt dein Körper nach echten Nährstoffen? Wenn du sehr genau hinhörst, wirst du meist die zweite Frage positiv beantworten können. Dieses Bedürfnis meines Körpers zu erkennen war für mich eine wahre Offenbarung und ich hoffe, diese Erkenntnis wird auch dir helfen, einen anderen Blick auf deine Essgewohnheiten zu bekommen. Eine Mahlzeit ist nicht nur dazu da, deinen Hunger zu stillen, dir etwas Energie zuzuführen oder einfach nur die Zeit rumzubringen. Sieh deine Mahlzeiten immer als etwas an, das deinem Körper das gibt, was er braucht, und ihn revitalisiert und gesünder macht.

In der westlichen Welt hat der Großteil der Bevölkerung einen großen Mangel an wichtigen Vitaminen und Mineralstoffen. Deswegen essen wir immer mehr, und das zeigt sich in unserer Gesellschaft. Dass viele Menschen übergewichtig sind, ist angesichts der ausbleibenden Aufklärung der Bevölkerung über gesunde Ernährung jedoch kein Wunder.

Ich habe mich immer gewundert, warum in der Schule nicht gelehrt wird, wie gesunde Ernährung funktioniert, wie man leckere Gerichte zubereitet und ein gesundes Gewicht behält. Die Deutsche Gesellschaft für Ernährung setzt sich mit einem Qualitätsstandard für die Schulverpflegung zwar für ein vollwertiges Ernährungsangebot in den Kantinen ein, doch ob dieses den Ansprüchen einer modernen gesunden Ernährung genügt, sei dahingestellt. Ich finde es wichtig, sich intensiver mit naturbelassenen Lebensmitteln und einer gesunden Ernährungsweise wie dem Clean Eating auseinanderzusetzen.

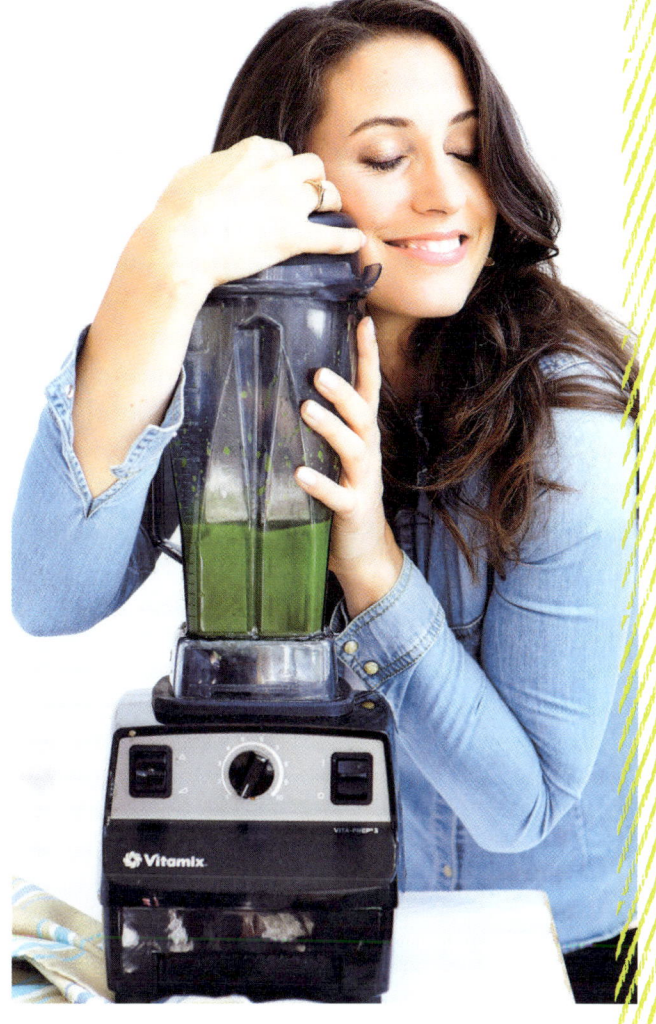

WARUM IST EIN GRÜNER SMOOTHIE SO GESUND?

Ein grüner Smoothie versorgt deinen Körper mit Vitaminen, Mineralstoffen, Ballaststoffen und Flüssigkeit, sodass du dich satt und gut genährt fühlst. Doch nicht nur, dass er eine Vielzahl von Nährstoffen enthält, er schmeckt auch noch wunderbar. Was will man mehr! Indem du deinem Körper gibst, was er wirklich braucht, ermöglichst du ihm, seinen Mangel zu beseitigen und Gifte abzubauen. Dann wird er auch nicht ständig nach mehr Nahrung verlangen. Viele Menschen sind überrascht, wie schnell ihre (Fr)Ess-Attacken seltener geworden sind, nachdem sie begonnen haben, grüne Smoothies zu trinken. Kurz gesagt: Wenn du gerne abnehmen möchtest, ist ein grüner Smoothie das perfekte Getränk.

Während dieses Programms werden wir grüne Smoothies vor allem als Ersatz von Mahlzeiten einsetzen. Wir bereiten sehr nahrhafte und sättigende Smoothies zu, sodass du anschließend keinen Hunger leiden musst. Wenn du normalerweise abends Pasta isst und diese nun durch einen grünen Smoothie ersetzt, wow, dann wirst du wirklich eine Veränderung spüren!   >

Bist du immer noch nicht von der Kraft der grünen Smoothies überzeugt? Dann gebe ich dir weitere Gründe, warum sie so gut für dich sind.

1 ❁ *Grüne Smoothies sind sehr nahrhaft.* Das Verhältnis von Gemüse und Obst ist optimal für uns: Der Smoothie besteht zu ca. 60 % aus reifem Obst und zu ca. 40 % aus grünem Blattgemüse. Je häufiger du grüne Smoothies trinkst, desto mehr Blattgemüse kannst du verwenden. Arbeite dich langsam zu einem Verhältnis vor, bei dem mehr Gemüse als Obst in den Mixer kommt.

2 ❁ *Grüne Smoothies sind leicht verdaulich.* Durch das Mixen werden die meisten Zellen aufgebrochen. Die wertvollen Nährstoffe können so von unserem Körper leichter aufgenommen werden. Die Aufnahme der Nährstoffe beginnt buchstäblich im Mund.

3 ❁ *Grüne Smoothies sind im Vergleich zu normalen Säften vollwertige Nahrung, weil sie Ballaststoffe enthalten.* Für unseren Darm ist es sehr wichtig, genügend Ballaststoffe zu bekommen. Sie beugen Verstopfung vor und halten dein Gewicht konstant. Außerdem verringern sie das Risiko, Diabetes und Herzkrankheiten zu bekommen. Und die besten Ballaststoffquellen sind … Gemüse und Obst!

4 ❁ *Grüne Smoothies schmecken jedem.* Mit einem Verhältnis von 60 % Obst und 40 % Gemüse überwiegt beim grünen Smoothie der Geschmack von Obst. Das grüne Blattgemüse gleicht die Süße der Früchte aus und verleiht dem Getränk einen herrlich erfrischenden Geschmack. Menschen, die bisher nur traditionelle Kost kannten, sind meistens ziemlich überrascht, wie gut so etwas Grünes schmecken kann! Wenn du gerade mit dem Trinken von grünen Smoothies beginnst, kannst du erst einmal mehr Obst als Gemüse verwenden. Erhöhe den Gemüseanteil langsam.

5 ❁ *Grünes Blattgemüse enthält viel Chlorophyll, den grünen Blattfarbstoff, der auch „grünes Blut" genannt wird.* Ein Chlorophyllmolekül ähnelt einem menschlichen Blutmolekül. Ein bekannter Ernährungswissenschaftler verglich die Aufnahme von Chlorophyll mit einer Bluttransfusion: Viele Menschen nehmen nicht genug grünes Gemüse zu sich, auch nicht, wenn sie sich noch so gesund ernähren. Indem du täglich einen halben oder ganzen Liter grünen Smoothie trinkst, nimmst du genug Grünes zu dir, um deinen Körper optimal zu ernähren und ihn mit allen nützlichen Nährstoffen zu versorgen.

Was ist Chlorophyll?
Chlorophyll ist ein Molekül, das natür-
licherweise in Pflanzen vorkommt und
ihnen ihre grüne Farbe verleiht. Dieses
Molekül ist auch für einen der wichtigsten
Prozesse auf diesem Planeten verantwort-
lich – die Fotosynthese. Dabei wird die
Energie aus Sonnenlicht, Wasser und Koh-
lendioxid umgewandelt in die Energie-
quelle Glukose. Alle Menschen und Tiere
gewinnen ihre Kraft aus Pflanzen. Daher
ist die Fotosynthese eine der Lebensquel-
len. Ohne Pflanzen gäbe es kein Leben!

Chlorophyll – Das grüne Blut der Pflanzen
Ebenso interessant ist es, dass Chlorophyll
und unsere roten Blutkörperchen so viel
gemeinsam haben. Der einzige Unterschied zwischen einem Chlorophyllmolekül und einem Hämoglobinmolekül ist das
Atom in der Mitte. Beim Hämoglobin besteht es aus Eisen, beim Chlorophyll aus Magnesium.

Die wichtigsten Vorteile von Chlorophyll:
* *Es baut dein Blut auf und versorgt es mit jeder Menge Sauerstoff!* Chlorophyll
  bringt unserem Blut konstant Energie und erneuert und vermehrt unsere roten Blutkörperchen. Und weil unsere roten Blutkörperchen Sauerstoff transportieren, erhöht sich dadurch der Sauerstoffgehalt des Blutes.
  Das ist sehr gut, denn einige Bakterien können bei einer hohen Sauer-
  stoffsättigung nicht überleben. Das gleiche gilt, wenn unser Körper
  basisch genug ist. Glücklicherweise bewirkt Chlorophyll beides: Es versorgt uns mit Sauerstoff und alkalisiert, wodurch es hilft, Krankheiten
  vorzubeugen.
* *Es reinigt!* Ist genug Sauerstoff im Blut, befreit sich unser Körper selbst
  von giftigen Stoffen. Chlorophyll ist außerdem fähig, Strahlung zu
  neutralisieren und Schwermetalle zu binden, die dann den Körper
  verlassen können. Außerdem regt es den Stuhlgang an und ist dadurch
  eine großartige Hilfe bei der Reinigung deines Verdauungstraktes.

Es gibt noch unbeschreiblich viele Vorteile von Chlorophyll.
Hier noch einmal die wichtigsten aufgelistet:
* reinigt, liefert Sauerstoff und baut das Blut auf,
* ist reich an Enzymen, die für eine schnelle Erneuerung unserer Zellen
  sorgen,

>

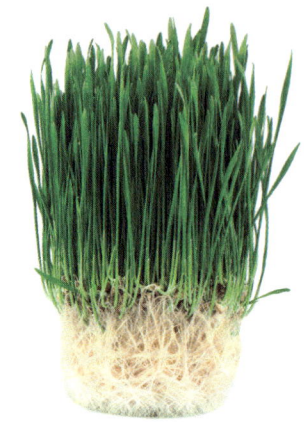

* enthält viel Eiweiß,
* reinigt die Leber und verbessert ihre Funktion,
* reguliert unseren Kalziumhaushalt,
* alkalisiert unseren Körper,
* wirkt entzündungshemmend,
* unterstützt die Wundheilung,
* hilft bei Infektionen,
* neutralisiert freie Radikale,
* unterstützt eine gesunde Darmflora,
* hilft bei Blutarmut und
* hilft bei Hautproblemen.

Chlorophyll-Lieferanten:
Alle grünen Pflanzen enthalten Chlorophyll, denn dieser Stoff gibt ihnen erst die grüne Farbe. Manche Pflanzen enthalten mehr Chlorophyll als andere. Grundsätzlich kann man sagen: Je dunkler das Grün, desto mehr Chlorophyll ist enthalten. Folglich sind dunkelgrüne Blattgemüse wie Grünkohl, Mangold, Palmkohl und Spinat eine gute Quelle. Ebenso manche Kräuter wie Petersilie und Koriander. Auch Algen wie Spirulina und Chlorella enthalten sehr viel Chlorophyll. Weizengras soll den höchsten Anteil an Chlorophyll enthalten. Regelmäßig einen Happen Weizengras zu sich nehmen ist also super!

6 ❊ *Grüne Smoothies sind einfach zu machen und der Mixer ist schnell wieder sauber.* Im Vergleich zur Verarbeitung in der Saftpresse ist die Zubereitung im Mixer schneller, weniger aufwendig und günstiger. Es dauert gerade einmal 5 Minuten, um eine Kanne grünen Smoothie zu machen, inklusive der Reinigung des Mixers. **TIPP:** Spüle den Mixbehälter direkt nach der Zubereitung aus.

7 ❊ *Regelmäßig grüne Smoothies zu trinken ist die ideale Methode, um genug Obst und Gemüse zu sich zu nehmen.* Nach einigen Wochen mit einem Smoothie täglich verlangen die meisten Menschen nach noch mehr Grün! Genügend Gemüse zu essen – die empfohlenen 400 g – stellt für viele eine Herausforderung dar, aber mit grünen Smoothies ist diese Menge kein Problem mehr. Sogar Kinder sind ganz verrückt nach den gesunden Drinks!

8 ❊ *Untersuchungen zeigen, dass sowohl Kinder als auch Erwachsene im Allgemeinen einen neuen Geschmack erst nach elfmaligem Probieren akzeptieren.* Lass dir also ruhig Zeit, um aus den grünen Smoothies deine gesündeste Angewohnheit zu machen!

NICHTS FÜHLT
SICH SO GUT AN,
WIE GESUND
ZU SEIN.

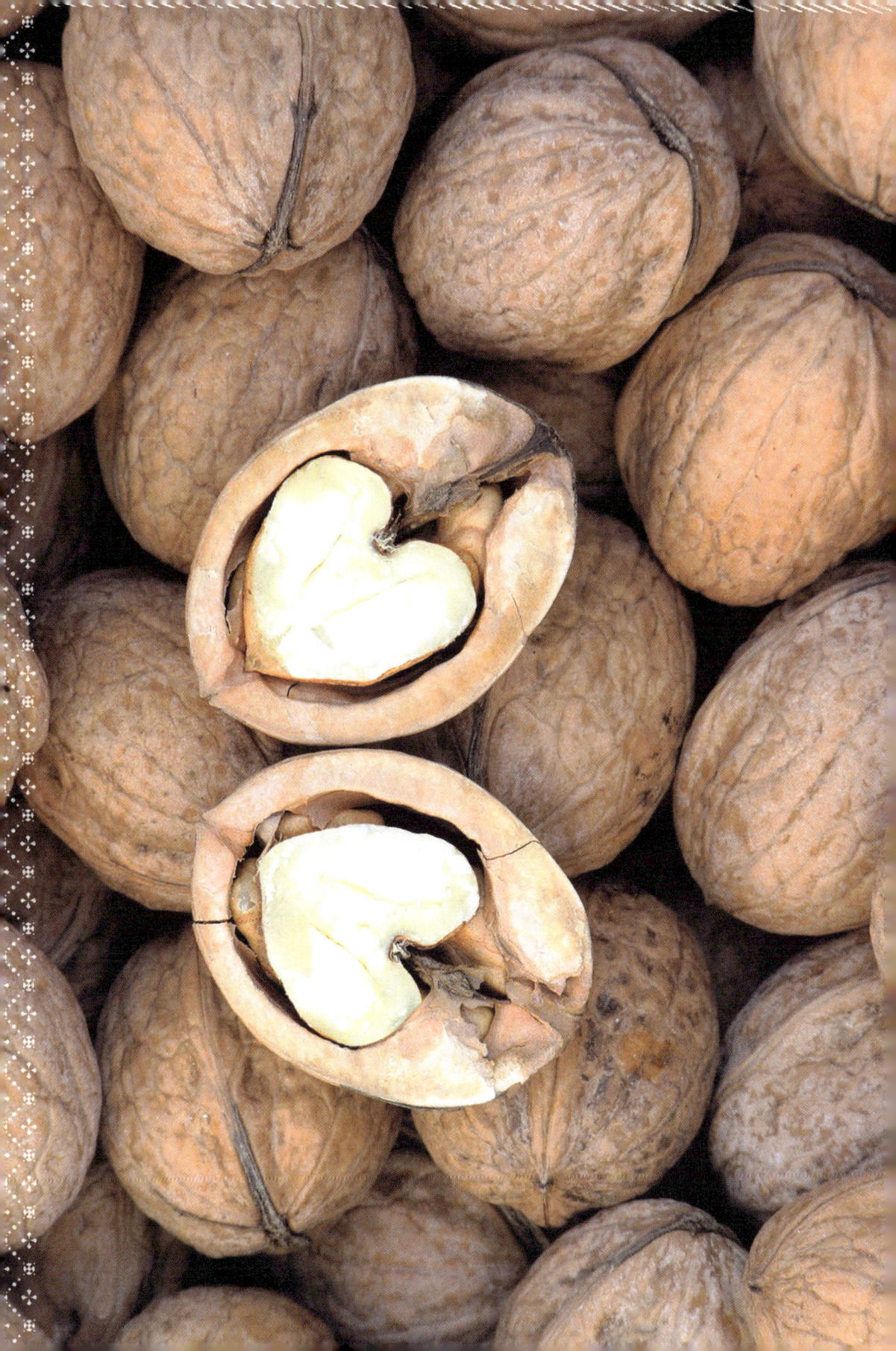

11

WAS ISST DU ZUSÄTZLICH ZU GRÜNEN SMOOTHIES?

Natürlich wäre es fantastisch, wenn du zusätzlich zu den grünen Smoothies essen könntest, was du willst, und trotzdem abnehmen würdest. Aber grüne Smoothies sind kein Zaubertrank *(obwohl …)*, und so wirst du dich nicht nur an die grünen Smoothies gewöhnen, sondern auch deine Essgewohnheiten ändern müssen. Der wichtigste Tipp, den ich dir hierzu geben kann, ist, komplett auf Fertiggerichte zu verzichten und deine Mahlzeiten ausschließlich aus frischem, am besten biologischen Gemüse, Obst, Nüssen, Samen, Eiweißlieferanten und Superfoods zuzubereiten. Wenn du nämlich selbst in der Küche stehst, weißt du genau, was in deinem Essen steckt, und du kannst deinem Körper die gesündeste und natürlichste Nahrung geben, die es gibt. Die Veränderung deiner Essgewohnheiten ist sehr wichtig, wenn du abnehmen möchtest, aber es ist nicht das Einzige, worauf du achten solltest. Deine Beziehung zum Essen, der Blick auf deinen eigenen Körper, Stressbewältigung und Bewegung sind ebenso wichtige Faktoren auf dem Weg zu deinem gesunden Idealgewicht.

In diesem Buch findest du Mahlzeiten für die kommenden vier Wochen. Du brauchst dir also keine Gedanken darübermachen, was du essen wirst. Es gibt sogar für jede Woche eine Einkaufsliste. Untersuchungen haben gezeigt, dass es ungefähr 30 Tage dauert, bis ein Mensch eine Gewohnheit geändert hat. Wenn du das ganze Programm mitgemacht hast, kann es also gut sein, dass du deine neuen gesunden Gewohnheiten einfacher beibehältst. Ich hoffe, dass die tägliche Zubereitung von nahrhaften grünen Smoothies, gesunden Mahlzeiten und Snacks für dich zur Routine wird, sodass es dir leichter fällt, diese Art zu leben fortzuführen. Gesundheitlich wirst du enorm profitieren und ich wünsche dir von Herzen, dass diese Art zu leben deine Art zu leben wird.

Die Mahlzeiten und Snacks, die du zusätzlich zu den grünen Smoothies zu dir nehmen wirst, bestehen aus natürlichen Zutaten. Wir verwenden keine Fertiggerichte, sondern nur naturbelassene Zutaten, die deinen Geschmacksknospen guttun werden. Vielleicht musst du dich daran erst gewöhnen, aber es ist die Mühe wert, ich verspreche es dir.

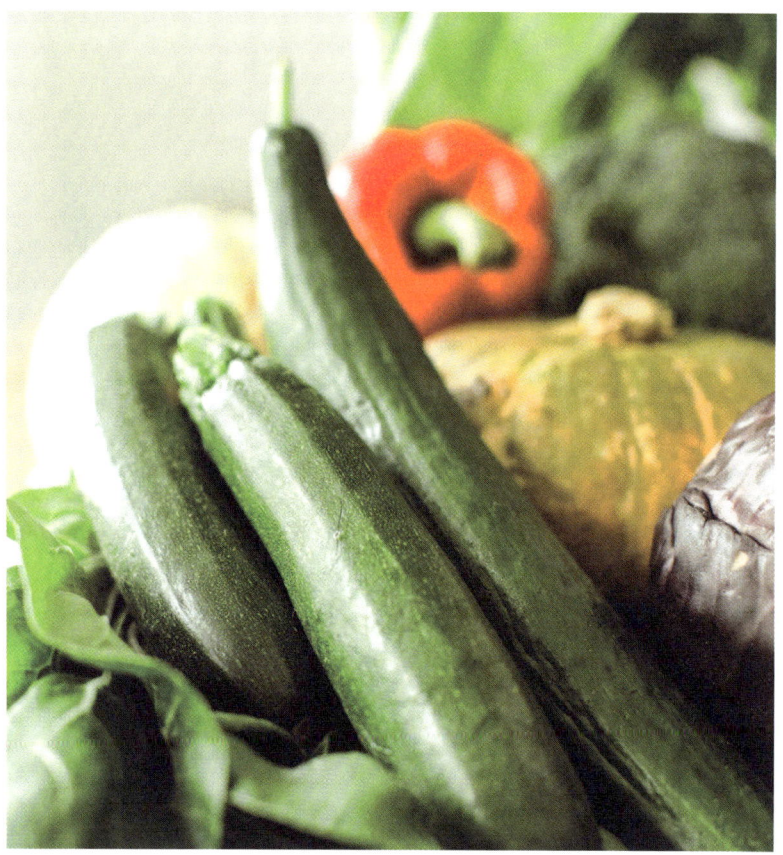

12

TRAINING

Mangelnde Zeit ist ein häufig genannter Grund dafür, warum Menschen einen Trainingsplan nicht befolgen und letztendlich ganz an den Nagel hängen. Wenn du im Fitnessstudio trainieren möchtest, musst du erst einmal hinfahren, dich umziehen, trainieren, duschen und wieder nach Hause fahren. Ehe du dich versiehst, sind anderthalb Stunden rum, und an manchen Tagen ist das einfach nicht zu schaffen. Trotzdem ist es sehr wichtig und unbedingt notwendig, neben dem Ernährungsprogramm auch ein Trainingsprogramm zu absolvieren, um effektiv abnehmen und einen straff(er)en Körper bekommen zu können.

Zum Glück gibt es nun immer mehr Beweise für die Effektivität eines Trainingsprogramms, das du zu Hause absolvieren kannst und das dich nur einen Bruchteil der Zeit kostet, die du für ein traditionelles Trainingsprogramm benötigen würdest.

Das Training, das ich meine, ist das sogenannte HIIT-Training, oder auch: *High Intensity Interval Training*. Eine Trainingseinheit dauert meistens maximal 30 Minuten. Voraussetzung bei dieser Methode ist, dass du in dieser kurzen Zeit an deine Grenzen gehst! Wie der Name schon sagt, besteht ein typisches HIIT-Training aus kurzen, hochintensiven Übungen und nur sehr kurzen Pausen.

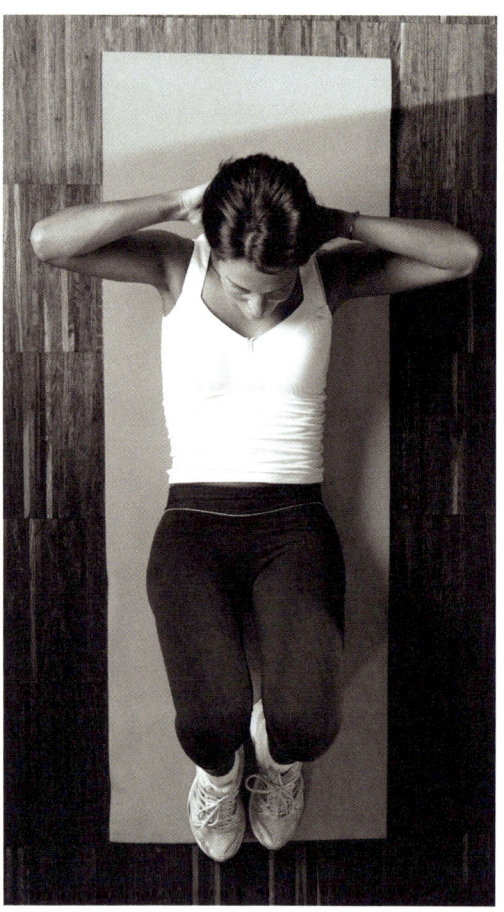

Diese kurzen, aber sehr intensiven Trainingseinheiten helfen dir enorm beim Abnehmen und verbessern deine Ausdauer und deine Insulinempfindlichkeit. Ein zusätzlicher Vorteil des Trainings: Es wirkt verjüngend, indem es die Produktion des Wachstumshormons, das für die Erholung nach dem Training zuständig ist, ankurbelt. Ich bin schon seit Jahren dabei und trainiere seither nicht mehr im Fitnessstudio. Nach 45 Minuten bin ich fertig, sogar schon geduscht. Das ist doch ideal, nicht wahr? Wenn du zu Hause mit diesem Training beginnst, wird dir das einiges an Disziplin abverlangen, aber ich bin mir sicher, dass dich bald der Ehrgeiz packen wird. Dein Körper wird dir für die Workouts dankbar sein. Der Mensch ist für Bewegung gemacht, nicht dafür, den ganzen Tag auf einem Stuhl zu sitzen. Vor allem wenn du bisher kaum oder gar keinen Sport getrieben hast, wirst du merken, wie gut er tut, und du wirst schnell ein positives Resultat sehen!

WIE FUNKTIONIERT
EIN TYPISCHES HIIT?

Ich werde dir erklären, wie ein Basis-HIIT aussieht:

* 3 Minuten aufwärmen.
* 30 Sekunden lang so hart wie möglich trainieren. Nach diesen
  30 Sekunden musst du das Gefühl haben, nicht mehr zu können,
  und völlig außer Atem sein. Nicht aufhören. Wenn du willst,
  dass ein kurzes Training effektiv ist, muss die Intensität sehr hoch sein.
  Mögliche Übungen sind zum Beispiel: Kettlebell Swing, Sprints,
  Liegestützsprünge – eigentlich alles, was dich so richtig außer Atem
  bringt.
* 90 Sekunden ausruhen.
* Wiederhole die intensive Übung und die Pause noch 7-mal.
* Entspanne dich und mache Dehnübungen.

Mein liebster Trainingshelfer ist meine Kettlebell, eine Art Ball mit einem
Griff, die als Trainingsgerät bei der russischen Armee zum Einsatz kommt.
Sie nimmt nicht viel Platz weg, ist sehr effektiv und das Training macht
Spaß. Du kannst HIIT wunderbar ohne zusätzliche Trainingsgeräte durch-
führen, aber wenn du noch einen Schritt weiter gehen willst, ist eine
Kettlebell wirklich ideal.

Im Internet gibt es viele verschiedene Trainingsvideos, die dich bei deinen
HIIT-Übungen unterstützen und inspirieren können.

Ich rate dir, während des Programms dreimal pro Woche ein HIIT zu
absolvieren. An den anderen Tagen kannst du ausruhen oder ein leichteres
Training machen: Eine Stunde Fahrrad fahren, wandern oder Yoga-
Übungen machen. Am besten bewegst du dich so viel wie möglich. Du
wirst sehen, dass es schnell süchtig machen kann.

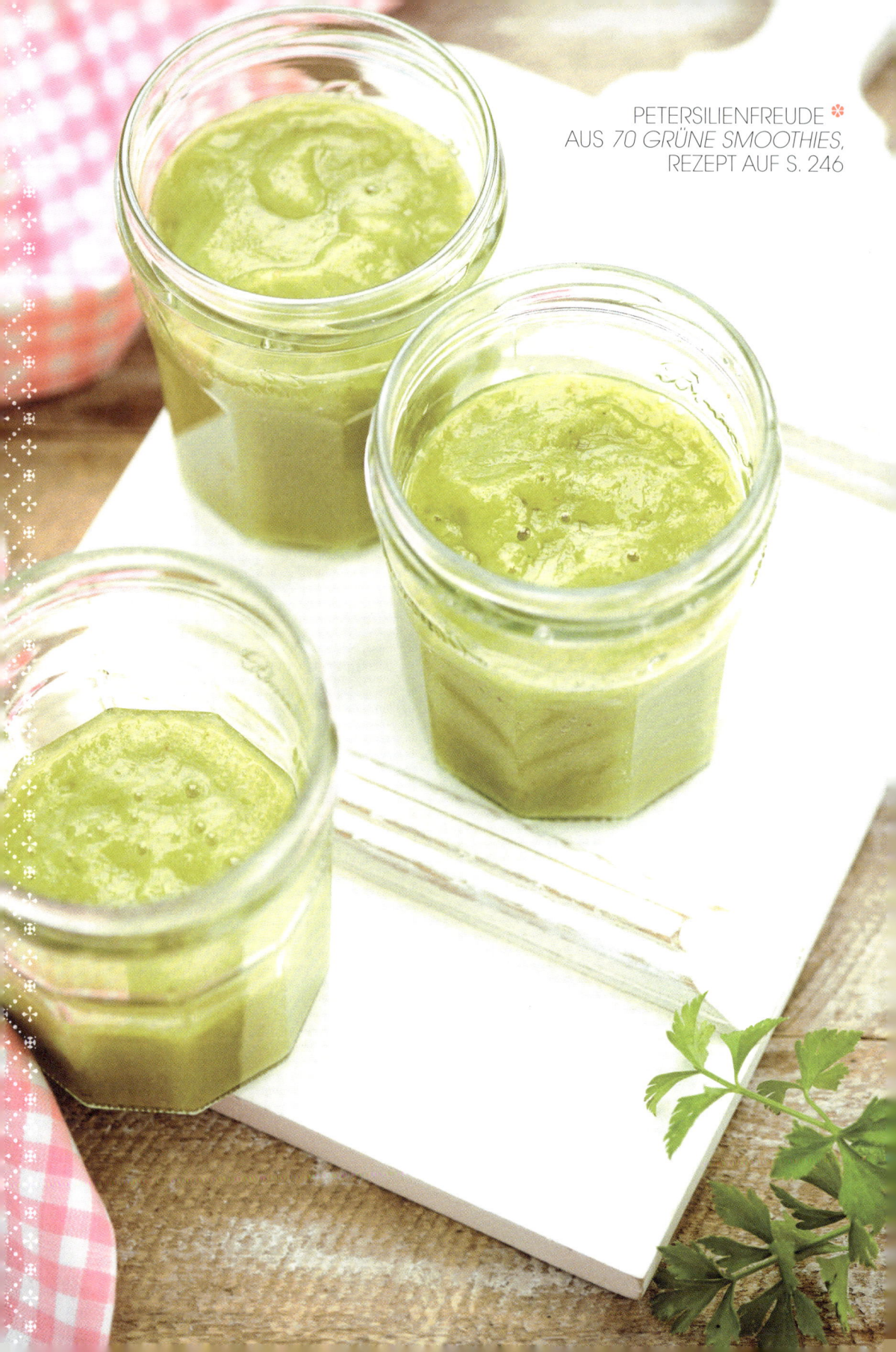

PETERSILIENFREUDE ✽
AUS *70 GRÜNE SMOOTHIES,*
REZEPT AUF S. 246

13

WAS ZU VERMEIDEN IST

Auch wenn ich grundsätzlich lieber den Fokus darauf lege, was erlaubt ist, möchte ich dir doch kurz erklären, welches Essen wir in den kommenden 30 Tagen vermeiden werden. Ein wenig Hintergrundwissen darüber, warum wir manche Lebensmittel aus unserem Ernährungsplan streichen, wird dir helfen, deine Motivation nicht zu verlieren. Die Wochenpläne sind aber schon komplett ausgearbeitet, sodass du dir darüber auch keine Gedanken machen musst.

1 ❋ RAFFINIERTER ZUCKER

Er steckt in Süßigkeiten, Keksen und vielen anderen verarbeiteten Lebensmitteln. Ich denke, dass mittlerweile bekannt ist, dass raffinierter Zucker schlecht für unsere Gesundheit ist. Er macht abhängig und lässt einen nach mehr verlangen. Wenn du regelmäßig Zucker zu dir nimmst, wirst du hier einen richtigen Entzug durchmachen.

Hast du trotzdem Lust auf Süßes? Wähle dann natürliche Süßstoffe wie Stevia, Honig, Ahornsirup, Lucuma, Kokosnektar oder Kokosblütenzucker.

2 ❋ TAFELSALZ

Tafelsalz wird in Salzbergwerken abgebaut. Anschließend wird es in einer Fabrik verarbeitet, wodurch fast alle Mineralstoffe, an denen Salz so reich ist, verloren gehen und nur Natriumchlorid (NaCl) übrig bleibt. Tafelsalz besteht zu 98 % aus Natriumchlorid und zu 2 % aus hinzugefügten chemischen Stoffen. Natürliche Salzsorten dagegen bestehen zu 84 % aus Natriumchlorid und zu ungefähr 16 % aus anderen essenziellen Mineralstoffen. Wenn du willst, dass dein Körper optimal funktioniert, brauchst du naturbelassene Nahrung ohne chemische Zusatzstoffe. Darum verwenden wir in der kommenden Zeit nur natürliches, unbearbeitetes Salz wie Meersalz und Himalayasalz, mein persönlicher Favorit.

3 ❋ ALKOHOL

Untersuchungen belegen, dass Menschen mit einem gemäßigten Alkoholkonsum, vor allem von Rotwein, länger leben als Menschen, die gar keinen Alkohol trinken. Nun fragst du dich vielleicht nicht ganz zu Unrecht, wie das möglich ist angesichts des schlechten Rufs, den Alkohol hat.

Übermäßiger Alkoholkonsum erhöht das Risiko, an Herz- und Gefäßerkrankungen, Krebs, Leberzirrhose und Bluthochdruck zu erkranken. Wie ist es dann möglich, dass die Forscher herausfanden, dass Menschen mit einem gemäßigten Alkoholkonsum länger leben?

Die Antwort auf diese Frage ist das Antioxidans Resveratrol. Dieses Antioxidans, das von Natur aus in Trauben vorkommt, bekämpft die Schäden, die freie Radikale im Körper verursachen und hilft so dabei, die Zellen zu erhalten und den Alterungsprozess zu verlangsamen. Mal ein Gläschen Rotwein ist also nicht wirklich schlecht, aber du kannst dieses Resveratrol auch über ein Nahrungsergänzungsmittel zu dir nehmen und sparst dir dabei die Nebenwirkungen von Alkohol. Viele andere Antioxidantien kannst du zu dir nehmen, indem du pures, unverarbeitetes Obst und Gemüse isst. Das ist doch ideal, nicht wahr?

Wenn du deinen Körper von innen reinigen möchtest, solltest du meiner Meinung nach auf Alkohol verzichten. 30 Tage Abstinenz und danach wieder ab und zu ein Gläschen Rotwein, das klingt doch gut, oder? Ich persönlich halte Kombucha für einen sehr guten Ersatz für Alkohol. Mein Favorit ist die Marke „Go! Kombucha". Kombucha enthält Bakterien, die deinem Darm guttun. Du kannst Kombucha trinken wie einen Weißwein. Er passt wunderbar zum Abendessen! Der Kombucha, den es im Supermarkt gibt, enthält oft zusätzlichen Zucker, wodurch der gesundheitsfördernde Aspekt zunichte gemacht wird. Halte deswegen Ausschau nach einem guten Händler, wenn du Kombucha trinken möchtest. Guter Kombucha schmeckt nach Wein und sollte ein wenig Kohlensäure enthalten.

4 ✸ TRANSFETTE

Transfette sind Fette, die deine Adern verengen, indem sie sogenannte Plaques bilden. Das geschieht, wenn sich die fetthaltigen Stoffe an der Wand der Schlagadern festsetzen. Wir sprechen dann von Arteriosklerose, im Volksmund auch Arterienverkalkung genannt.

Transfette entstehen, wenn pflanzliche Fette gehärtet werden. Ein wohlbekanntes Beispiel dafür ist die Margarine, aber auch frittiertes Essen, Kekse, Cracker, Chips und Torten enthalten oft viele Transfette. Viele Hersteller von Lebensmitteln bevorzugen Transfette gegenüber anderen, gesünderen Fetten, da sie viel günstiger sind, die Haltbarkeit der Produkte erhöhen sowie deren Textur und Geschmack verbessern. Transfette tragen zur Entstehung von Herz- und Gefäßerkrankungen, Arterienverkalkung, Diabetes Typ 2 und anderen Erkrankungen bei und sollten deshalb gemieden werden.

>

5 ❈ VERARBEITETE LEBENSMITTEL

Es gibt kaum verarbeitete Lebensmittel, die noch naturbelassen sind und damit wirklich gesund. Schaue beim Einkaufen im Supermarkt einfach mal auf die Etikette der Produkte. Du wirst merken, dass beinahe überall Zucker enthalten ist, sogar in Schinken und Lachs. Außerdem sind oft viele Zusatzstoffe (erkennbar an den E-Nummern), Konservierungsmittel und andere nicht aussprechbare Substanzen verarbeitet. Ich finde es besorgniserregend, dass unser Essen so viele Veränderungen durchläuft, bevor es auf unserem Teller landet.

Durch die vielen Arbeitsschritte verliert jedes Produkt seinen ursprünglichen Nährwert, von den Auswirkungen der vielen Zusatzstoffe auf deinen Körper einmal ganz zu schweigen. Ich sage immer, dass die Zubereitung meiner Nahrung mit Liebe in meiner eigenen Küche geschehen soll und nicht in einer Fabrik, in der es nicht darum geht, ein gesundes Lebensmittel zu produzieren.

In den kommenden 30 Tagen werden wir ausschließlich frische, unbehandelte und naturbelassene Zutaten verwenden. Ich kann es kaum erwarten, dir zu zeigen, was du alles Leckeres zaubern kannst und wie wunderbar du dich fühlen wirst, wenn du dich ausschließlich so ernährst.

6 ❈ GLUTEN

Das Wort Gluten kommt aus dem Lateinischen und bedeutet übersetzt „Leim". Gluten ist ein Bestandteil der Eiweiße Gliadin und Glutenin und kommt in vielen Getreidesorten vor, so zum Beispiel in Weizen, Gerste und Roggen. Gluten verleiht einem Teig Elastizität, hilft beim Aufgehen des Brotes und gibt ihm Form. Gluten kannst du aber auch in Kosmetik und Haarpflegemitteln finden.

ZÖLIAKIE

Ungefähr 1 % der Bevölkerung leidet an Zöliakie. Das bedeutet, dass diese Menschen absolut kein Gluten vertragen. Eine Spur davon in ihrer Nahrung kann verheerende Auswirkungen haben. Durch das Gluten entstehen Entzündungsreaktionen in der Darmschleimhaut, wodurch im Laufe der Zeit die Darmzotten absterben. Dies wiederum verhindert langfristig die optimale Aufnahme bestimmter Nährstoffe. Einer Studie zufolge zeigen 29 % der Menschen zwar keine speziellen Symptome, haben aber dennoch Antikörper in ihrem Stuhl, die auf eine Zöliakie verweisen.

Der Darm produziert diese Antikörper, weil er eine Bedrohung spürt – Gluten! Viele von uns reagieren also ohne es zu wissen empfindlich auf Gluten. Folgende Symptome und Krankheiten stehen im Zusammenhang mit Gluten:

* Asthma
* ADS/ADHS
* Autismus
* Schilddrüsenerkrankungen
* Rheuma und andere Autoimmun-erkrankungen, die Gelenkschmerzen verursachen
* Reizdarm
* Colitis Ulcerosa
* Chronischer Durchfall
* Morbus Crohn
* Migräne
* Neuropathie
* Schwindel
* Schizophrenie
* Verstopfung, Blähungen, aufgedunsener Bauch und Bauchschmerzen
* Psoriasis
* Ekzeme
* Müdigkeit
* Hormonstörungen
* Unfruchtbarkeit
* Unerklärlicher Gewichtsverlust
* Übergewicht

Natürlich können die oben stehenden Beschwerden und Krankheiten auch viele andere Ursachen haben, aber Gluten ist wohl häufiger der Auslöser, als wir denken.

Einige Gesundheitsfanatiker behaupten sogar, dass eigentlich jeder Mensch eine Weizen-Intoleranz hat und dass wir Weizen besser so wenig wie möglich essen sollten. Wenn du es perfekt machen möchtest, solltest du tatsächlich ganz auf Gluten verzichten. Die meisten Weizensorten sind hochgezüchtet und haben nicht mehr ihren ursprünglichen Nährstoffgehalt. Vor allem das Gliadin im Weizen belastet deinen Körper enorm. Dinkel dagegen enthält zwar auch Gluten, ist aber viel besser verträglich. Dasselbe gilt für Kamut. Weizen zu vermeiden ist eigentlich immer eine gute Idee!

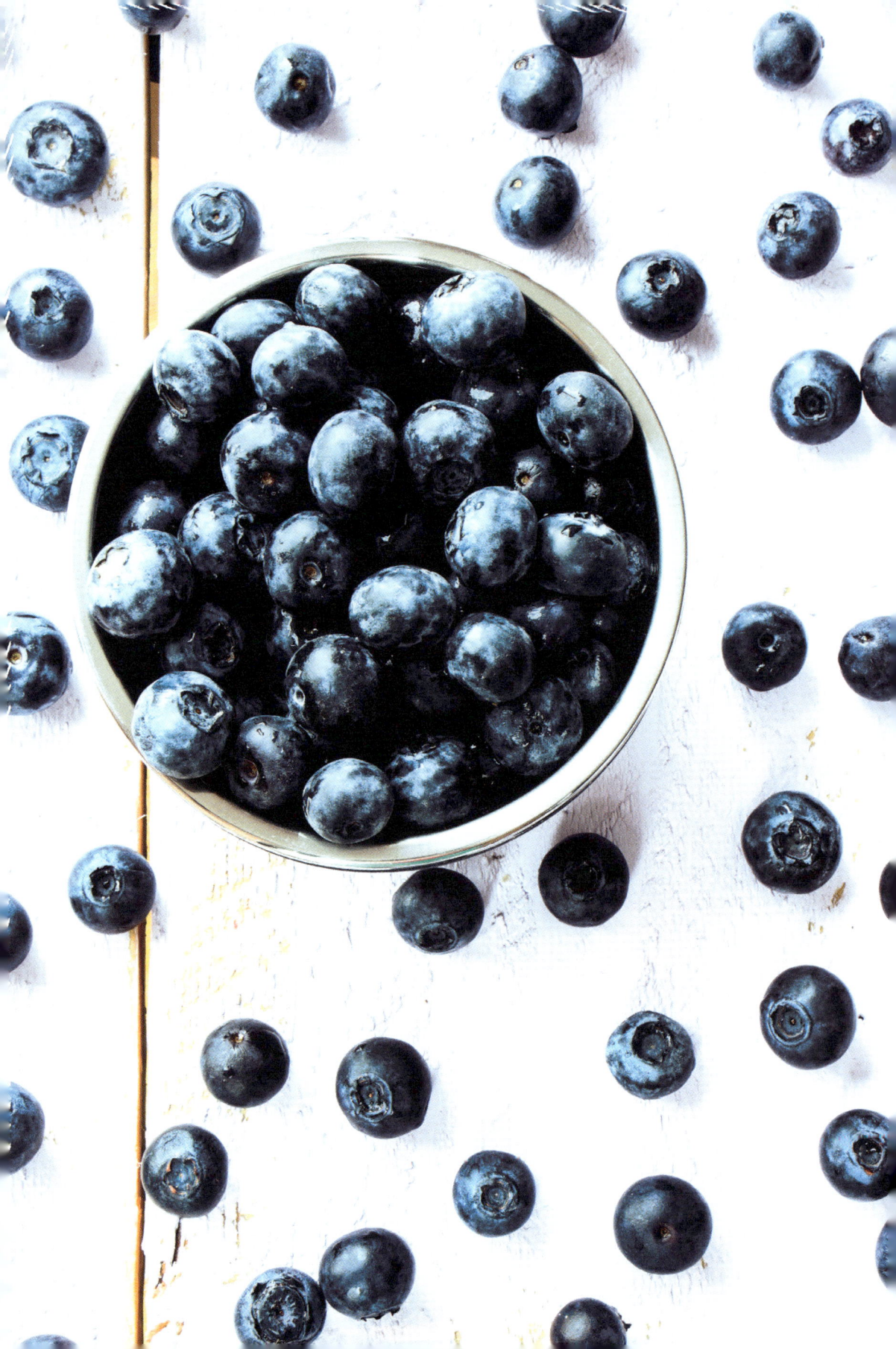

14

GRÜNE-SMOOTHIE-EXTRAS, DIE DIR BEIM ABNEHMEN HELFEN

Natürlich eignen sich alle Mahlzeiten, die du während dieses Programms isst, hervorragend zum Abnehmen. Du nimmst eine große Menge Nährstoffe zu dir, und es schmeckt auch noch lecker! Wenn du noch einen Schritt weiter gehen möchtest, kannst du den grünen Smoothies oder den anderen Mahlzeiten noch extra Zutaten zufügen. In diesem Kapitel möchte ich dich gerne wissen lassen, welche besonderen Zutaten das sind.

1 ✿ SPROSSEN

Diese jungen Triebe aus gerade gekeimten Samen, Hülsenfrüchten oder Getreide bergen unendlich viele Vorteile für deine Gesundheit. Während des Keimens ist die Nährstoffdichte der Pflanze bis zu hundertfach höher, weil Stärke und Öl in Enzyme, Vitamine, Eiweiß und einfache Zucker umgewandelt werden.

Sprossen wird nachgesagt, das lebendigste Lebensmittel der Welt zu sein. Du isst es quasi während es noch wächst, also absolut frisch ist, wodurch du sehr viel Energie und wertvolle Nährstoffe aufnimmst. Sprossen selbst zu züchten ist ganz einfach und macht viel Freude. Man kann hierfür spezielle Keimapparate und Keimtürme verwenden. Sprossen findest du aber meistens auch frisch im Bioladen. Meine Favoriten sind Alfalfa- und Sonnenblumensprossen, aber es gibt noch viele andere Sorten, und Abwechslung tut gut.

2 ✿ SPIRULINA

Spirulina ist eine spiralförmige, blaugrüne Alge, die zu 60 % aus vorverdauten Eiweißen und Vitamin B12 besteht. Spirulina kann man als Pulver oder in Tablettenform erstehen. Einerseits enthält sie viel Chlorophyll und Mineralstoffe, andererseits ist sie hervorragend geeignet zur Gewichtskontrolle, da sie das Hungergefühl reguliert und nur wenige Kalorien enthält. Spirulina passt im Smoothie gut zu Banane und Ananas.

Eine weitere Alge mit fantastischer Wirkung ist Chlorella. Sie wirkt reinigend und ist gut für deine Abwehrkräfte. Sie kann sogar Strahlung neutralisieren. Am besten verwendest du beide Algen abwechselnd, an einem Tag Spirulina, am anderen Chlorella, aber eigentlich gibt es keine Regeln hierfür. Finde selbst heraus, was dir gefällt.

3 ✿ HEIDELBEEREN

Es verwundert kaum, dass diese Beeren das Superfood der Natur schlechthin sind. Sie haben so viele heilungsfördernde Eigenschaften und enthalten Antioxidantien und Vitamin C. Noch dazu sind sie unglaublich lecker und je nach Jahreszeit frisch oder tiefgekühlt im Handel erhältlich.

4 ✿ KOKOSWASSER

Eine meiner Lieblingszutaten. Das Wasser aus der jungen Kokosnuss ist ein isotonisches Getränk voller Elektrolyte – also ideal als Getränk beim Sport – und extrem gesund, denn es gleicht in seiner Zusammensetzung unserem Blut. Es löscht den Durst und hat, genau wie Kokosöl, antivirale Eigenschaften. Das Fruchtfleisch der Kokosnuss enthält viel Eiweiß und Fette, die gut für die Muskeln sind. Kein Wunder, dass Sportler ganz verrückt nach Kokoswasser sind. Es schmeckt auch einfach zu gut!

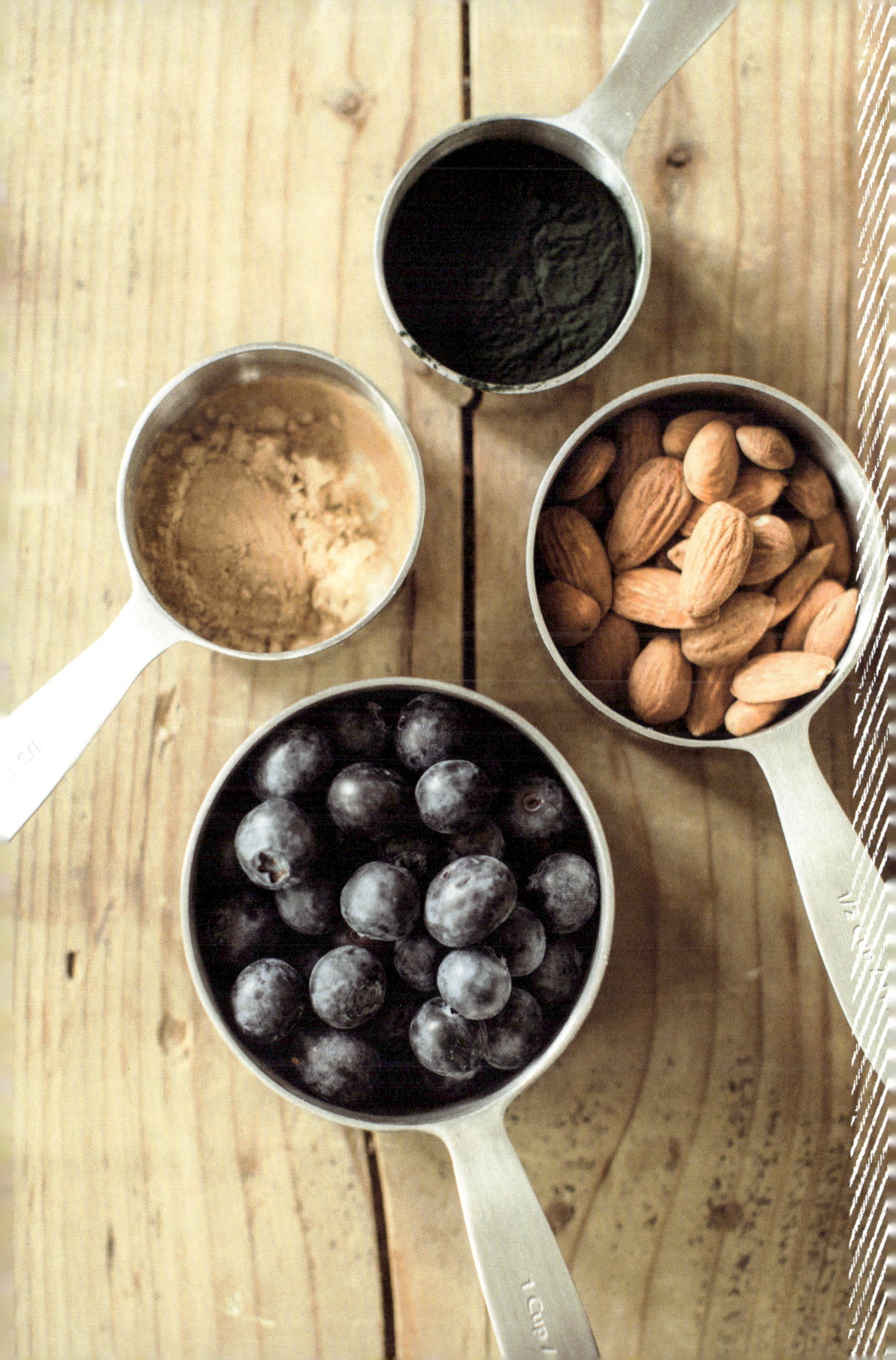

Du kannst sogar Kokoswasser aus einer frischen Kokosnuss genießen. Bohre dazu ein Loch in die Oberseite einer jungen Kokosnuss und trinke das Wasser durch einen Strohhalm, oder gieße es in deinen Mixer und mache einen herrlichen Smoothie damit. Um an das saftige, zarte Fruchtfleisch zu kommen, hackst du die Nuss vorsichtig (!) auf und löffelst das Fleisch heraus. Du kannst es pur essen oder im Smoothie verarbeiten. In Streifen geschnitten schmeckt es toll in einem asiatischen Salat mit scharfem Dressing.

Wenn du keine ganze Kokosnuss kaufen möchtest, habe ich einen Hinweis für dich: Man kann Kokoswasser auch abgefüllt kaufen, zum Beispiel in gut sortierten Bioläden und Reformhäusern. Schau aber genau hin, ob es sich wirklich um 100 %iges Kokoswasser handelt, denn manchmal sind dem Kokoswasser Zucker oder Konservierungsmittel zugefügt, und die brauchen wir wirklich nicht.

5 ❋ LEINSAMEN

Leinsamen sind reich an Omega-3-Fettsäuren. Diese Fettsäuren sorgen dafür, dass die Membranen unserer Körperzellen geschmeidig bleiben, sodass die Nährstoffe einfach hinein und die Abfallstoffe einfach hinaus können. Sie sind die Basis für unsere Hirnfunktion und für die Abwehrkräfte und beugen vielen degenerativen Problemen wie Herz- und Gefäßerkrankungen vor. Leinöl enthält zum Beispiel doppelt so viel Omega-3 wie Lachs. Außerdem sind Leinsamen gut für einen normalen Stuhlgang.

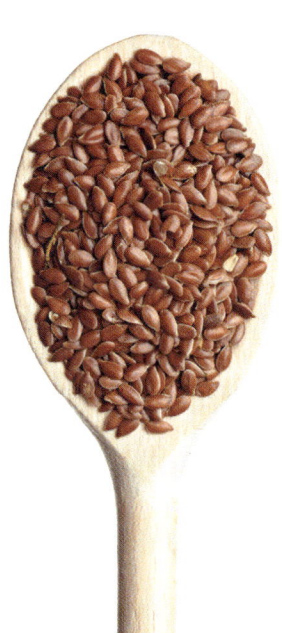

Wegen ihres guten Öls und der Ballaststoffe eignen sich Leinsamen und Leinöl hervorragend als Zutaten für deine grünen Smoothies. Sie sorgen für ein lang anhaltendes Sättigungsgefühl. Mahle Leinsamen am besten immer erst kurz vor der eigentlichen Verwendung. Dafür eignet sich eine elektrische Kaffeemühle. Das Öl, das beim Mahlen freigesetzt wird, reagiert sehr empfindlich auf Sauerstoff. Frisch gemahlene Leinsamen halten sich maximal drei Tage im Kühlschrank. Am besten weichst du die Leinsamen in etwas lauwarmem Wasser ein, bevor du sie verwendest. So sorgst du dafür, dass die Feuchtigkeit, die von den Samen aufgenommen wird, nicht deinem Körper entzogen wird.

Andere wunderbare Fettlieferanten:
- ✳ Chia-Samen sorgen für lang anhaltende Energie und Zellerneuerung.
- ✳ Sesam ist durch seinen hohen Kalziumgehalt gut für die Knochen.
- ✳ Sonnenblumenkerne enthalten L-Tryptophan, wovon du fröhlich wirst, genau wie Hanfsamen und Kürbiskerne.

Eine prima Auswahl!

6 ✿ GURKE

Nichts Besonderes, denkst du? Von wegen! Gurke steht auf der Liste aller alkalisierenden, reinigenden und hydratisierenden Lebensmittel auf Platz eins! Sie besteht hauptsächlich aus Wasser, wohlgemerkt keinem gewöhnlichen Wasser. Es tut Magen und Nieren richtig gut, wirkt entwässernd, reinigt den Darm und hilft bei Halsschmerzen. Schäle eine Gurke nur, wenn es keine Bio-Gurke ist, denn die Schale enthält viel Chlorophyll und Kieselsäure, die für schöne Nägel, Haar und Haut sorgt.

7 ✿ MANDELN

Mandeln sind sowohl süß als auch herzhaft zubereitet nicht nur lecker, sondern auch überaus nahrhaft. Mandeln sind reich an Eiweiß (20 %), Vitamin E und Kalzium. Sie sind gut für unsere Haut und Knochen und für das allgemeine Wohlbefinden. Außerdem enthalten sie viel Magnesium, Kalium, Eisen und Zink.

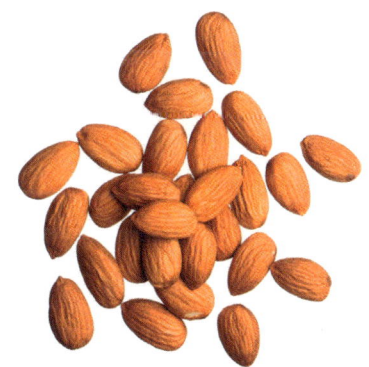

Vor dem Genuss sollten die rohen, ungerösteten Nüsse eine Nacht lang eingeweicht werden. So verschwinden die Enzyminhibitoren, die in der braunen Schale sitzen, und die Mandeln sind leichter verdaulich.

Eingeweichte Mandeln sind ein herrlicher Snack für zwischendurch, aber du kannst daraus auch Mandelmilch herstellen. Sie eignet sich wunderbar als Basis für cremige Smoothies!

Hierfür weichst du 50 g Mandeln in Wasser ein, spülst sie am nächsten Tag ab, mixt sie etwa 1 ½ Minuten lang mit 500 ml Wasser und gießt die Flüssigkeit durch einen Nussmilchbeutel oder ein feines Sieb. Du kannst die Milch auch süßen, indem du Honig oder Stevia zufügst. Eine Prise Zimt ist auch sehr lecker!

>

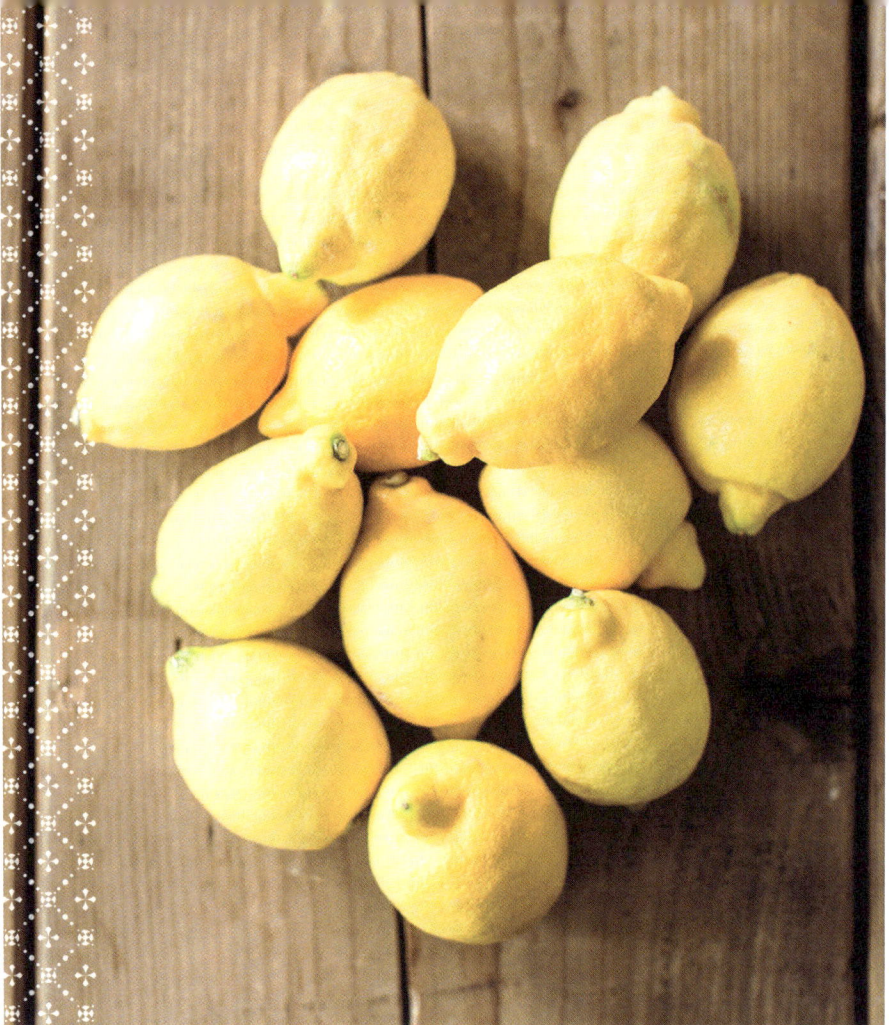

8 ❁ ZITRONE

Schon seit Jahrhunderten sind die therapeutischen Eigenschaften und die gesundheitlichen Vorzüge der Zitrone bekannt. Als Hausmittel wird Zitronensaft bei Erkältung, Halsschmerzen, Allergien, Durchfall und Rheuma eingesetzt. Zitronen sind bei einer Entgiftungskur unverzichtbar, weil sie unser Blut reinigen, die Verdauung unterstützen, das Abnehmen begünstigen und Bakterien unschädlich machen. Sie sind sauer genug, um uns richtig wach zu machen und unser Immunsystem zu stärken, wobei der Saft erst alkalisch wird, wenn du ihn getrunken hast. Unglaublich!

Gib den Saft einer halben Zitrone in deinen grünen Smoothie, oder beginne deinen Tag mit frischem Zitronensaft in lauwarmem Wasser. Zitronensaft ist ein prima Essigersatz in Salatdressings.

Weitere Früchte, die entgiftend wirken, sind Grapefruit, Limette, Pflaume, Kiwi, Feige, Ananas und Papaya.

9 ❊ AVOCADO

Avocados stecken voller Vitamin E, das für eine schöne Haut sorgt. Außerdem enthält eine Avocado doppelt so viel Kalium wie eine Banane, viel nahrhaftes Eiweiß und ist ideal für stillende Frauen. Interessanterweise ähnelt sie von der Form her der Gebärmutter, und es dauert neun Monate, bis die Frucht reif ist!

Am bekanntesten sind Avocados für ihren Reichtum an essenziellen Fettsäuren, die nicht nur wichtig für die Hirnfunktion sind, sondern auch unseren Blutzuckerspiegel stabilisieren, den Cholesterinspiegel senken, die Verdauung fördern und sanft zum Magen sind.

Avocados geben deinem Smoothie oder Shake eine wunderbar cremige Konsistenz.

10 ❊ WILDE MANGO ODER AFRIKANISCHE MANGO

Wilde Mango – oder auch Irvingia Gabonensis – ist ein Superfood, das Leptin enthält, ein Hormon, das den Stoffwechsel beschleunigt und satt macht, ohne die Leptinempfindlichkeit des Körpers zu vermindern. In Kapitel 5 habe ich bereits von diesem Hormon berichtet und davon, wie wichtig es ist, wenn man abnehmen möchte. Bei Menschen, die generell zu wenig schlafen, wird über kurz oder lang ein Mangel an Leptin entstehen. Daher ist es toll, dass du diesen Stoff über die Nahrung zu dir nehmen kannst.

Afrikanische Mango ist aber nicht nur gut für Menschen mit Schlafproblemen, sondern für alle, die abnehmen möchten. Sie enthält viele Ballaststoffe, die sättigend wirken und helfen, den Blutzuckerspiegel zu regulieren, sodass du den Tag über weniger Hunger verspürst. Nicht zuletzt weil sie den Stoffwechsel ankurbelt, findet sich die Wilde Mango auf immer mehr Ernährungsplänen bei Diäten wieder.

Im Gegensatz zu den Mangos, die bei uns im Supermarkt liegen, wird die Afrikanische Mango vor allem wegen ihres Kerns geschätzt, der in der Frucht verborgen ist. Dieser kann im Ganzen gegessen werden, wird aber auch oft getrocknet und zu Pulver gemahlen. So werden wir ihn hier verwenden.

Für ein optimales Resultat füge deinem Smoothie einen halben Teelöffel Pulver einer Afrikanischen Mango zu.

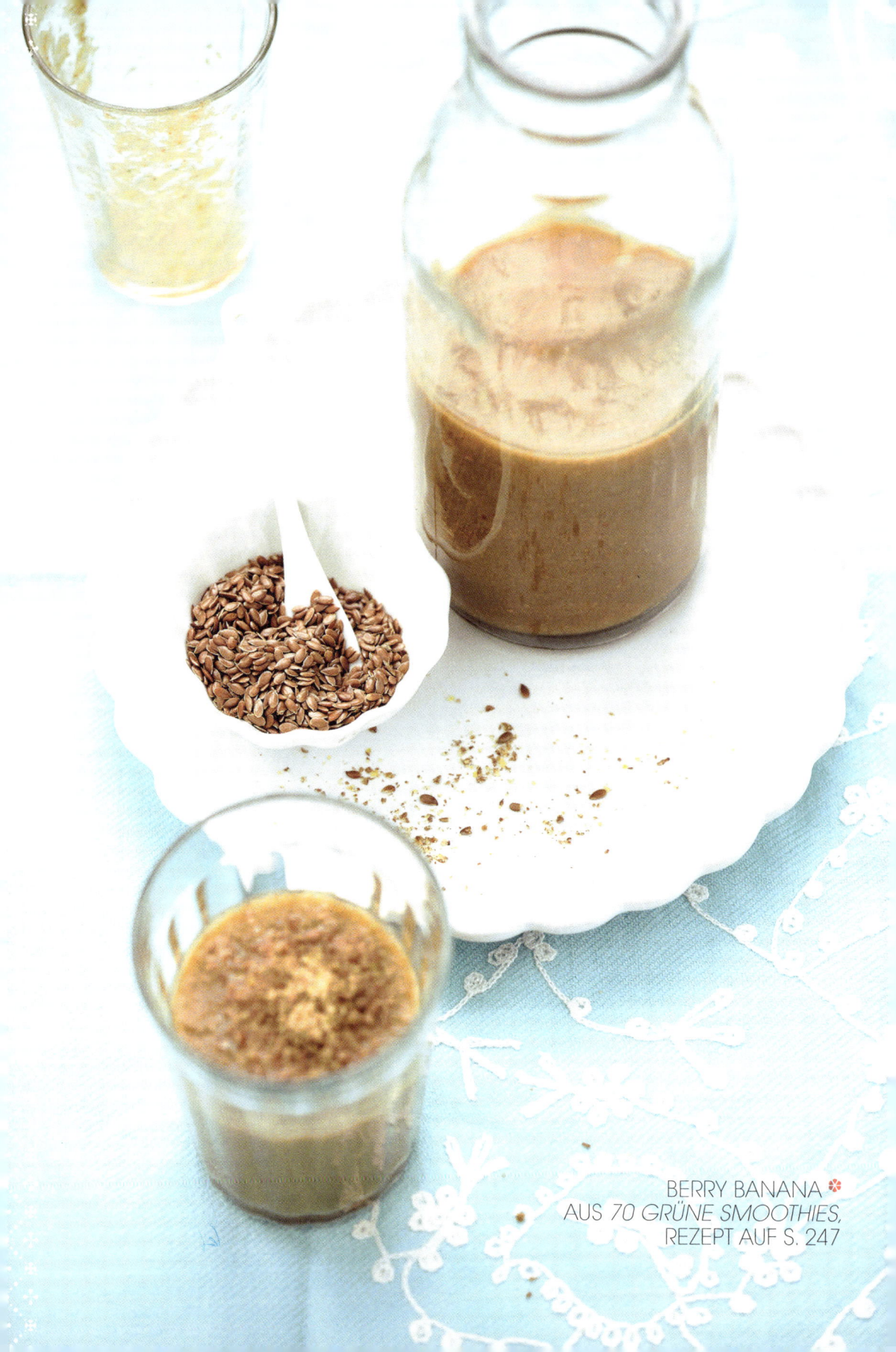

BERRY BANANA ❀
AUS *70 GRÜNE SMOOTHIES,*
REZEPT AUF S. 247

15

HILFE! ICH STECKE IN EINER KRISE

Vielleicht hast du folgendes Phänomen schon am eigenen Leib erfahren: Sobald du dieses Programm startest, weil du dich fit und gesund fühlen willst, bekommst du es mit Entgiftungssymptomen zu tun. Solche Reaktionen nennt man „Healing crisis" oder einfach „Heilungskrise". Sie kommen vor, wenn der Körper Toxine (Abfallstoffe) in andere Körperregionen pumpt, um sie von dort aus auszuscheiden. Obwohl dieser Diätplan sehr nahrhaft ist, ganz anders als zum Beispiel eine Saft-Diät, kann er dir doch ähnliche Probleme bereiten. Darum nun einige hilfreiche Erklärungen und Tipps, was du tun kannst, um deinen Körper in dieser Zeit bestmöglich zu unterstützen.

Der offizielle medizinische Fachbegriff für eine Heilungskrise ist „Herxheimer-Reaktion".
Hierbei geben die Zellen Toxine in den Blutkreislauf und ins lymphatische System frei, die
Ausscheidungsorgane – Haut, Lunge, Leber, Nieren, Blase und das Verdauungssystem –
sind jedoch nicht in der Lage, sie schnell genug zu entsorgen. Dadurch bleiben die Toxine
im Kreislauf und belasten den Hirnstamm, wodurch es zu Übelkeit, eingeschränktem
Koordinationsvermögen, Kopfschmerzen, Erschöpfung, Unbehagen, Fieber und anderen
Symptomen kommen kann.

MINI-TIERCHEN

Laut einer anderen Erklärung steht die Heilungskrise in Zusammenhang
mit dem Absterben bestimmter krank machender Organismen (zum Beispiel Candida, Schimmelinfektionen, Viren und Bakterien). Jedes Diätprogramm und jede Entgiftung kann ein massenhaftes Absterben dieser
Mikroorganismen verursachen. Dadurch wiederum gelangen Endotoxine –
die von den Mikroorganismen abstammen – in den Kreislauf und hemmen
die normalen Körperfunktionen. Je mehr „Krankmacher" in deinem Körper sind, desto mehr Endotoxine werden in deinen Blutkreislauf entlassen.

CHLORELLA

Endotoxine kann man gut loswerden, indem man viel Chlorella zu sich
nimmt. Das geht am besten in Tablettenform. Nimm vor jeder Mahlzeit
sechs Tabletten. Wenn du noch nie Chlorella-Tabletten genommen hast,
solltest du die Dosis langsam steigern. Beginne mit zwei Tabletten pro
Mahlzeit. Sonst geht das Entgiften nämlich zu schnell, und dir wird es
dadurch nicht gut gehen. Chlorella absorbiert die Endotoxine und
Schwermetalle im Darm und führt sie ab.

EINE HEILUNGSKRISE IST NATÜRLICH UND GESUND!

Die auftretenden Beschwerden variieren von Mensch zu Mensch. Die meisten bemerken kaum etwas, während manche ziemlich ernste Symptome
spüren. Mache dir bewusst, dass sie nur vorübergehend sind und vorbei sein
werden, sobald dein Körper gesünder ist und besser in der Lage, die Toxine
auszuscheiden. Die Symptome verschwinden meistens innerhalb von zwei
oder drei Tagen, nur in seltenen Fällen halten sie einige Wochen an.

Die meisten Menschen bemessen ihre Gesundheit daran, wie sie sich fühlen, und denken, dass die Entgiftung oder das Gesundheitsprogramm ihnen
nicht gut tut, wenn sie eine Heilungskrise erleben. Das ist natürlich falsch.
Begegne deiner Heilungskrise also wohlgesonnen, denn je schneller du die
Toxine und Krankmacher loswirst, desto gesünder und fitter wirst und

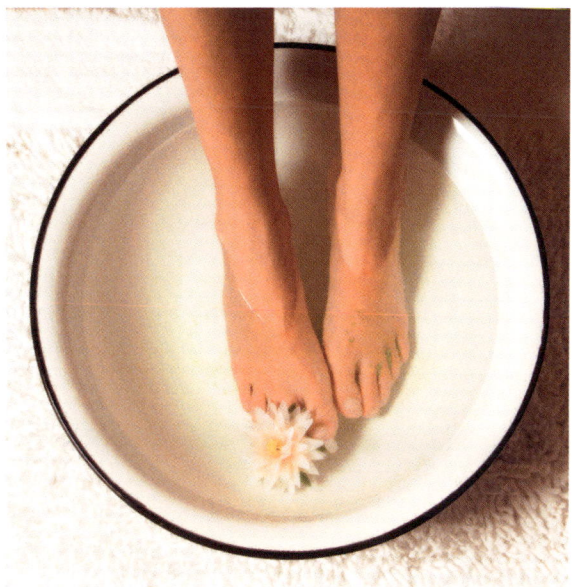

bleibst du! Wenn du dieses Programm aus gesundheitlichen Gründen beginnst oder weil du viel Gewicht verlieren musst, kann es sein, dass sich die Symptome deutlich zeigen. Manchmal werden diese Beschwerden auch zeitweilig stärker. Ruhe dich vor allem genügend aus, wenn du diese Entgiftungserscheinungen verspürst! Ein (Fuß-)Bad mit Himalayasalz oder Totes-Meer-Salz hilft der Haut, Toxine schneller abzuführen.

Die häufigsten Symptome einer Heilungskrise sind:
* Übelkeit
* Erbrechen
* Durchfall
* nächtliches Schwitzen
* Schüttelfrost
* erhöhter Blutdruck
* Kopfschmerzen
* Gelenkschmerzen
* Erschöpfung

SYMPTOMEN VORBEUGEN

Um die Symptome einer Heilungskrise zu mildern, ist es hilfreich, fermentierte Getränke zu sich zu nehmen. Sie sind reich an Elektrolyten und Enzymen, welche die Reinigung des Körpers unterstützen. Am besten eignen sich (Kokos-)Wasser, Kefir, Apfelessig und Kombucha. Alle Getränke sowie den Essig erhältst du in gut sortierten Bioläden und Reformhäusern. Vom Apfelessig gibst du einen Esslöffel voll auf ein Glas Wasser und trinkst davon drei Gläser am Tag. Molkosan ist für diesen Zweck auch sehr gut geeignet. >

CHIA-SAMEN

Chia-Saat erfreut sich immer größerer Beliebtheit, nicht zuletzt, weil sie den Flüssigkeitshaushalt und das Insulinniveau stabilisiert.

Chia-Samen sind kleine Zauberkünstler, wenn es um die Reinigung des Darms geht. Sie helfen dabei, Toxine zu binden, damit diese den Körper auf natürliche Weise verlassen können. Gerne teile ich das Rezept für ein tolles Getränk mit dir, das du genießen kannst, ganz gleich, ob du während des Programms Entgiftungssymptome hast oder nicht. Es ist auch einfach so lecker und an heißen Tagen herrlich erfrischend!

CHIA-ZITRONEN-DRINK

Zutaten für 2 große Gläser:

* 500 ml Wasser oder Kokoswasser
* 1 ½ EL Chia-Samen
* ½ EL frischer Zitronen- oder Limettensaft
* ½ EL Ahornsirup oder ein anderes Süßungsmittel

Gib das Wasser und die Chia-Samen in einen verschließbaren Glasbehälter und schüttle die Mischung, bis die Samen „frei" schwimmen. 10 Minuten quellen lassen. Füge zuletzt den Saft und das Süßungsmittel zu, schüttle noch einmal und genieße den Drink! Er schmeckt auch gekühlt prima.

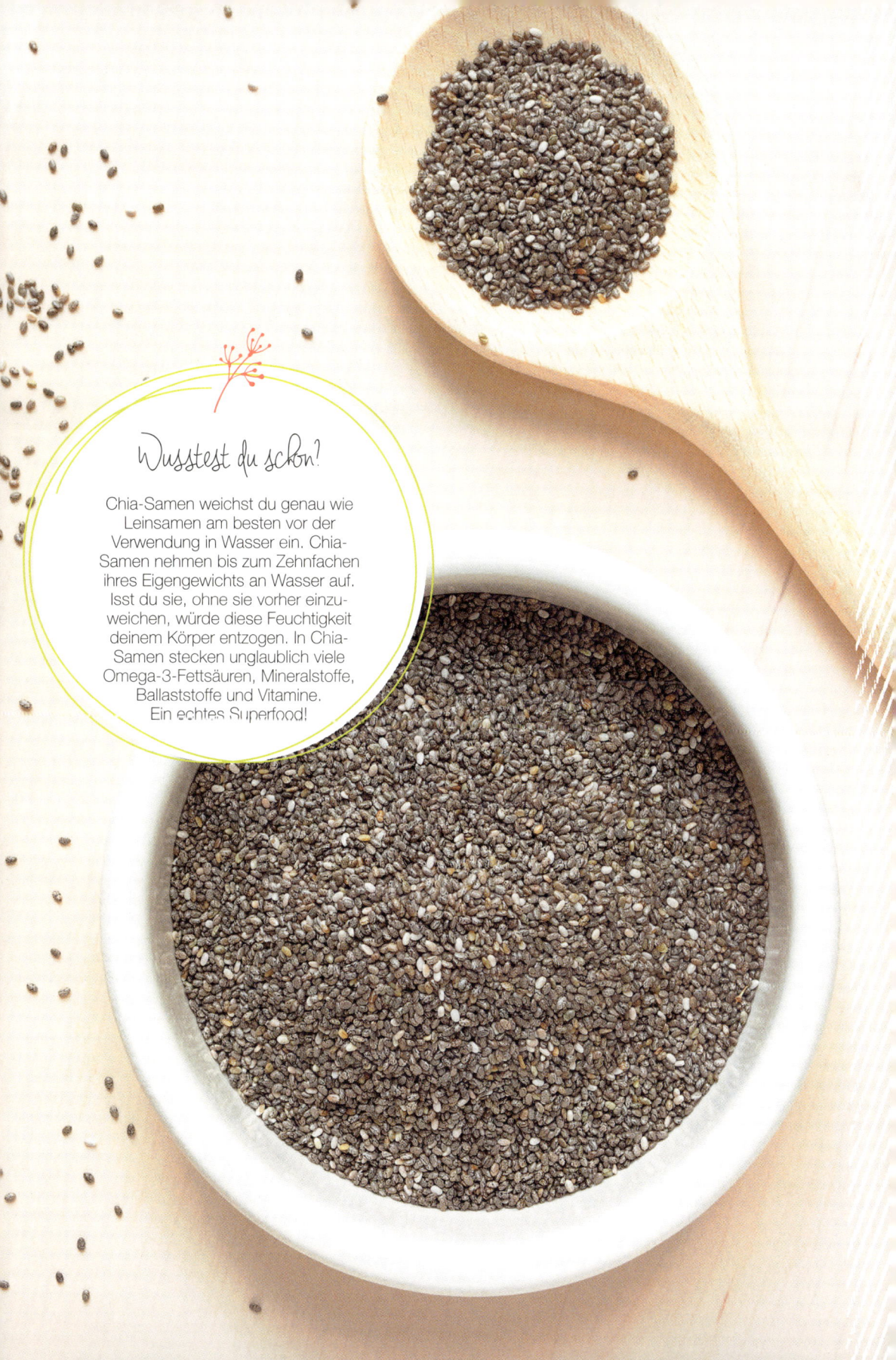

Wusstest du schon?

Chia-Samen weichst du genau wie Leinsamen am besten vor der Verwendung in Wasser ein. Chia-Samen nehmen bis zum Zehnfachen ihres Eigengewichts an Wasser auf. Isst du sie, ohne sie vorher einzuweichen, würde diese Feuchtigkeit deinem Körper entzogen. In Chia-Samen stecken unglaublich viele Omega-3-Fettsäuren, Mineralstoffe, Ballaststoffe und Vitamine. Ein echtes Superfood!

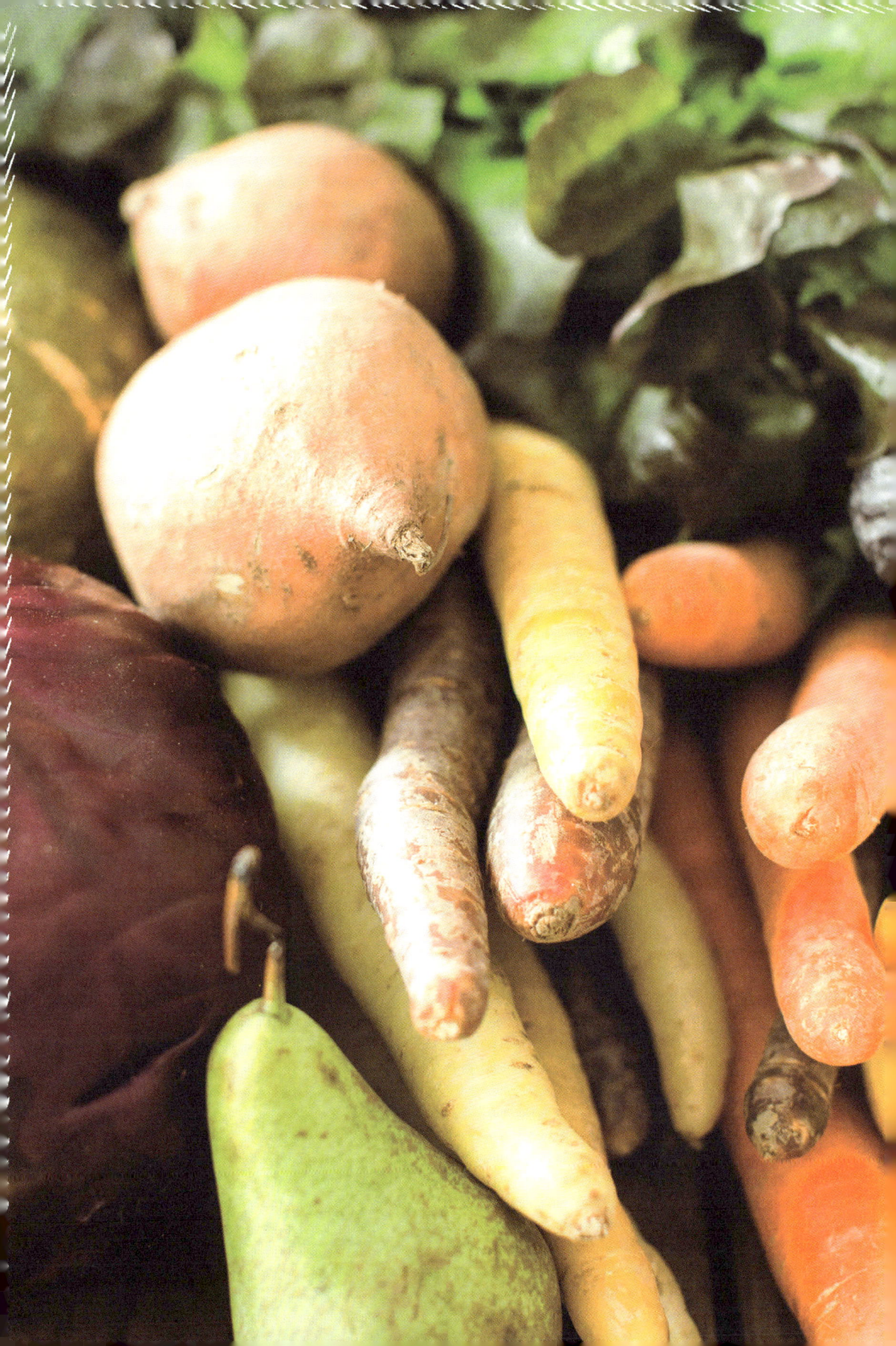

:)

STARTKLAR ...

Du beginnst nun mit dem besten Abnehmprogramm,
das es je gab. Ich finde es toll, dass du deine Gesundheit
verbessern und eine Ernährungsweise kennenlernen
möchtest, die du leicht dein ganzes Leben lang beibehalten
kannst. Nimm diese Herausforderung an. Erfahre im
kommenden Monat, welche Rezepte gut zu dir passen,
sowohl was den Geschmack, als auch den Zeitplan und
dein persönliches Budget angeht, sodass du weißt,
wie du auch nach diesem Programm durch gesunde
Ernährung strahlen lassen kannst.

DIE GRÜNEN SMOOTHIES

Zu Beginn jedes Tages zeigt dir eine Übersicht, aus welchen Speisen und Getränken dein Menüplan besteht. Du kannst dabei ganz frei entscheiden, welche grünen Smoothies du zubereiten möchtest. Rezepte gibt es in meinem ersten Grüne-Smoothie-Buch oder hinten in diesem Buch. Vielleicht hast du auch selbst schon ein paar herrliche Rezepte, die du ausprobieren möchtest. Welche Rezepte du auch auswählst, sorge dafür, dass sie dir gefallen und du während dieser 30 Tage nicht die Lust auf grüne Smoothies verlierst. Und dann noch ein Rat, ich kann es nicht oft genug sagen: Wechsle häufig die Sorten an Blattgemüse, die du verwendest. So hältst du die Geschmacksnerven fit und sorgst für eine gute Versorgung mit wichtigen Vitaminen und Mineralstoffen.

DIE ANDEREN GERICHTE

Für die übrigen Gerichte findest du für jeden Tag tolle Rezepte. Ich rate dir, jeden Abend zu schauen, was du am nächsten Tag essen und wie du es zubereiten wirst. So kannst du deinen Tag schon etwas im Voraus planen und eventuell Dinge vorbereiten. Du kannst zum Beispiel wunderbar schon am vorherigen Abend das Gemüse für den Salat, der am nächsten Tag auf dem Menüplan steht, schneiden und in einem verschlossenen Behälter im Kühlschrank aufbewahren. So brauchst du dann am nächsten Tag nur noch alles vermengen und sparst eine Menge Zeit.

Du wirst sehen, dass ich bei manchen Rezepten dazu rate, eine größere Menge zuzubereiten, sodass du Zutaten oder ganze Gerichte an anderen Tagen verwenden kannst, ohne sie neu zuzubereiten. Lies also das Rezept immer erst genau durch, sodass du weißt, was du zubereiten sollst und wie du am folgenden Tag Zeit sparen kannst.

Wenn du Reste übrig behältst, kannst du sie immer einer anderen Mahlzeit zufügen. Das gilt aber nur für die Rezepte für Mittag- und Abendessen. Wenn du viel Suppe übrig hast, kannst du sie einfrieren, sodass du ein andermal ein herrlich schnelles und gesundes Essen hast.

Außerdem rate ich dir, ein persönliches Motivationsheft zu führen. Schreibe jeden Tag auf, wie du dich fühlst, was gut funktioniert hat, was lecker war und was du loswerden möchtest. Beende deinen Tag damit, aufzuschreiben, wofür du dankbar bist. Du wirst sehen, dass du noch glücklicher sein wirst, wenn du dir jeden Tag den Reichtum an den vielen kleinen schönen Dingen um dich herum bewusst machst.

EINKAUFSLISTE

Ich habe für jede Woche eine Einkaufsliste mit allen Zutaten, die du benötigst, für dich erstellt. Vielleicht hast du einige Zutaten bereits im Haus und brauchst sie nicht neu zu kaufen. Nimm dir also zuerst ein wenig Zeit, um alle Listen gut durchzulesen, damit du nicht zu viel einkaufst. Vieles von dem, was du in der ersten Woche einkaufst, reicht für die kommenden 30 Tage aus. In Woche 1 gibt es deswegen die längste Liste. Für deinen Einkauf in der ersten Woche wirst du auch am meisten Geld ausgeben.

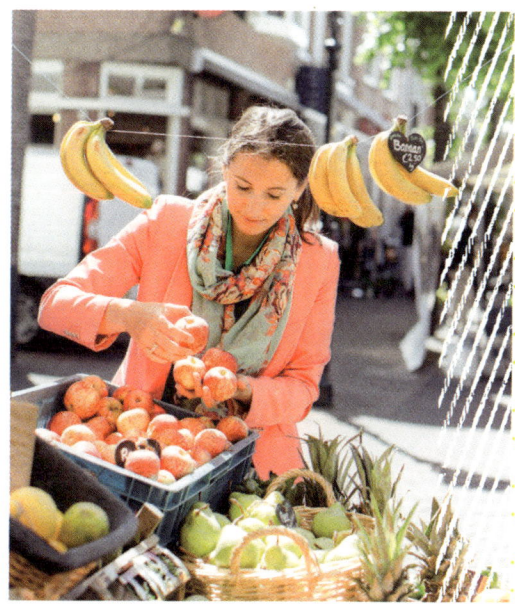

Ich hoffe, du lernst in den 30 Tagen, was du immer auf Vorrat im Küchenschrank haben solltest. Du wirst manches Superfood nicht in diesen 30 Tagen aufbrauchen, aber du kannst es nach dieser Zeit weiterhin verwenden, wenn du deine Lieblingsrezepte noch einmal machen willst. Wenn du über einen guten Vorrat im Gefrierschrank, getrocknete Gewürze und Quinoa verfügst, kannst du mit ein paar einfachen Ergänzungen oft schnell eine herrliche Mahlzeit zubereiten. Eine gute Vorbereitung ist die halbe Miete, und eine clever ausgestattete Küche mit vielen natürlichen Grundzutaten wird dir bei der schnellen Zubereitung von gesunden Mahlzeiten helfen.

EINIGE ANMERKUNGEN

Wenn du getrocknete Früchte oder Kokosnuss kaufst, achte darauf, dass keine Zusatzstoffe enthalten sind. Bei Trockenobst und getrockneter Kokosnuss ist das oft Sulfit. Dieses verleiht den Aprikosen eine schöne orange Farbe und hält sie länger frisch. Ich empfehle dir, alle Zutaten im Bioladen zu kaufen, dort findest du nämlich vor allem naturbelassene Produkte. Vergleiche mal die getrockneten Aprikosen aus dem Supermarkt mit denen aus dem Bioladen, ein himmelweiter Unterschied. Und auch wenn die orange getrocknete Version appetitlicher aussieht, kann sie geschmacklich nicht gegen die natürlich getrockneten Aprikosen ankommen. Nüsse, Trockenobst und Superfood kannst du praktischerweise auch online bestellen.

Investiere bitte ein bisschen Zeit in die Suche nach den richtigen Grundzutaten. Vor allem Gewürze, Nusspasten, Honig und Öle reichen meist eine ganze Weile lang aus. Die übrigen frischen Zutaten kaufst du dann einfach im Supermarkt, im Bioladen oder auf dem Markt. Ich habe die Einkaufsliste in zwei Teile aufgeteilt, sodass die frischen Zutaten auch die ganze Woche über wirklich frisch sind. Das bedeutet, dass du zweimal die Woche Gemüse und Obst einkaufen gehen solltest.

DAS BRAUCHST DU IN WOCHE 1 ❈ ERSTE WOCHENHÄLFTE

FRISCHE KRÄUTER

Basilikum
Koriander
Minze
Petersilie

GETROCKNETE KRÄUTER UND GEWÜRZE

Cayennepfeffer
Currypulver
Kreuzkümmel
Kurkuma (Gelbwurz)
Meersalz oder Himalayasalz
Muskatnuss
Schwarzer Pfeffer
Vanille, gemahlen
Zimt

GETROCKNETE FRÜCHTE UND NÜSSE

Getrocknete Aprikosen
Cashewnüsse
Getrocknete Datteln
Getrocknete Feigen
Kokosraspel
Kürbiskerne
Mandeln, unbehandelt und ungesalzen
Pinienkerne
Rosinen

SUPERFOOD

Blütenpollen
Chia-Samen
Gojibeeren
Geschälter Hanfsamen
Rohes Kakaopulver
Kakaobutter nach Belieben
Kakao-Nibs (geschälte und gebrochene Kakao-bohnen) nach Belieben
1 großes Glas Kokosöl
Leinsamen, gemahlen
Spirulina
Stevia nach Belieben

Wenn du dein Superfood im Internet bestellst, ist es sinn-voll, alle Zutaten auf einmal liefern zu lassen. Dann sparst du dir hohe Ausgaben für Versandgebühren.

FRISCHES GEMÜSE UND OBST

2 Äpfel
1 Avocado
4 reife Bananen
150 g gemischter Blattsalat
1 Bd. Frühlingszwiebeln
2 Gurken
100 g Himbeeren (alternativ TK-Himbeeren)
1 großes Stück Ingwer
425 g Kirschtomaten
1 Knoblauchknolle
250 g Kürbis
1 Mango
1 Bd. Möhren
1 Orange
1 rote Paprika
8 Pastinaken
1 Pfirsich
1 Kopf Romanasalat
150 g Rucola
2 Sellerieknollen
1 Spitzkohl
1 Bd. Staudensellerie
10 Zitronen
1 große Zucchini
2 rote Zwiebeln

TIERISCHE PRODUKTE

1 Pck. Butter
3 Eier
Fleisch und Fisch nach Belieben (ungewürzt und unbehandelt)
Räucherlachs nach Belieben
100 g Ziegenweichkäse

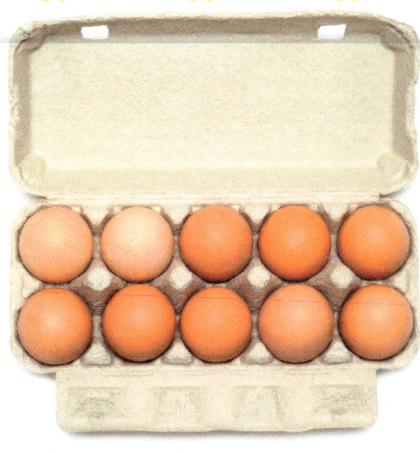

ÖL, ESSIG UND NUSSPASTEN

1 Flasche Apfelessig
1 Glas Erdnussbutter
1 Flasche Olivenöl
1 Flasche Sesamöl
1 Glas Tahini (Sesampaste)

DIVERSES

1 Flasche Ahornsirup
Gemüsebrühe ohne
    Hefeextrakt (instant)
1 Glas Honig
Kokosblütensirup nach
    Belieben
Kräutertee
Mandelmilch nach
    Belieben
750 ml Möhrensaft
Nussmilch nach Belieben
1 kg Quinoa
200 g braune Reisnudeln
    oder andere glutenfreie
    Nudeln
1 Pck. Reiswaffeln
1 Glas Senf (ggf. glutenfrei)
2 Gläser getrocknete
    Tomaten in Öl

TIEFKÜHLOBST

1 Pck. Himbeeren
1 Pck. gemischte Beeren
1 Pck. Mango, gewürfelt

*Entscheide selbst, welches Obst
du außerdem gerne auf Vorrat
im Tiefkühlschrank haben
möchtest.*

GEMÜSE UND OBST FÜR DIE GRÜNEN SMOOTHIES

*Entscheide selbst, welche
Smoothies du zubereiten
möchtest und was du dafür
benötigst.*

ZWEITE WOCHENHÄLFTE

FRISCHE KRÄUTER

Basilikum
Minze
Petersilie
Evtl. weitere Kräuter für
    das Kräuteromelett

GEMÜSE

Blattgemüse für deine
grüne Smoothies
500 g Brokkoli
100 g braune Champignons
1 Fenchelknolle
1 Gurke
2 Tomaten

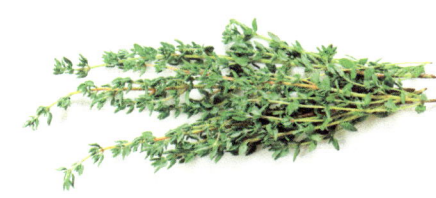

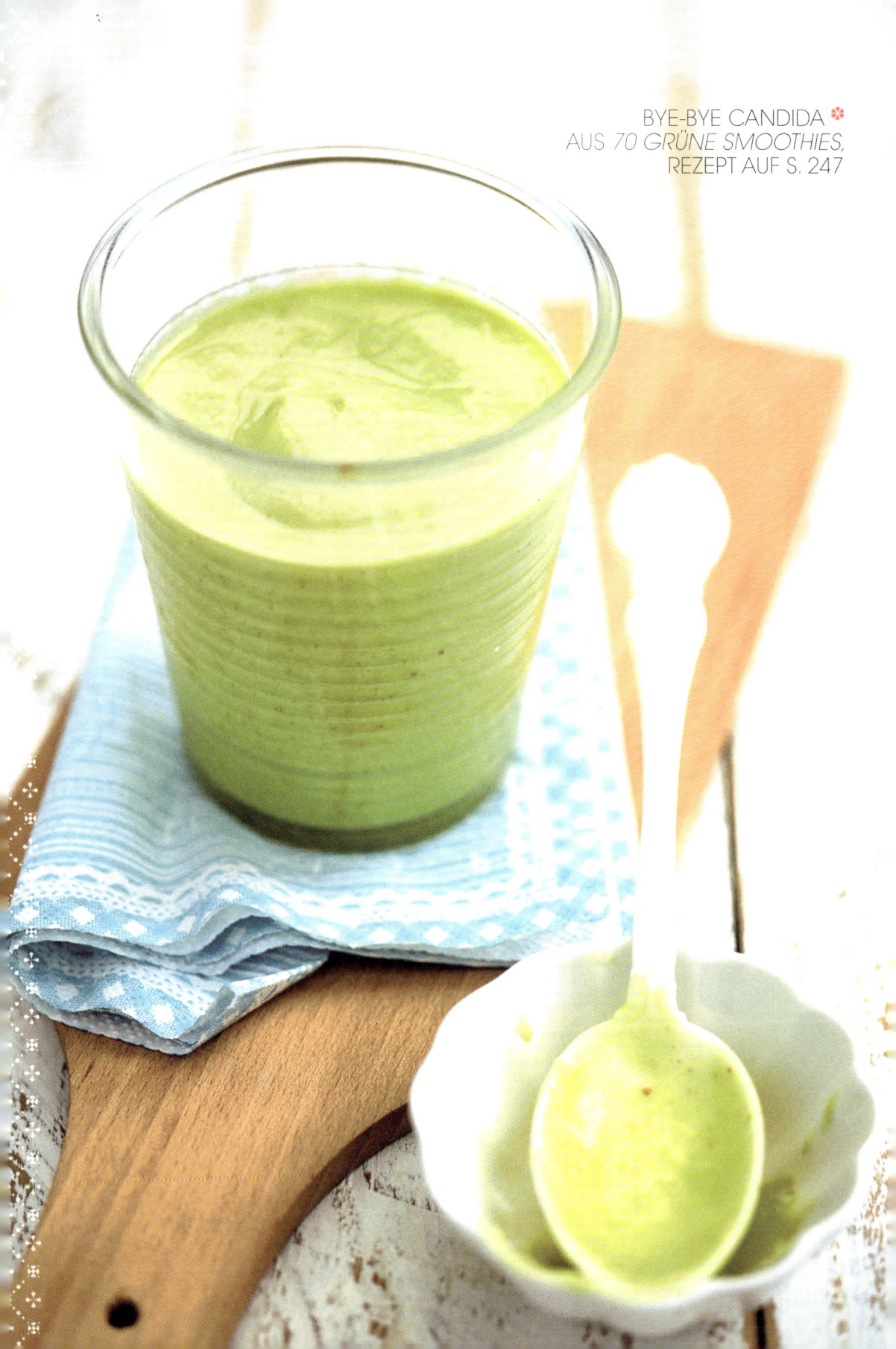

BYE-BYE CANDIDA ✿
AUS *70 GRÜNE SMOOTHIES*,
REZEPT AUF S. 247

WOCHE 1

DIREKT NACH DEM AUFSTEHEN:
Guten-Morgen-Zitrone

FRÜHSTÜCK:
Grüner Smoothie nach Wahl,
vermischt mit 1 EL Kokosöl

SNACK:
Studentenfutter

MITTAGESSEN:
Sättigender Chia-Pudding mit Zimt

SNACK:
Himbeerpudding

ABENDESSEN:
Kürbissuppe mit Salat

ZU GUTER LETZT:
1 Glas grüner Smoothie nach Wahl,
vermischt mit 1 EL Kokosöl

GETRÄNKE:
„Zauberwasser", Kräutertee oder
(Mineral-)Wasser (mind. 1½ l)

~~~~~~~~~~~~~~~~

VORBEREITUNG FÜR TAG 2:
60 g Nüsse nach Wahl in Wasser einweichen.

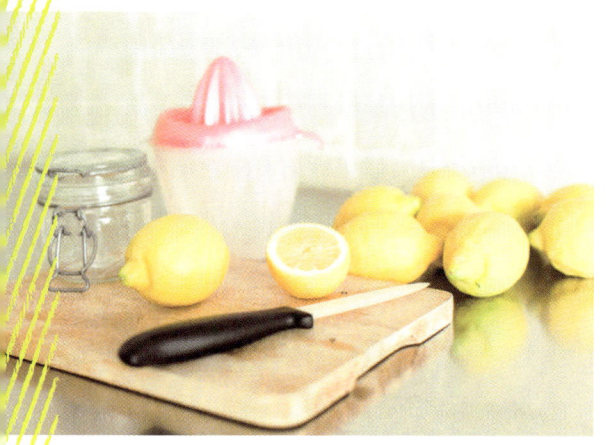

GUTEN-MORGEN-ZITRONE

Wir starten jeden Morgen mit einer Erfrischung aus Zitrone, Wasser und Cayennepfeffer in den Tag – und zwar auf nüchternen Magen. Das schmeckt nicht nur großartig, sondern hilft deinem Körper auch, Abfallstoffe abzuführen. Leber und Galle werden gereinigt, der Stoffwechsel kommt auf Touren und auch die Blutgefäße profitieren. Weil der Zitronendrink dich während des gesamten Programms begleitet, erzähle ich etwas ausführlicher darüber. Warum Zitronensaft und Cayennepfeffer so gut für dich sind, erkläre ich dir gleich. Aber vorher noch ein Hinweis: Falls du Cayennepfeffer nicht magst oder nicht verträgst, kannst du ihn auch weglassen.

Was ist Cayennepfeffer?
Cayennepfeffer ist ein Gewürz, das aus roten Chilischoten gewonnen wird. Man verwendet es in den verschiedensten Gerichten, aber auch in der Medizin. Es wird sogar behauptet, Cayennepfeffer sei eines der am besten gehüteten Gesundheitsgeheimnisse. Wie gut, dass wir dieses jetzt kennenlernen!

Welche Nährstoffe stecken im Cayennepfeffer?
Cayennepfeffer enthält Vitamin A, B(-Komplex), C und K sowie die Mineralstoffe Eisen, Kalzium, Kalium und Magnesium.

Warum ist Cayennepfeffer so gesund?
* Cayennepfeffer schützt die Magenschleimhaut und stimuliert die sogenannte Darmperistaltik, die Muskeltätigkeit im Darm. (Sehr wahrscheinlich wirst du auf die Toilette müssen, wenn du deinen Morgendrink getrunken hast.)
* Er unterstützt den Körper bei der Nährstoffaufnahme.
* Er hilft dem Körper, HCL anzureichern, eine Magensäure, die zur Verdauung und vor allem für die Eiweißspaltung notwendig ist. Wusstest du, dass viele Menschen einen HCL-Mangel haben, weil sie sich ungesund ernähren?
* Cayennepfeffer ist sehr gut für die Blutgefäße und vor allem für das Herz.
* Er sorgt für eine Weitung der Blutgefäße und eine bessere Durchblutung der Organe. So können Nährstoffe besser hin- und Abfallstoffe besser abgeleitet werden.
* Cayennepfeffer kann hohen Blutdruck senken.

Warum ist Zitronensaft so gesund?

✳ Zitronensaft hat einen sogenannten alkalisierenden Effekt, was bedeutet, dass der Körper durch ihn basischer wird. Es ist sehr wichtig, den Körper leicht basisch zu halten, weil sich Krankheiten in einem basischen Milieu schwerer entwickeln können.

✳ Wenn du Zitronensaft auf leeren Magen trinkst, werden Leber, Gallenblase und Magen durchgespült. Tust du dies jeden Morgen, entgiftest du die Leber und verbesserst so ihre Funktion.

✳ Zitronensaft kann dich dabei unterstützen, Gewicht zu reduzieren, weil Abfallstoffe leichter ausgeschieden werden können und die Leber besser arbeiten kann.

✳ Zitronensaft enthält viel Vitamin C. Das ist wichtig für ein starkes Immunsystem und für die Aufnahme von Eisen (welches in Cayennepfeffer enthalten ist).

ZAUBERWASSER

Dass es gut für dich ist, viel zu trinken, weißt du natürlich selbst. Schadstoffe werden leichter ausgeschieden und die täglichen Abläufe im Körper unterstützt. Auch der Haut kann man ansehen, ob jemand genug trinkt. Nimmt man ausreichend Flüssigkeit zu sich, wirkt sie viel glatter und nicht so trocken, richtig strahlend. Eine einfache Weise, zu überprüfen, ob du genug trinkst, ist, die Farbe deines Urins zu überprüfen. Eigentlich sollte er nämlich nicht gelb sein, sondern viel heller. Während der Superfood-Diät trinkst du viele Smoothies und beginnst den Tag mit einem köstlichen Zitronendrink. Trotzdem möchte ich dir noch ein weiteres großartiges Getränk vorstellen: „Zauberwasser".

TIPP

Wenn du jeden Tag mit der Guten-Morgen-Zitrone beginnst, ist es möglich, dass die Säure deinen Zahnschmelz angreift. Um das zu verhindern, kannst du einen Strohhalm benutzen, denn so kommt die Flüssigkeit kaum in Berührung mit deinen Zähnen. Ich persönlich bevorzuge BPA-freie, wiederverwendbare oder metallene Strohhalme. Welche du verwendest, ist aber natürlich deine eigene Entscheidung. Auf jeden Fall solltest du dir bis eine Stunde nach dem Trinken nicht die Zähne putzen, da dies die Gefahr von Zahnerosion erhöht.

Zauberwasser bereitest du zu, indem du 1 ½ l Wasser mit sehr wenig Gemüse und Obst pürierst. Durch den köstlichen frischen Geschmack trinkst du mehr als sonst und nimmst ganz nebenbei auch noch ein paar Nährstoffe auf. In jeder Woche bekommst du ein neues Rezept für Zauberwasser von mir, aber du kannst natürlich auch selbst experimentieren.

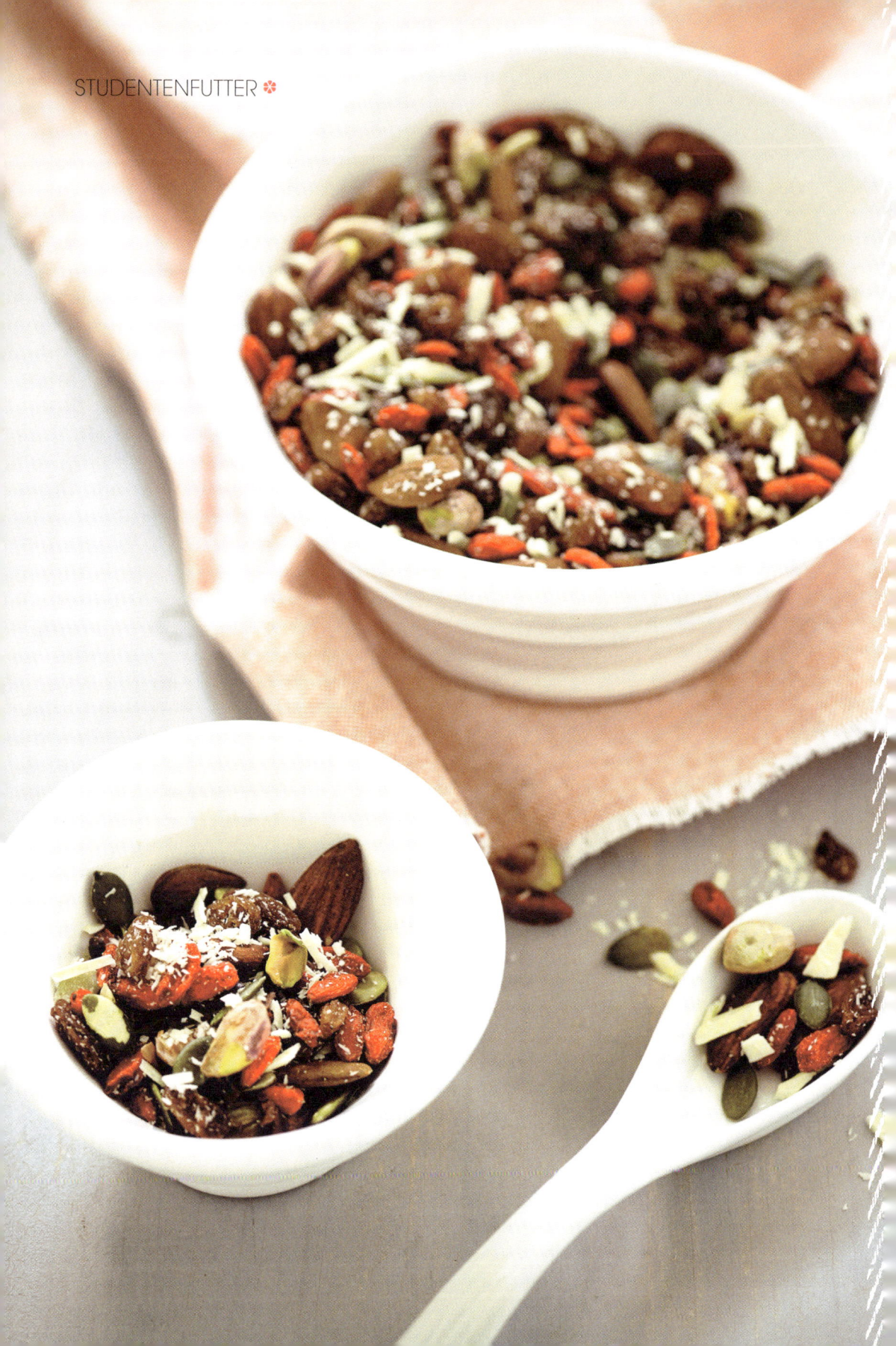

GUTEN-MORGEN-ZITRONE (direkt nach dem aufstehen)

Zutaten:

* Saft von 1 Zitrone
* ½ l lauwarmes Wasser
* ½ TL Cayennepfeffer, nach Belieben etwas mehr

Alle Zutaten vermischen und auf nüchternen Magen trinken. Wenn dir ein halber Liter am Morgen zu viel ist, kannst du das Rezept auch halbieren. Aber es ist natürlich sehr gesund, den Tag mit so viel Flüssigkeit zu beginnen.

STUDENTEN-FUTTER * (snack)

Zutaten (für einen großen Vorrat):

Die folgenden Zutaten zu gleichen Teilen zusammenmischen (zum Beispiel je 100 g):

* Gojibeeren
* Kakao-Nibs
* Rosinen
* Geschälte Pistazien oder Mandeln
* Kürbiskerne
* Butterflocken von der Kakaobutter nach Belieben
* Kokosraspel

Alle Zutaten in eine Schüssel geben und gut vermischen. In kleine Snack-Portionen à ca. 50 g aufteilen. Um Zeit zu sparen, die einzelnen Portionen in kleine Tütchen abfüllen. Alternativ die ganze Mischung in ein großes Glasgefäß geben und für einen Snack eine Handvoll Studentenfutter herausnehmen.

TIPP
Praktisch zum Mitnehmen für die Arbeit.

ZAUBER-HAFTER MITTELPUNKT

Zutaten:

* 1 ½ l Wasser
* 1 Stück (½ cm) frischer Ingwer
* ½ Zitrone, geschält und entkernt
* 5 Minzblättchen nach Belieben
* 1/3 Gurke
* ¼ TL Kurkuma (Gelbwurz)

Alle Zutaten in den Mixer geben und so lange pürieren, bis eine glatte Flüssigkeit entstanden ist. Das Zauberwasser über den Tag hinweg genießen.

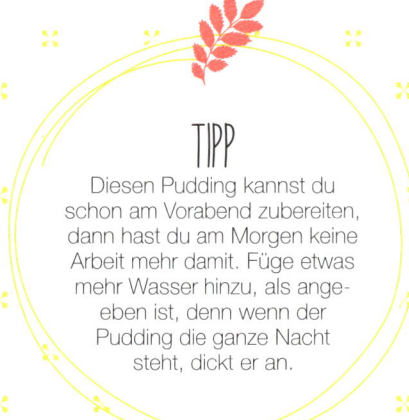
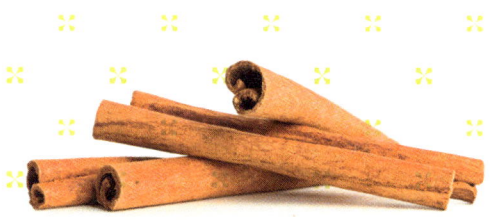

CHIA-PUDDING MIT ZIMT (Mittagessen)

Zutaten:

* Chia-Samen, Menge nach Belieben
* Warmes Wasser nach Bedarf
* 1 EL Kokosöl
* 2 EL Rosinen
* 2 TL Zimt
* Kokosraspel nach Belieben

Chia-Samen in eine Schüssel geben. Mit viel Wasser, mind. der fünffachen Menge, aufgießen. Das Kokosöl zugeben und schmelzen lassen. Die weiteren Zutaten zufügen, sobald die Samen das Wasser aufgenommen haben. Gut verrühren. Guten Appetit!

Ich empfehle, immer ein Glas mit Chia-Gel im Kühlschrank aufzubewahren. Es ist sehr einfach herzustellen, und ein Gericht wie dieser Pudding ist damit in Nullkommanichts fertig.

CHIA-GEL

Zutaten für ca. 500 g Chia-Gel:

* 500 ml Wasser
* 50 g Chia-Samen

Das Wasser und die Chia-Samen in eine Schüssel geben und gut verrühren, damit sich keine Klumpen bilden. Bereits nach 15 Min. kannst du das Gel essen, besser ist jedoch, es 2 Stunden quellen zu lassen, damit die Nährstoffe sich optimal entfalten können. Im Kühlschrank hält es sich bis zu 3 Wochen.

HIMBEER-
PUDDING (snack)

Zutaten für 2 Personen:

* ½ Avocado
* 1 Handvoll Himbeeren, frisch oder TK
* 250 ml Wasser, nach Belieben mehr
* Einige Tropfen Stevia oder eine Dattel
  nach Belieben, um dem Pudding Süße
  zu verleihen

Alle Zutaten in den Mixer geben und zu
einer cremigen Masse pürieren. Wenn der
Pudding zu dickflüssig ist, zusätzliches
Wasser zufügen. Den fertigen Pudding in
kleine Schüsseln füllen und servieren.

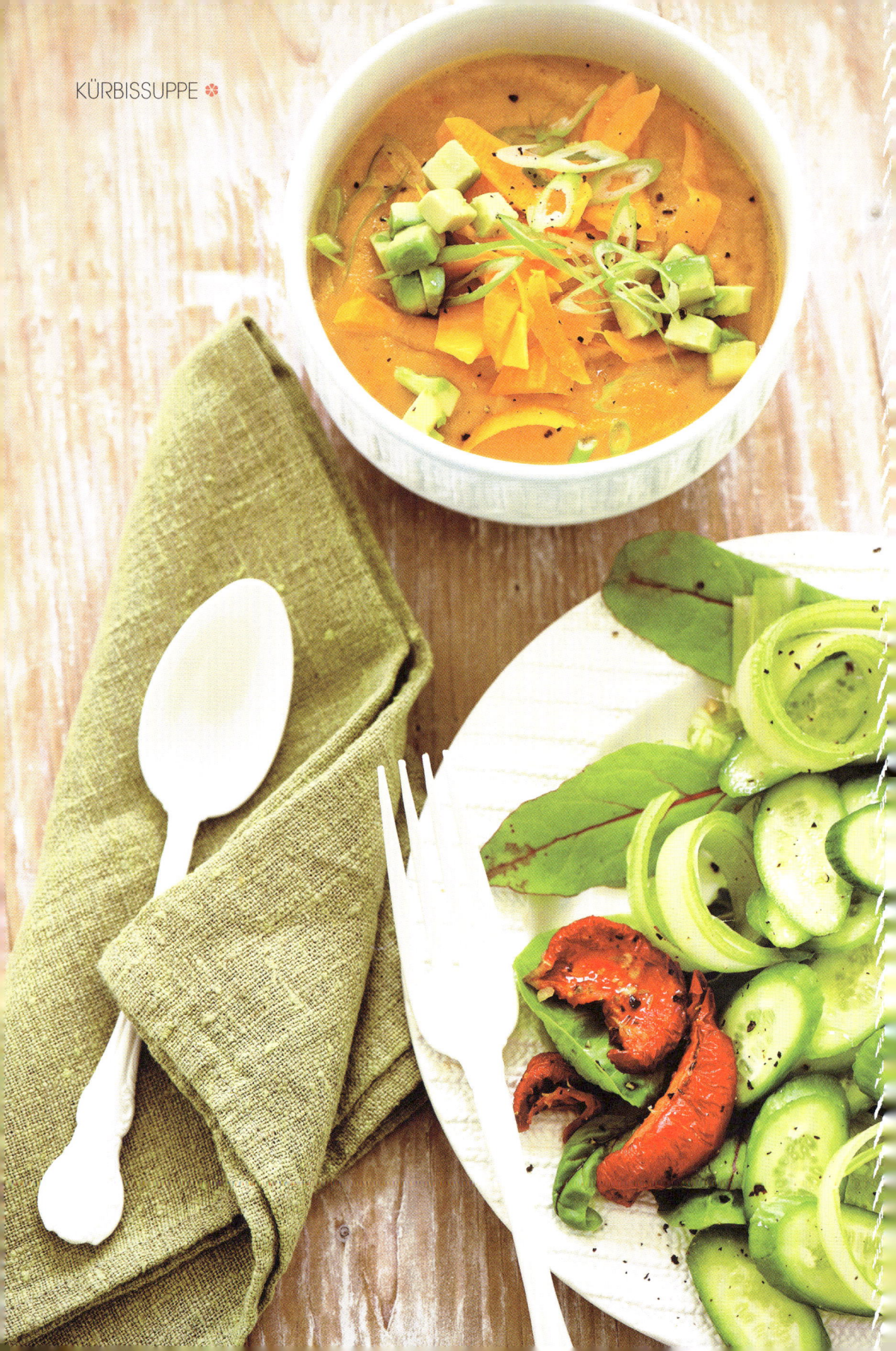

KÜRBISSUPPE ✳ (abendessen)

Zutaten für 1 oder 2 Personen:

Für die Suppe:
* 250 g Kürbis, in schmale Streifen geschnitten
* ¼ Avocado, gewürfelt
* 1 Frühlingszwiebel, in Ringe geschnitten
* 500 ml (frischer) Möhrensaft
* 1 Knoblauchzehe, fein gehackt
* 1 Stück (2 cm) frischer Ingwer, fein gehackt
* 1 Prise Cayennepfeffer
* 1 Prise Kurkuma (Gelbwurz)
* 1 TL Himalayasalz oder Meersalz
* 1 Prise Muskatnuss

Für den Salat:
* Gemischter Blattsalat
* Gurke, in Scheiben geschnitten
* Getrocknete Tomaten in Öl
* Sellerie, in schmale Streifen geschnitten

Für die Suppe etwas Kürbis, Avocado und Frühlingszwiebel beiseitelegen. Die übrigen Zutaten zu einer glatten Suppe pürieren. Im Winter kann sie auch in einem Topf erwärmt und heiß gegessen werden, das schmeckt genauso gut. Die Suppe in Teller füllen und die beiseitegelegten Zutaten in die Suppe zugeben. Die Suppe mit einem knackigen Salat aus Blattsalat, Gurke, getrockneten Tomaten und Sellerie servieren. Das Öl der getrockneten Tomaten als Salatdressing verwenden.

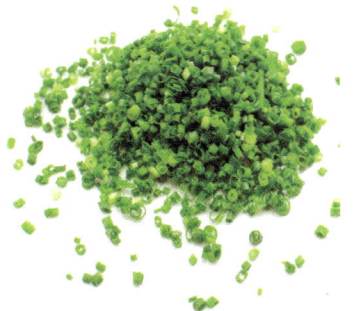

ZU GUTER LETZT

Zur Vorbereitung auf Tag 2 und 3 empfehle ich dir, schon jetzt die Nussmilch herzustellen. Gieße hierfür die Nüsse, die du heute Morgen eingeweicht hast, ab, und spüle sie gründlich unter fließendem Wasser. Für die Nussmilch verwendest du 1 Teil eingeweichte Nüsse und 4 Teile Wasser.

Gib Nüsse und Wasser in den Mixer und püriere alles zu einer glatten Milch. Das kann gut 1–2 Min. dauern. Passiere die Masse anschließend durch einen Nussmilchbeutel, um die Fasern auszusieben. Alternativ kannst du auch ein feines Sieb oder ein grobmaschiges Küchentuch verwenden. In einem verschlossenen Glas im Kühlschrank aufbewahrt, hält sich die Milch 3–4 Tage. Schüttle das Glas gut, bevor du die Milch verwendest. Wenn du möchtest, dass sie länger haltbar ist, erhitze sie kurz in einem Topf, bevor du sie in den Kühlschrank stellst. Dies senkt zwar den Nährstoffgehalt, dafür brauchst du später nichts wegzuschütten.

TIPP

Mit etwas Zimt, Vanille, einer frischen Dattel oder ein paar Tropfen Stevia kannst du deine Nussmilch aufpeppen. Ich empfehle aber, dieser Milch keine Süßungsmittel zuzufügen, da das Müsli für dein morgiges Mittagessen bereits süße Zutaten enthält. Für Tag 3 benötigst du auf jeden Fall 80 ml ungesüße Milch, stelle diese also unbedingt beiseite. Wenn du das Sieben vermeiden möchtest, kannst du als Basis für deine Milch auch geschälte Hanfsamen oder Kokosraspel verwenden. Das Prinzip bleibt gleich: 1 Teil Samen oder Kokosraspel auf 4 Teile Milch. Verwendest du Kokosraspel, wird die Milch oft nicht ganz glatt, weil sich das Kokosfett in der Flüssigkeit nicht gut auflöst. Mir ist das nicht so wichtig, da es nichts am Geschmack ändert.
Natürlich kannst du auch fertige Nussmilch im Bioladen kaufen. Die ist zwar etwas teurer, aber immerhin besteht die Möglichkeit. Verwende am besten die ungesüße Variante.

WOCHE 1

**Tag
2**

DIREKT NACH DEM AUFSTEHEN:
Guten-Morgen-Zitrone

FRÜHSTÜCK:
Grüner Smoothie nach Wahl,
vermischt mit 1 EL Kokosöl

SNACK:
Sellerie-Stäbchen

MITTAGESSEN:
Schnelles Müsli

SNACK:
Grüner Smoothie nach Wahl,
vermischt mit 1 EL Kokosöl

ABENDESSEN:
Pastinaken-Pommes mit Salat

ZU GUTER LETZT:
Gurke mit Hummus

GETRÄNKE:
„Zauberwasser", Kräutertee oder
(Mineral-)Wasser (mind. 1½ l)

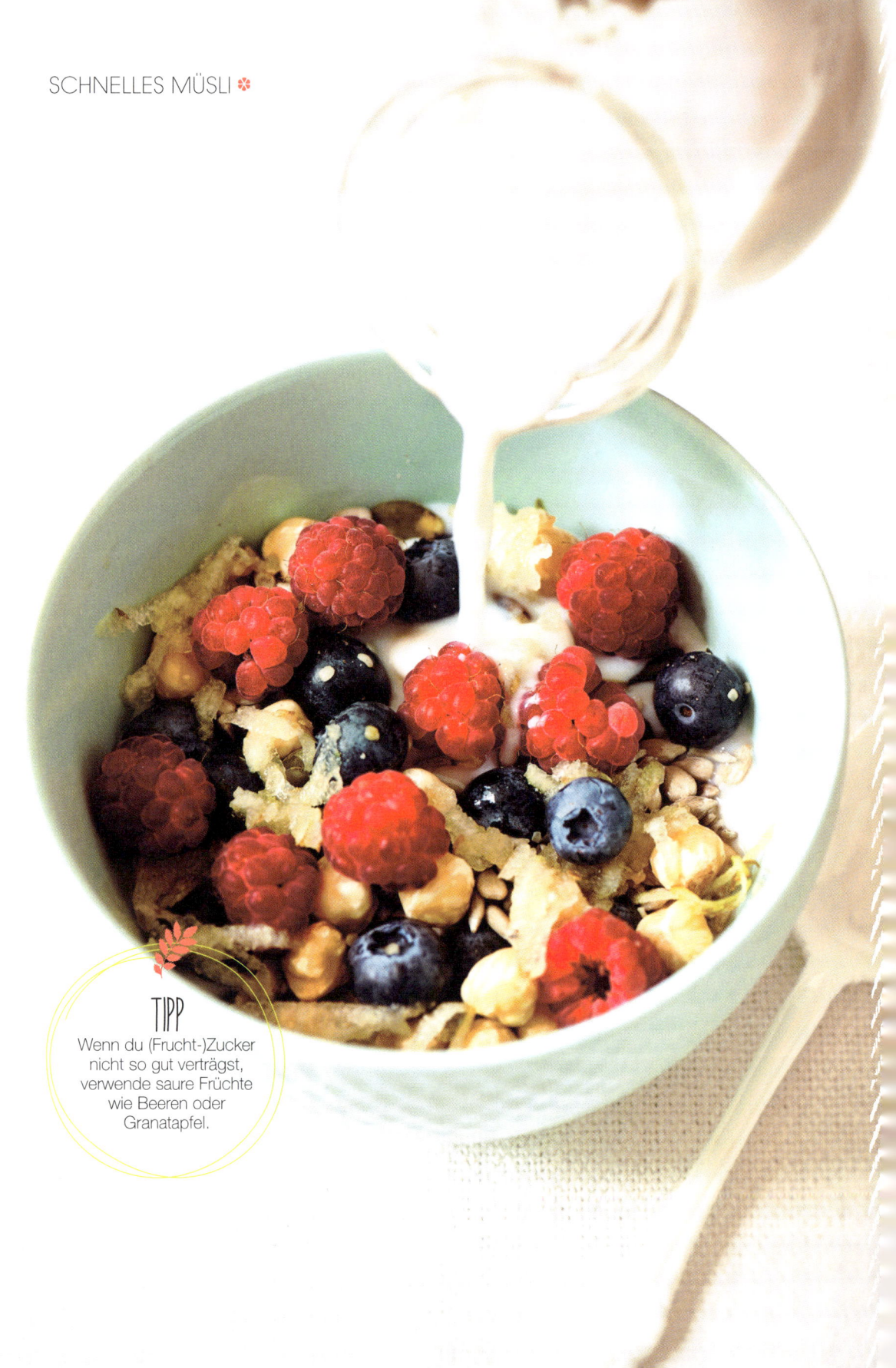

TIPP

Wenn du (Frucht-)Zucker
nicht so gut verträgst,
verwende saure Früchte
wie Beeren oder
Granatapfel.

SCHNELLES MÜSLI* (Mittagessen)

Zutaten für 1 Person:

* 1 Handvoll Nüsse und/oder Samen/Kerne, eingeweicht
* 1 Stück Obst (Banane/Apfel), fein geschnitten, oder 1 Handvoll Beeren
* 1 Pfirsich, gerieben
* 1 Handvoll Trockenfrüchte nach Belieben
* 250 ml Nussmilch
* 1 EL Kokosraspel

Nüsse, Samen und Kerne abgießen, abspülen und abtropfen lassen. Anschließend fein hacken und in einer Schüssel mit dem Obst und den Trockenfrüchten vermengen. Cremige Nussmilch darübergeben und mit Kokosraspel bestreuen.

TIPP
Bringe mit Zimt, Vanille oder Stevia mehr Geschmack in die Milch.

SELLERIE-STÄBCHEN (Snack)

Sellerie-Stäbchen sind ein gesunder Snack, der auch Kindern schmeckt. Noch dazu lassen sie sich gut mitnehmen. Sellerie enthält viele Ballaststoffe und Eiweiße und ist sehr sättigend.

Zutaten:

* 2 Stangen Staudensellerie
* 2 EL Erdnussbutter oder Tahini (Sesampaste)
* Rosinen nach Belieben

Den Sellerie waschen und in 7 cm lange Stäbchen schneiden. Mit Erdnussbutter oder Tahini bestreichen und nach Belieben mit Rosinen garnieren.

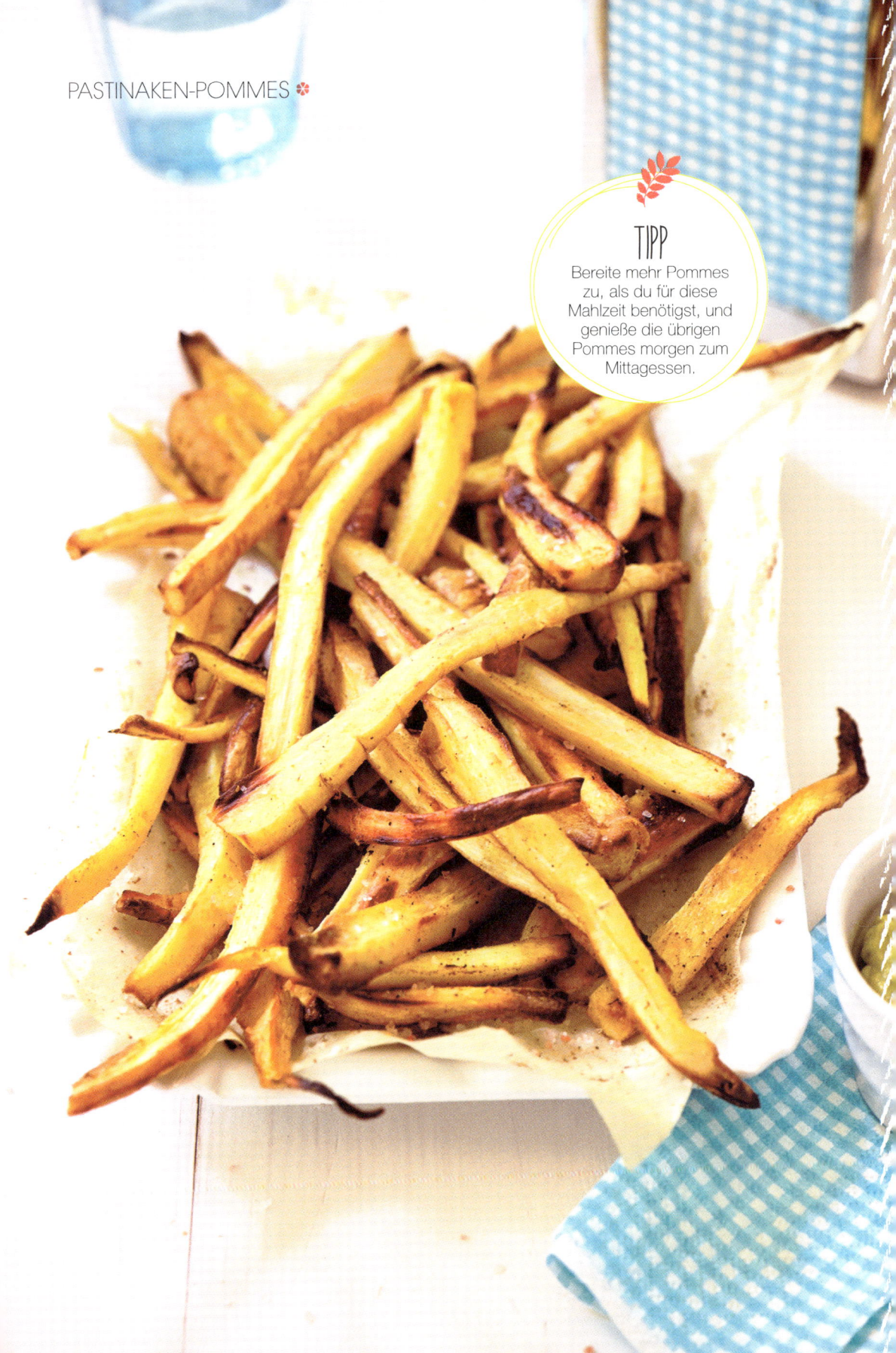

TIPP

Bereite mehr Pommes zu, als du für diese Mahlzeit benötigst, und genieße die übrigen Pommes morgen zum Mittagessen.

PASTINAKEN-POMMES *(abendessen)*

Pastinaken gehören zu den sogenannten „vergessenen" Gemüsen. Haben sie Saison, stehen Pastinaken bei mir jede Woche auf dem Speiseplan. Wenn du keine Pastinaken bekommen kannst, verwende für dieses Rezept ersatzweise Süßkartoffeln. Bereite mehr Pommes zu als notwendig, damit für das morgige Mittagessen welche übrig bleiben. Mir schmecken sie ganz besonders gut, wenn sie einen Tag im Kühlschrank durchgezogen sind. Der Geschmack ist dann noch intensiver.

Zutaten für 4 Portionen:

* 8 große Pastinaken
* Olivenöl
* Meersalz
* Currypulver

Den Ofen auf 200 °C vorheizen. Die Pastinaken waschen und putzen. Anschließend in 1 cm breite und 8 cm lange Streifen schneiden. Die Pastinaken-Pommes in eine Schüssel geben und mit Olivenöl beträufeln, damit die Gewürze besser an den Pommes haften. Mit etwas Meersalz und viel Currypulver bestreuen (nicht zu sparsam). Öl und Gewürze gut mit den Pommes vermengen. Sind alle

Pommes rundherum bedeckt, werden sie 30 Min. im Ofen gebacken. Zwischendurch überprüfen, ob sie schon gar sind und nicht zu dunkel werden. Nach der Hälfte der Backzeit wenden.

Die Pastinaken-Pommes zusammen mit dem Salat von gestern genießen und nach Belieben um etwas Eiweiß ergänzen: zum Beispiel um ein Stück gutes Bio-Rindfleisch oder ein leckeres Omelett.

GURKE MIT HUMMUS *(zu guter Letzt)*

Dieser Hummus wird anders zubereitet, als die traditionelle Variante, die du vermutlich kennst. Statt Kichererbsen bildet die Basis für diesen Hummus nämlich Zucchini. Hierdurch wird er noch nährstoffreicher und leichter im Geschmack.

Zutaten für den Hummus:

* 1 große Zucchini
* 60 ml Olivenöl
* 4 EL Tahini (Sesampaste)
* Saft von ½ Zitrone
* 3 Knoblauchzehen
* 1 Prise Himalayasalz oder Meersalz
* 1 Prise frisch gemahlener schwarzer Pfeffer
* ½ TL Kreuzkümmel

Außerdem:
* 1 Gurke

Die Zucchini waschen, putzen und in kleine Stücke schneiden. Alle Zutaten im Mixer oder in der Küchenmaschine auf hoher Stufe glatt pürieren. Evtl. nachwürzen. Ist der Hummus zu fest, etwas Wasser zugeben. Den Hummus in einer Glasschüssel im Kühlschrank aufbewahren. Die Gurke längs in 10 Scheiben schneiden und mit dem Hummus bestreichen.

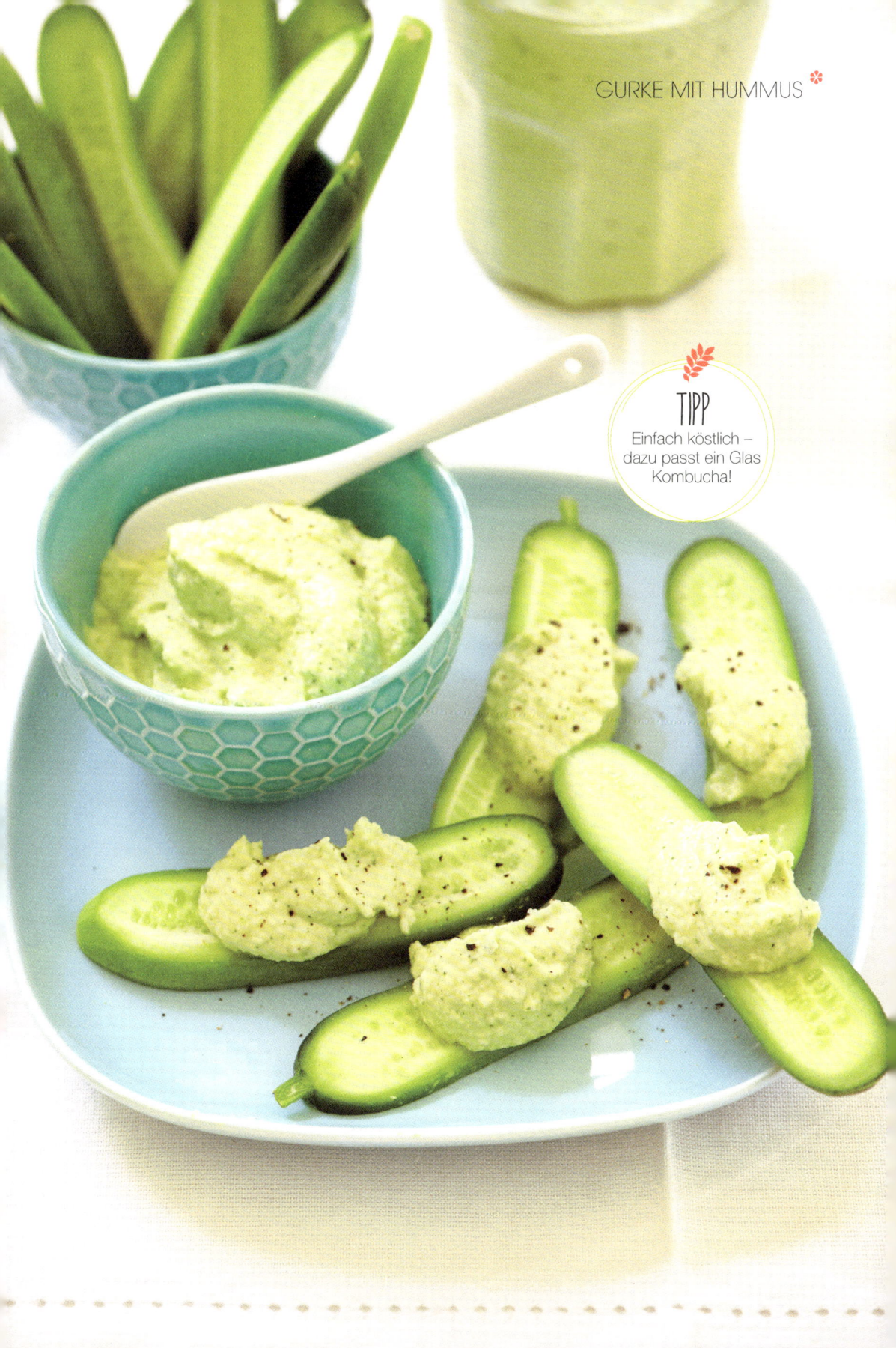

TIPP
Einfach köstlich –
dazu passt ein Glas
Kombucha!

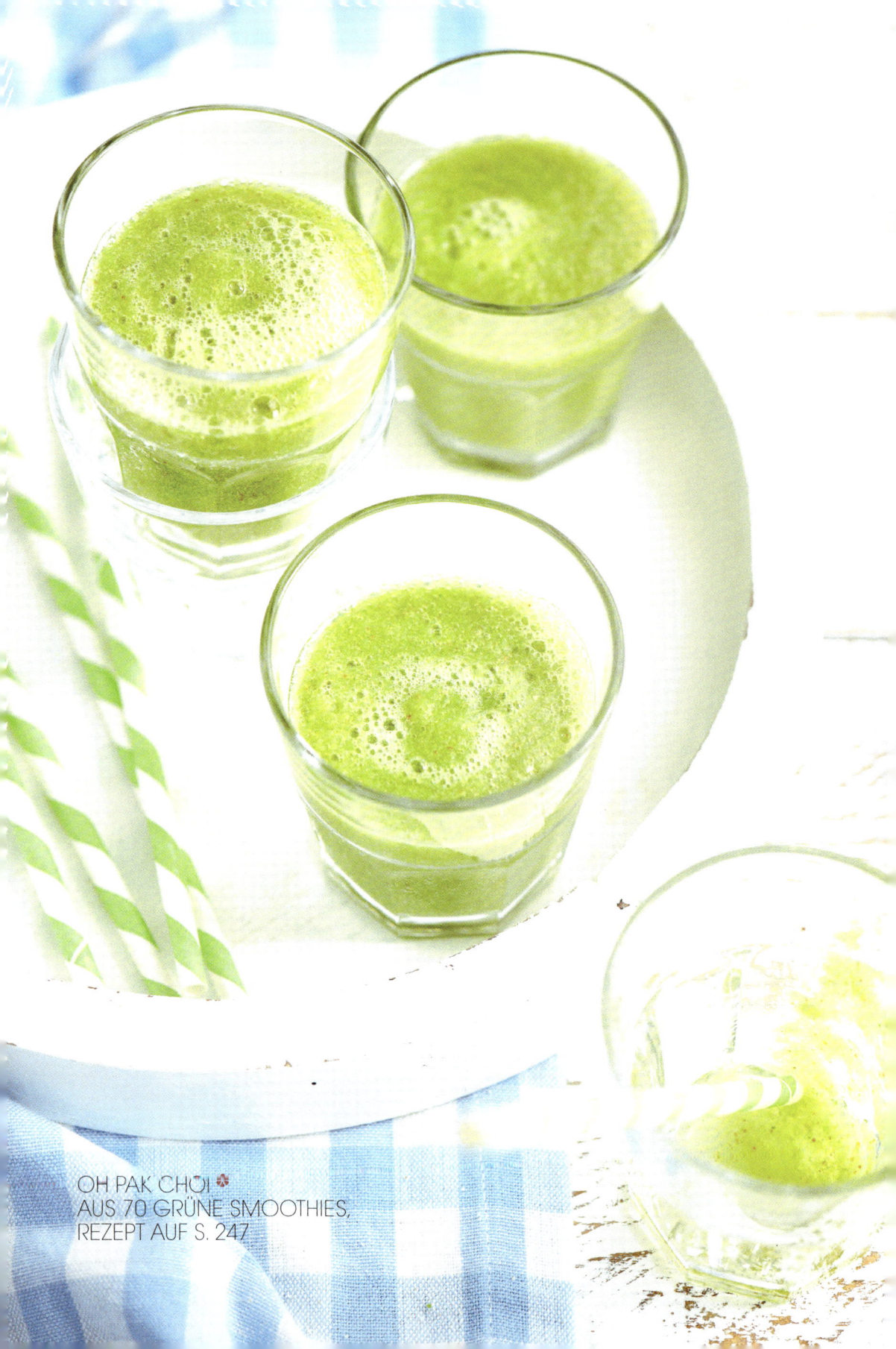

OH PAK CHOI ✿
AUS 70 GRÜNE SMOOTHIES,
REZEPT AUF S. 247

WOCHE 1

DIREKT NACH DEM AUFSTEHEN:
Guten-Morgen-Zitrone

FRÜHSTÜCK:
Grüner Smoothie nach Wahl,
vermischt mit 1 EL Kokosöl

SNACK:
Studentenfutter

MITTAGESSEN:
Salat mit Mango-Chutney und
Pastinaken-Pommes

SNACK:
Grüner Smoothie nach Wahl,
vermischt mit 1 EL Kokosöl

ABENDESSEN:
Eintopf aus Knollensellerie, Kirschtomaten,
Rucola und Ziegenkäse

ZU GUTER LETZT:
Schokolade vom Löffel

GETRÄNKE:
„Zauberwasser", Kräutertee oder
(Mineral-)Wasser (mind. 1½ l)

SALAT MIT MANGO-CHUTNEY (Mittagessen)

Zutaten für 2 Personen:

Für das Chutney:
* 1 Mango, fein gewürfelt
* 1 Handvoll Koriandergrün, fein gehackt
* ¼ rote Paprika, fein gewürfelt
* 1 Frühlingszwiebel, fein gehackt
* 1 EL Zitronen- oder Limettensaft
* 1 EL Senf (ggf. glutenfrei)
* 1 TL Honig
* 1 Prise Himalayasalz oder Meersalz
* 1 Prise Cayennepfeffer

Alle Zutaten in eine Schüssel geben und gut vermengen.

Für den Salat:
* 1 Kopf Romanasalat, grob geschnitten
* 5 getrocknete Tomaten, klein geschnitten
* 2 EL Pinienkerne

Salat und Tomaten in eine Schüssel geben und vermengen. Das Mango-Chutney zugeben und gut unterheben. Als Letztes die Pinienkerne zufügen. Für mehr Geschmack die Pinienkerne nach Belieben kurz anrösten. Zusammen mit den übrig gebliebenen Pastinaken-Pommes ein leckeres Mittagessen!

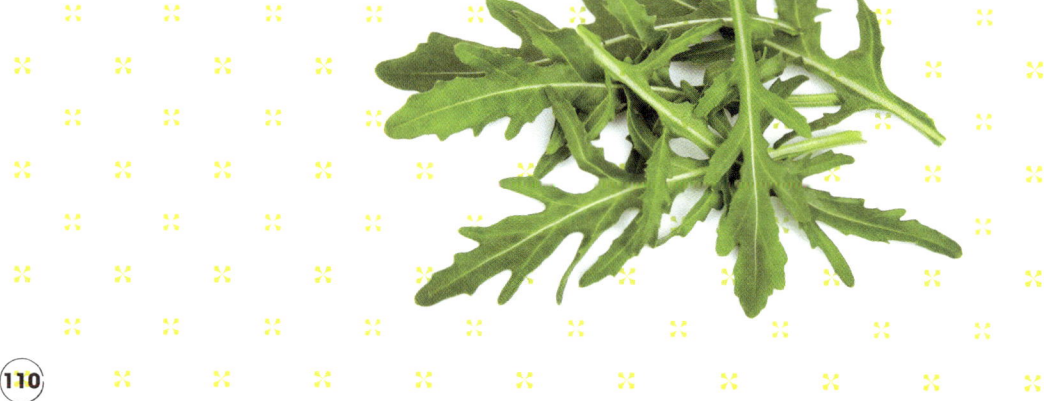

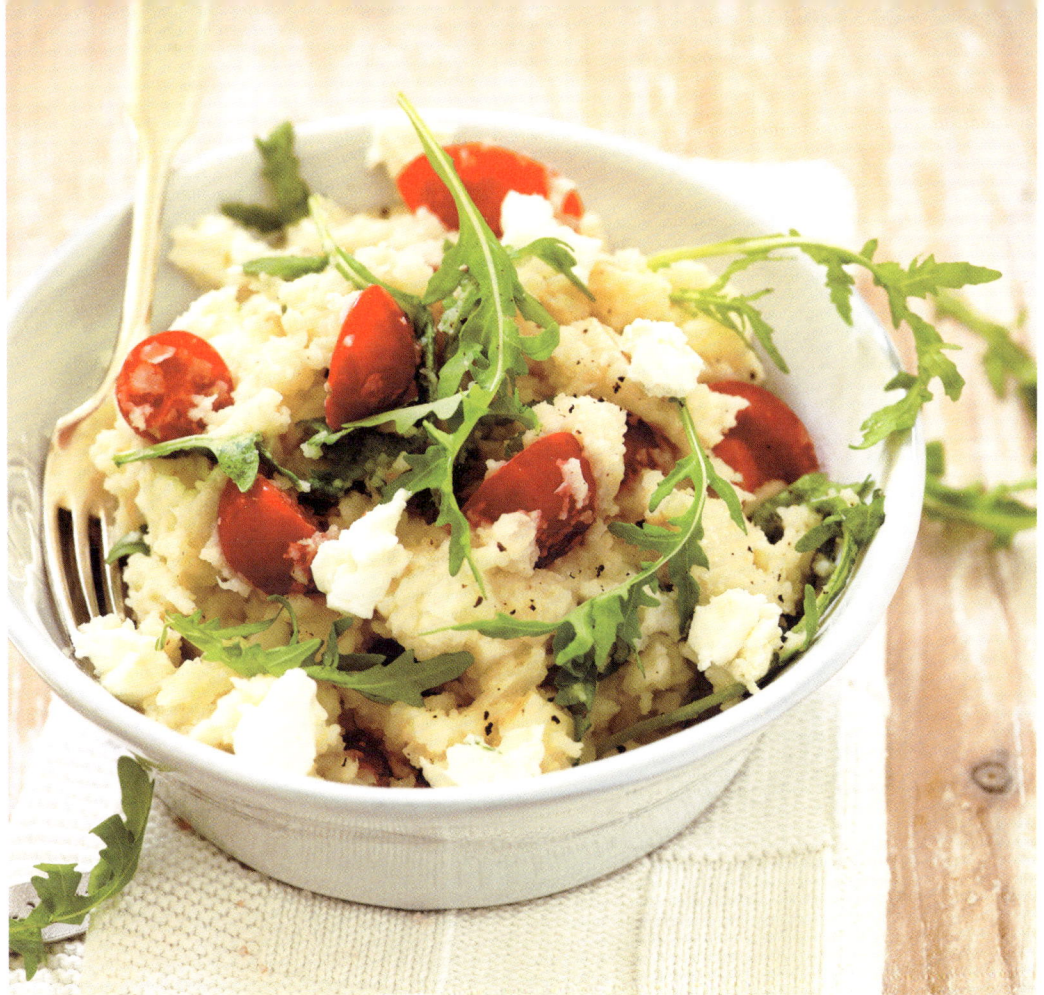

EINTOPF* (abendessen)

AUS KNOLLENSELLERIE, KIRSCHTOMATEN, RUCOLA UND ZIEGENKÄSE

Zutaten für 3-4 Personen:

* Himalayasalz oder Meersalz
* 2 Sellerieknollen, geschält und in Stücke geschnitten
* 300 g Kirschtomaten
* 150 g Rucola
* 50 g Butter
* 80 ml ungesüßte Mandelmilch
* Frisch gemahlener schwarzer Pfeffer
* 100 g Ziegenweichkäse nach Belieben

In einem großen Topf gesalzenes Wasser zum Kochen bringen. Sellerie in den Topf geben und in 20 Min. garen. Währenddessen die Kirschtomaten halbieren und den Rucola waschen. Den Sellerie abgießen und mit Butter und Mandelmilch pürieren. Mit Salz und Pfeffer würzen. Vorsichtig mit Rucola und Tomaten vermengen. Auf Tellern verteilen und Ziegenkäse darüberkrümeln.

SCHOKOLADE VOM LÖFFEL* (zu guter Letzt)

Diese Süßigkeit ist so unglaublich lecker, dass ich mir sicher bin, dass sie dir schmeckt. Außerdem ist sie ganz einfach zuzubereiten. Das einzig Schwierige an dieser Leckerei ist, sich zusammenzureißen und nicht zu viel davon zu naschen.

Zutaten:

* 200 g Kokosöl (abmessen, solange es noch hart ist)
* 100 g rohes Kakaopulver
* 1 Prise Zimt
* 1 TL Vanillepulver
* 40 ml Kokosblütensirup oder Ahornsirup

Wasser in einem Topf erhitzen und das Kokosöl in einer Schüssel über dem Wasserbad zerlassen. Wenn es vollständig geschmolzen ist, Kakaopulver, Zimt und Vanille zufügen.

So lange umrühren, bis eine glatte Masse entstanden ist. Als Letztes den Sirup zufügen. Auch wenn er sich nicht gut mit der Schokoladenmasse vermischen lässt, einfach weiterrühren. In den Kühlschrank stellen und alle 10 Min. gut umrühren, bis eine glatte Schokoladencreme entstanden ist. Die Creme im Kühlschrank aufbewahren und direkt aus dem Glas naschen. 2 EL der Creme kombiniert mit einer Tasse Tee sind ein wahrer Genuss.

GEFÜLLTE DATTEL-BROCKEN (süsse alternative)

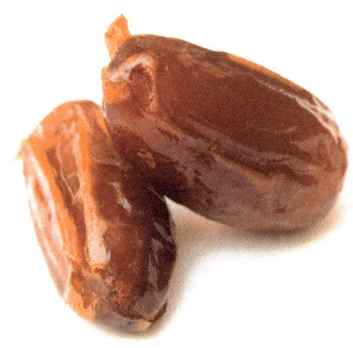

Zutaten:

* Frische Datteln
* Unbehandelte Cashewnüsse

Den Dattelkern durch ein oder zwei Cashewnüsse ersetzen. Die Dattel wieder schließen – fertig. Einfacher geht's nicht! Statt 2 EL der Schokoladencreme schmecken auch 2 Datteln und eine Tasse Tee köstlich. Guten Appetit!

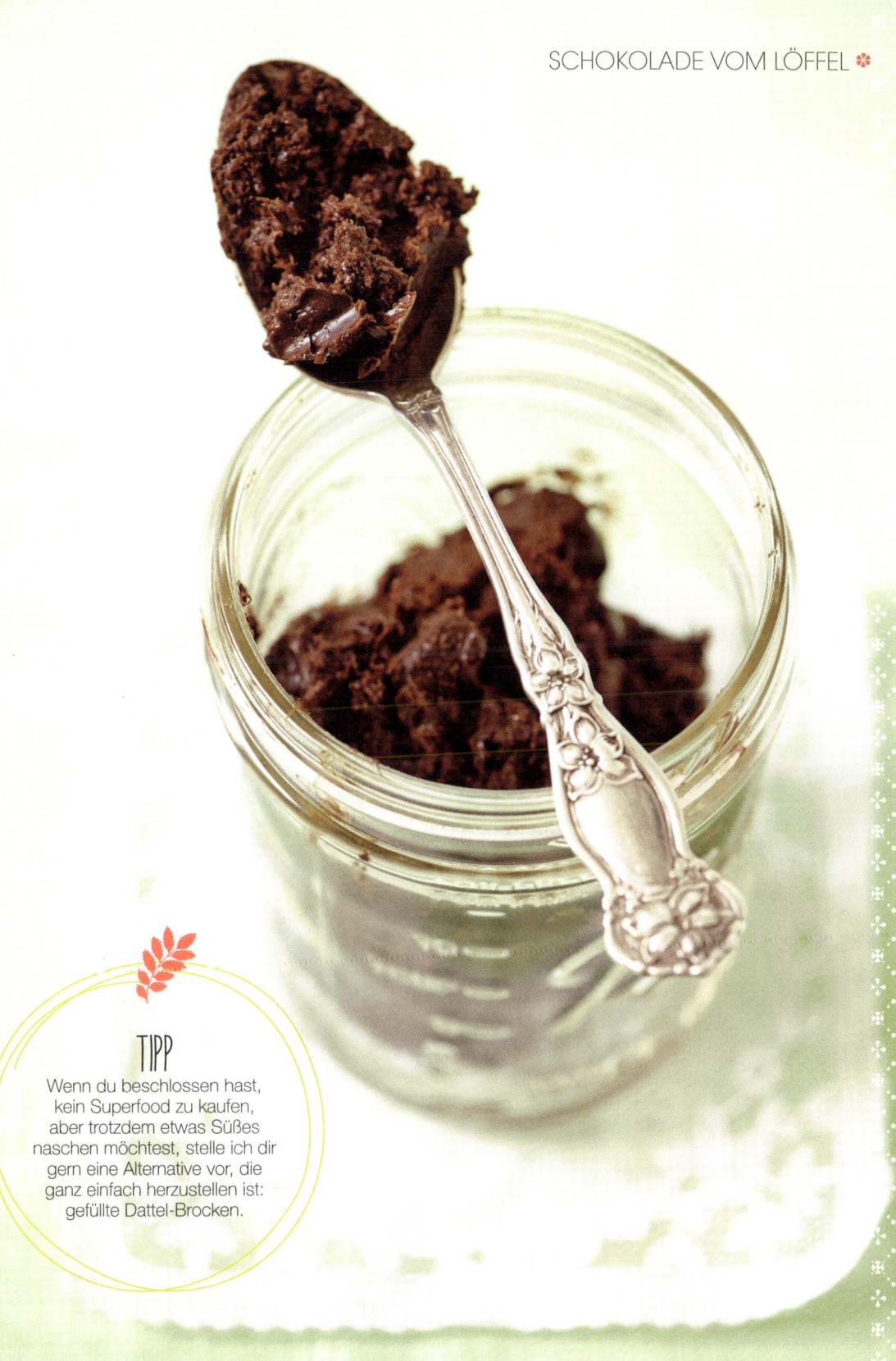

TIPP

Wenn du beschlossen hast,
kein Superfood zu kaufen,
aber trotzdem etwas Süßes
naschen möchtest, stelle ich dir
gern eine Alternative vor, die
ganz einfach herzustellen ist:
gefüllte Dattel-Brocken.

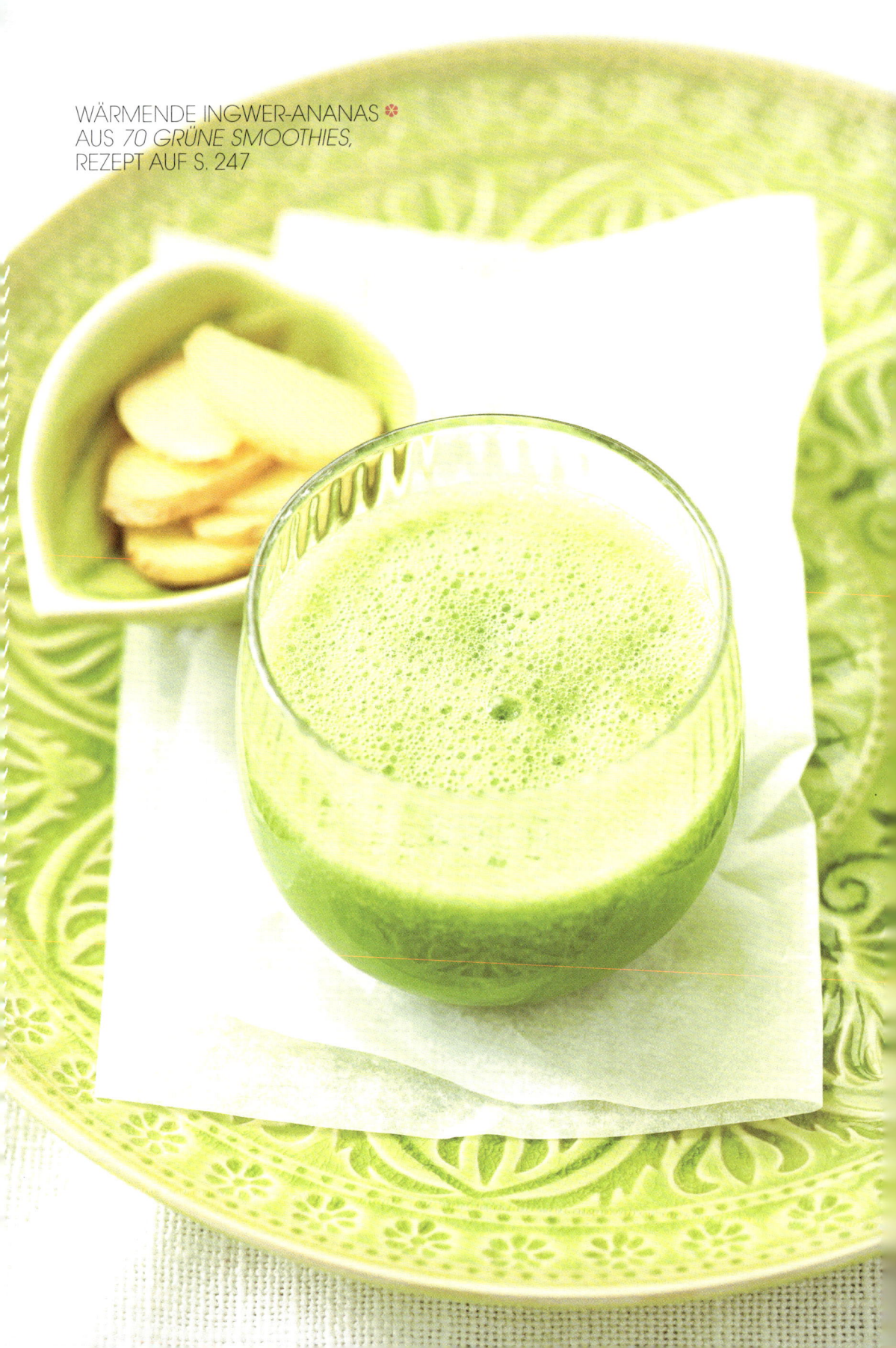

WÄRMENDE INGWER-ANANAS ❋
AUS *70 GRÜNE SMOOTHIES,*
REZEPT AUF S. 247

WOCHE 1

DIREKT NACH DEM AUFSTEHEN:
Guten-Morgen-Zitrone

FRÜHSTÜCK:
Grüner Smoothie nach Wahl,
vermischt mit 1 EL Kokosöl

SNACK:
Spirulina-Smoothie

MITTAGESSEN:
Salat mit Reiswaffel und Hummus

SNACK:
Grüner Smoothie nach Wahl,
vermischt mit 1 EL Kokosöl

ABENDESSEN:
Spitzkohl-Nudelsalat

ZU GUTER LETZT:
Schokolade vom Löffel

GETRÄNKE:
„Zauberwasser", Kräutertee oder
(Mineral-)Wasser (mind. 1½ l)

SPIRULINA-SMOOTHIE (Snack)

Dieser Smoothie ist unglaublich lecker und sehr nahrhaft.

Zutaten für 750 ml Smoothie:

* 1 reife Banane
* 1 Orange, geschält
* 1 gehäufter EL Spirulina
* 2 EL Hanfsamen
* 1 EL Blütenpollen
* Einige Tropfen Stevia nach Belieben
* 1 EL gemahlene Leinsamen

* 1 EL Kokosöl
* ½ l Wasser

Alle Zutaten in einen Mixer geben und zu einem glatten, cremigen Smoothie pürieren.

REISWAFFEL MIT HUMMUS (Mittagessen)

Zutaten:

* 2 Reiswaffeln
* Hummus (s. Rezept S. 106)

Reiswaffeln mit dem Hummus bestreichen, den du bereits zubereitet hast. Sofort verzehren, sonst werden die Waffeln weich. Dazu einen frischen Salat nach Wahl genießen. Wenn ich wenig Zeit habe, kaufe ich abgepackten gemischten Blattsalat und gebe Hanfsamen, Gurke und getrocknete Tomaten hinzu. Das Öl der getrockneten Tomaten eignet sich sehr gut als Dressing. Auf Wunsch einige Scheiben Räucherlachs dazu servieren.

SPITZKOHL-NUDELSALAT (ABENDESSEN)

Dieser schnelle Salat ist im Handumdrehen fertig. Wenn du das Rezept verdoppelst, hat sich die Zubereitung für dein morgiges Mittagessen auch schon erledigt. Gib das Dressing nur über den Salat, den du sofort isst, so bleibt der restliche Salat schön frisch. Morgen gießt du das Dressing 15 Min. vor dem Essen über den Salat, damit er gut durchziehen kann.

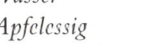

Zutaten für 2 Personen:

* 1 ½ EL Erdnussbutter
* 1 ½ EL Wasser
* 1 ⅓ EL Apfelessig
* 1 ½ EL Oliven- oder Sesamöl
* Himalayasalz oder Meersalz
* Cayennepfeffer
* 100 g braune Reisnudeln
  (oder andere glutenfreie Nudeln)
* 200 g Spitzkohl, in schmale Streifen geschnitten
* 1 Frühlingszwiebel, in Ringe geschnitten
* 125 g Kirschtomaten, halbiert
* 1 EL Kürbiskerne

Für das Dressing in einer Schüssel die Erdnussbutter mit dem Wasser verrühren. Essig und Öl zugeben und mit Salz und Cayennepfeffer abschmecken. Die Nudeln nach Packungsanweisung zubereiten und in einer großen Schüssel mit Spitzkohl, Frühlingszwiebel, Tomaten und Dressing vermengen. Ca. 10 Min. ziehen lassen, mit Kürbiskernen bestreuen und servieren.

ZU GUTER LETZT

Am nächsten Tag wirst du einen köstlichen Möhren-Shake zubereiten. Die dafür benötigten Bananen solltest du schon heute einfrieren. Du brauchst 2 sehr reife, große Bananen. Schäle die Bananen und schneide sie in Stückchen. Fülle diese in einen Gefrierbeutel und frier sie ein.

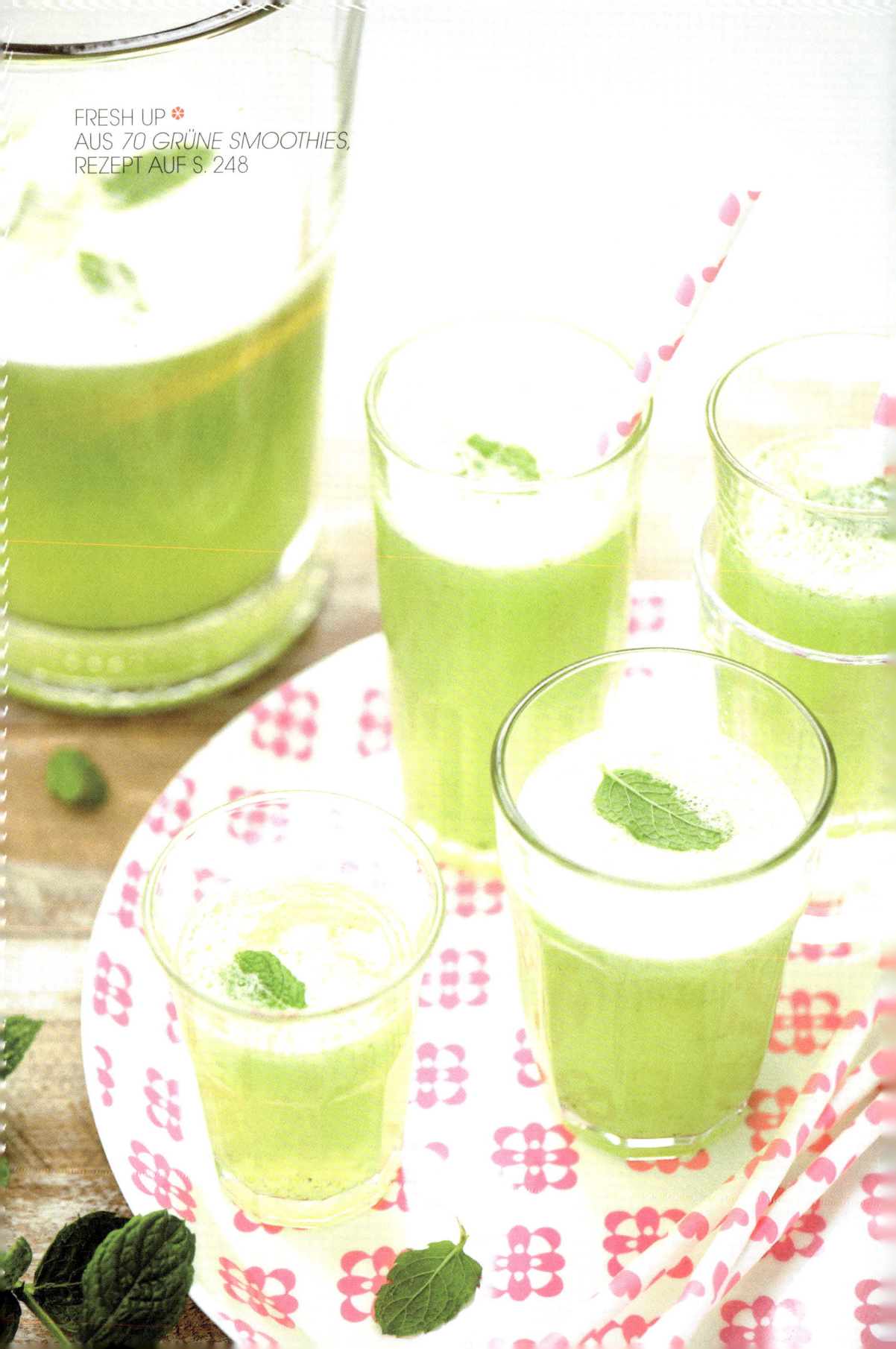

FRESH UP ✽
AUS *70 GRÜNE SMOOTHIES*,
REZEPT AUF S. 248

WOCHE 1

DIREKT NACH DEM AUFSTEHEN:
Guten-Morgen-Zitrone

FRÜHSTÜCK:
Grüner Smoothie nach Wahl,
vermischt mit 1 EL Kokosöl

SNACK:
Cremiger Möhren-Shake

MITTAGESSEN:
Spitzkohl-Nudelsalat

SNACK:
Gemüse mit Hummus

ABENDESSEN:
Fenchel-Gemüse-Suppe mit Quinoa-Salat

ZU GUTER LETZT:
Grüner Smoothie nach Wahl,
vermischt mit 1 EL Kokosöl

GETRÄNKE:
„Zauberwasser", Kräutertee oder
(Mineral-)Wasser (mind. 1½ l)

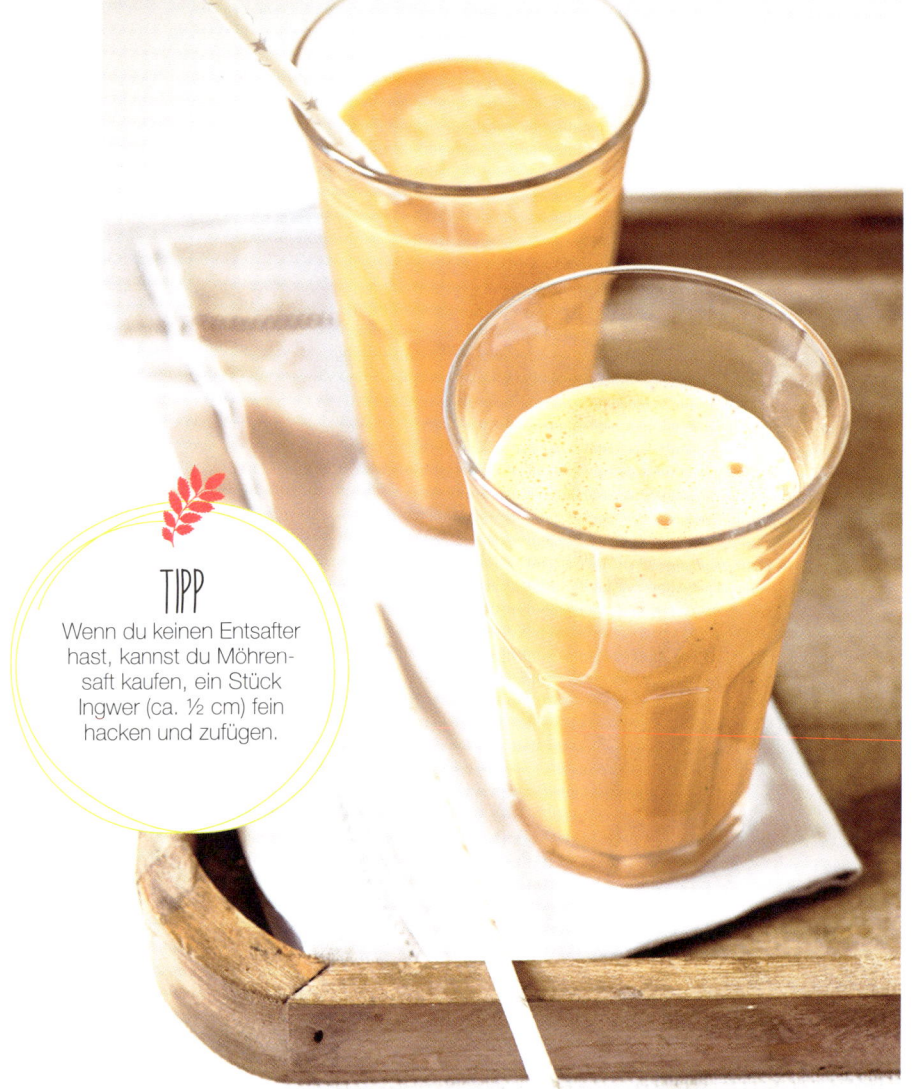

TIPP

Wenn du keinen Entsafter hast, kannst du Möhren-saft kaufen, ein Stück Ingwer (ca. ½ cm) fein hacken und zufügen.

CREMIGER MÖHREN-SHAKE*

(snack)

Zutaten für 2–3 Personen:

* *250 ml Wasser*
* *2 EL Hanfsamen*
* *250 ml Möhren-Ingwer-Saft (hierfür einige Möhren zusammen mit einem Stück (ca. ½ cm) Ingwer in den Entsafter geben)*
* *2 gefrorene Bananen, in Stücke geschnitten*
* *1 Prise Zimt*

Wasser und Hanfsamen in den Mixer geben und in 1 Minute zu Hanfsamenmilch pürieren. Die anderen Zutaten zufügen und alles zu einem cremigen Smoothie mixen.

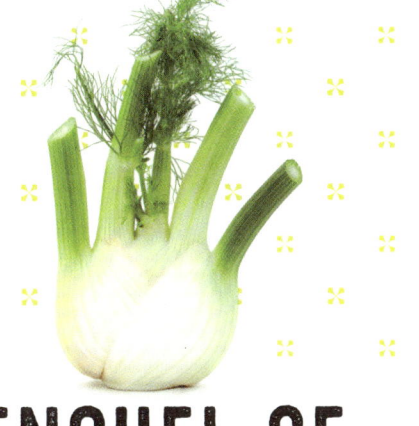

FENCHEL-GE-MÜSE-SUPPE

(abendessen)

Zutaten für 2-4 Personen:

* 2 EL Olivenöl
* 1 rote Zwiebel, fein geschnitten
* 1 Knoblauchzehe, fein gehackt
* 1 mittelgroße Möhre, fein gehackt
* 1 Fenchelknolle mit Fenchelgrün, in Streifen geschnitten
* 100 g braune Champignons, in Scheiben geschnitten
* Getrocknete Kräuter nach Belieben
* 1 l Gemüsebrühe
* Himalayasalz oder Meersalz
* Frisch gemahlener schwarzer Pfeffer
* 1 Handvoll frisches Basilikum

Das Olivenöl in einer großen Pfanne mit schwerem Boden erhitzen. Zwiebel, Knoblauch und Möhre zufügen und glasig anschwitzen. Fenchel und Champignons zugeben und bei geringer Hitze mitbraten, bis sie leicht goldbraun sind. Getrocknete Kräuter zufügen und gut umrühren. Mit Gemüsebrühe aufgießen und zum Kochen bringen. Die Hitze reduzieren und bei geschlossenem Deckel köcheln lassen, bis alles gar ist. Mit Salz und Pfeffer würzen, mit Basilikum bestreuen und servieren.

ROHKOST MIT HUMMUS

(snack)

Gurke, Sellerie und Möhre in Spalten schneiden und in den Hummus dippen. Hmmm!

QUINOA-SALAT

(abendessen)

Zutaten für 2 Personen:

* Quinoa
* 7 getrocknete Tomaten in Öl
* 2 Frühlingszwiebeln
* Gurke, Menge nach Belieben
* 2 Tomaten
* 1 rote Zwiebel
* Himalayasalz oder Meersalz
* Frisch gemahlener schwarzer Pfeffer
* Zitronensaft

Quinoa in ein Sieb geben und unter fließendem Wasser abspülen. Nach Packungsanweisung zubereiten. Anschließend eine Portion für das Frühstück beiseitestellen. Gemüse klein schneiden und mit etwas Öl der getrockneten Tomaten und dem restlichen Quinoa vermischen. Mit Salz, Pfeffer und Zitronensaft abschmecken und servieren.

WOCHE 1

DIREKT NACH DEM AUFSTEHEN:
Guten-Morgen-Zitrone

FRÜHSTÜCK:
Quinoa mit Zimt

SNACK:
Schokolade vom Löffel (2 EL)

MITTAGESSEN:
Grüner Smoothie nach Wahl,
vermischt mit 1 EL Kokosöl

SNACK:
Gemüse mit Hummus

ABENDESSEN:
Kräuteromelett mit Brokkoli

ZU GUTER LETZT:
Sellerie-Stäbchen

GETRÄNKE:
„Zauberwasser", Kräutertee oder
(Mineral-)Wasser (mind. 1½ l)

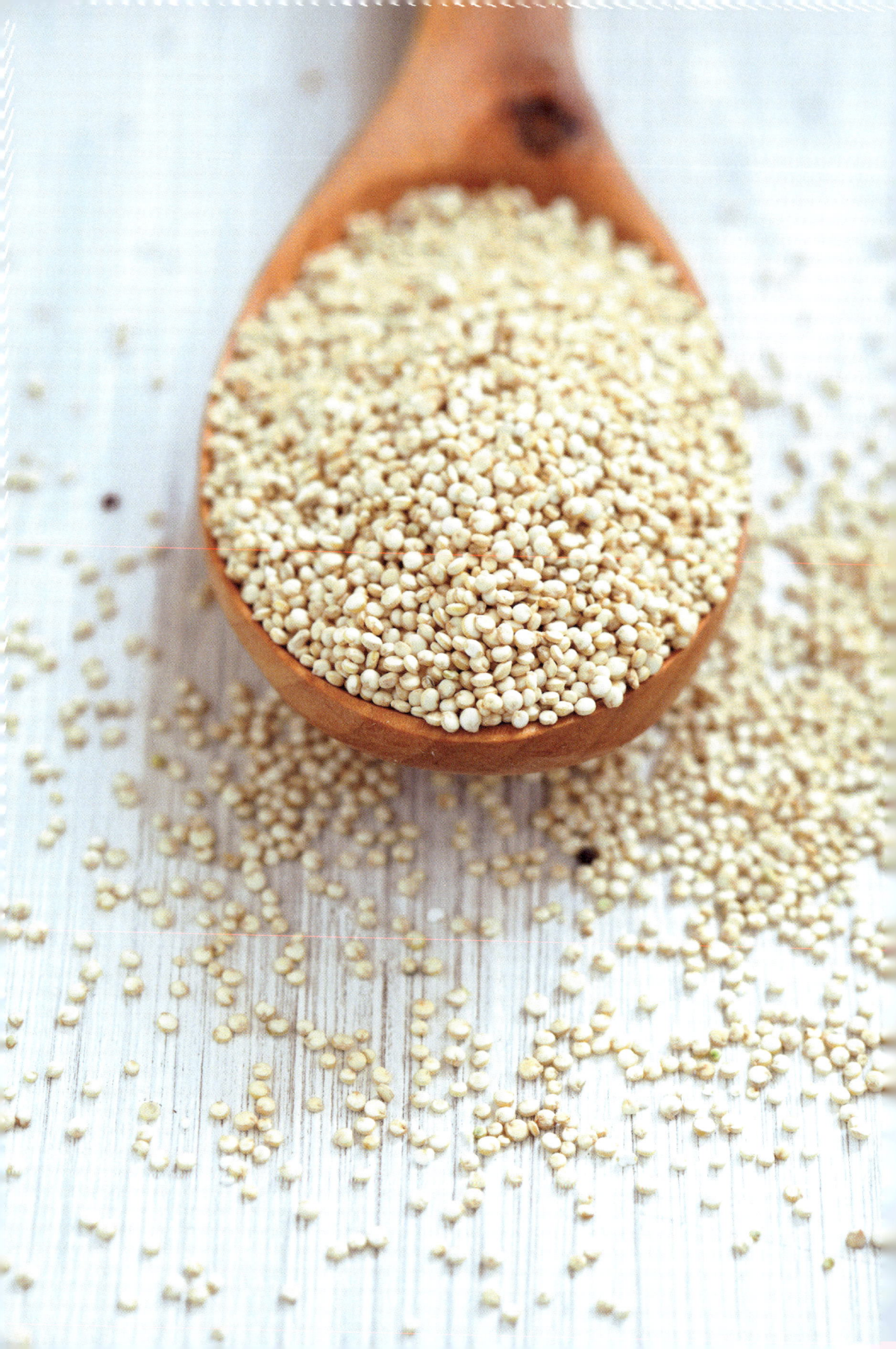

KRÄUTER-OMELETT MIT BROKKOLI

(ABENDESSEN)

Zutaten für 1 Person:

* 500 g Brokkoli, gewaschen, geputzt und in Röschen geteilt
* 2 Handvoll frische Kräuter nach Belieben
* 1 EL Butter oder Kokosöl
* Frühlingszwiebeln nach Belieben, in Ringe geschnitten
* 3 Eier, verquirlt
* Himalayasalz oder Meersalz
* Frisch gemahlener schwarzer Pfeffer

Die Brokkoli-Röschen kurz dämpfen. Währenddessen die Kräuter hacken. Butter oder Kokosöl in einer Pfanne zerlassen. Nach Belieben Frühlingszwiebeln kurz anbraten, unterdessen die Eier mit den Kräutern verrühren und mit Salz und Pfeffer würzen. Die Eier in die Pfanne gießen und das Kräuteromelett von beiden Seiten goldbraun backen. Zusammen mit dem Brokkoli servieren.

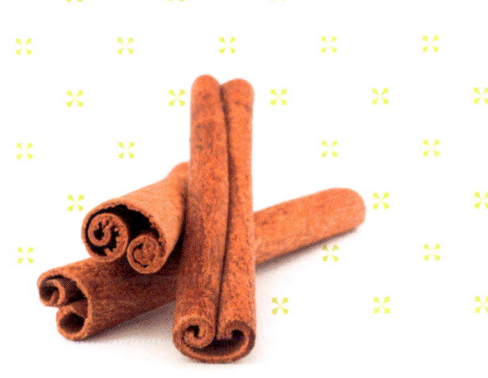

QUINOA MIT ZIMT

(FRÜHSTÜCK)

Zutaten für 1 Person:

* 1 Portion Quinoa (vom gestrigen Abendessen)
* 2 TL Zimt
* 1 EL flüssiges Kokosöl
* 2 EL Gojibeeren, eingeweicht
* 1 Apfel, gerieben

Dem Quinoa von gestern alle übrigen Zutaten zufügen. Gut vermengen und ein gesundes, schnelles und köstliches Frühstück genießen.

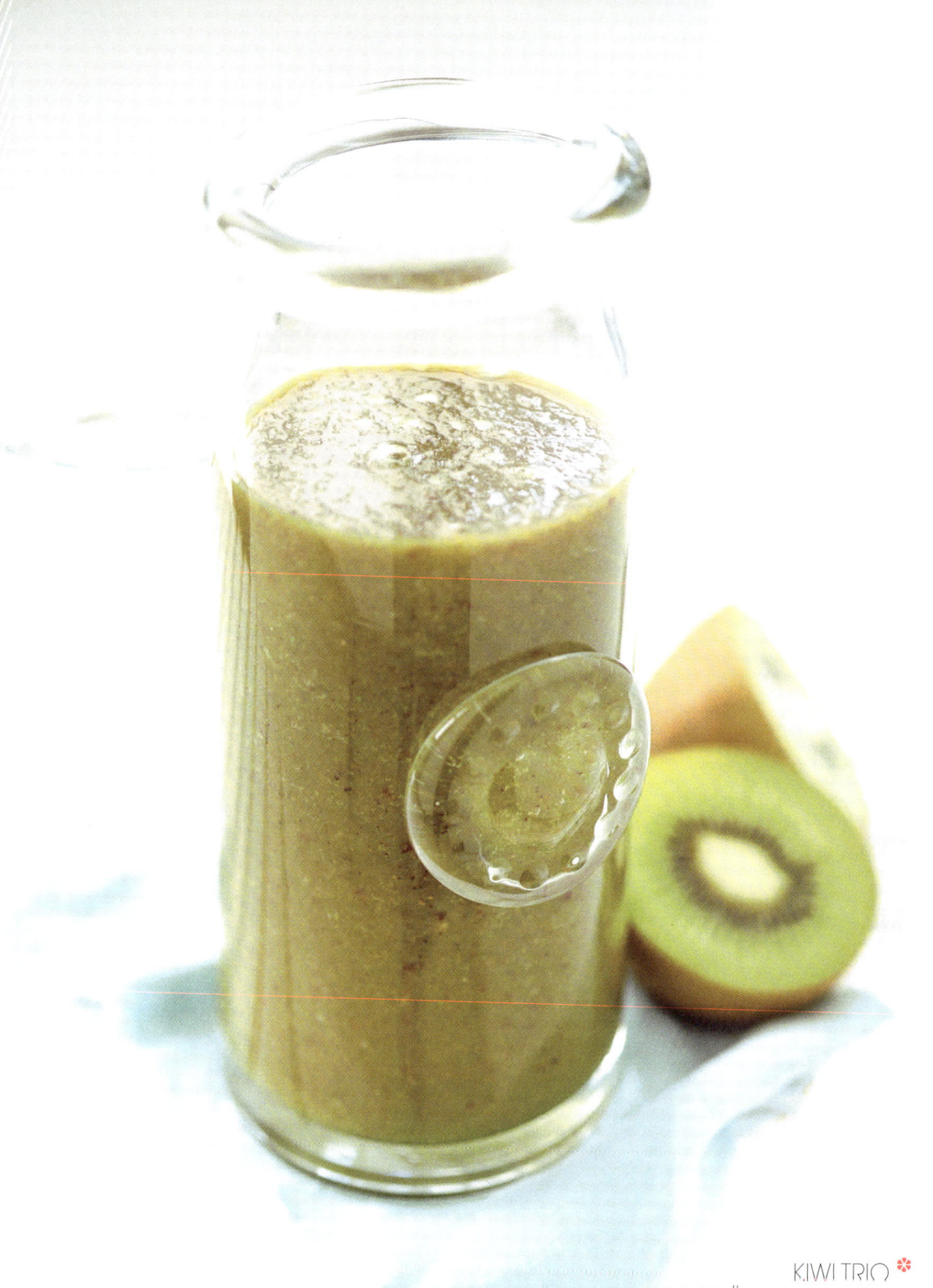

KIWI TRIO ✻
AUS *70 GRÜNE SMOOTHIES,*
REZEPT AUF S. 248

GRÜNE SMOOTHIE BOOTCAMP

Heute trinkst du nur herrliche grüne Smoothies. Welche, das entscheidest du ganz allein. Ich empfehle dir, den Smoothies einige Fette zuzufügen, damit sie gut sättigen, zum Beispiel Avocado oder Kokosöl. Trinke neben den Smoothies ausreichend Wasser, das unterstützt die Ableitung von Giftstoffen. Außerdem rate ich dir, jedem Smoothie einen gehäuften Teelöffel Blütenpollen zuzugeben. Diese schenken dir wichtige Mineralstoffe, Vitamine und viel Energie.

Weil du heute nur grüne Smoothies trinkst, sparst du viel Zeit in der Küche. Nutze sie, um etwas Schönes zu unternehmen und dich selbst zu verwöhnen. Mache zum Beispiel etwas mit deiner Familie oder deinen Freunden. Oder verbringe den Tag in der Sauna. Auf jeden Fall solltest du einen mindestens halbstündigen Spaziergang in der Natur machen, selbst wenn es Bindfäden regnet. Zeit in der Natur zu verbringen ist unendlich gesund und hilft dir, dich zu entspannen. Du hast dich die ganze Woche sehr gut um dich gekümmert, und darauf kannst du stolz sein.

Ich möchte dich bitten, einige Dinge in dein Tagebuch zu schreiben.

* ✳ *Worauf bist du stolz?* Denke hierüber einmal genau nach. (Schreibe zum Beispiel auf, dass du stolz auf dich bist, weil du die ganze Woche gut zu dir warst.)
* ✳ *Was sind deine Ziele für die nächste Woche?* Benenne sie konkret und praktisch.
* ✳ *Nenne eine gute Tat, die du dir für die nächste Woche vornimmst!* Das kann alles sein, solange es für dich eine gute Tat ist. Du kannst zum Beispiel jemandem einen Smoothie mixen oder deinen Kleiderschrank aufräumen und die Kleider, die du nicht mehr brauchst, einer wohltätigen Einrichtung spenden.

Es kann sein, dass du heute leichte Kopfschmerzen verspürst, weil dein Körper anfängt, zu entgiften. Nimm sie hin und trinke besonders viel Wasser.
Versuche, dich viel auszuruhen und früh ins Bett zu gehen. Du wirst merken, dass du morgen früh mit einem guten Gefühl aufwachst.

Du bist der Hammer! Einfach großartig, dass du die ganze Woche durchgehalten hast. Bis morgen!

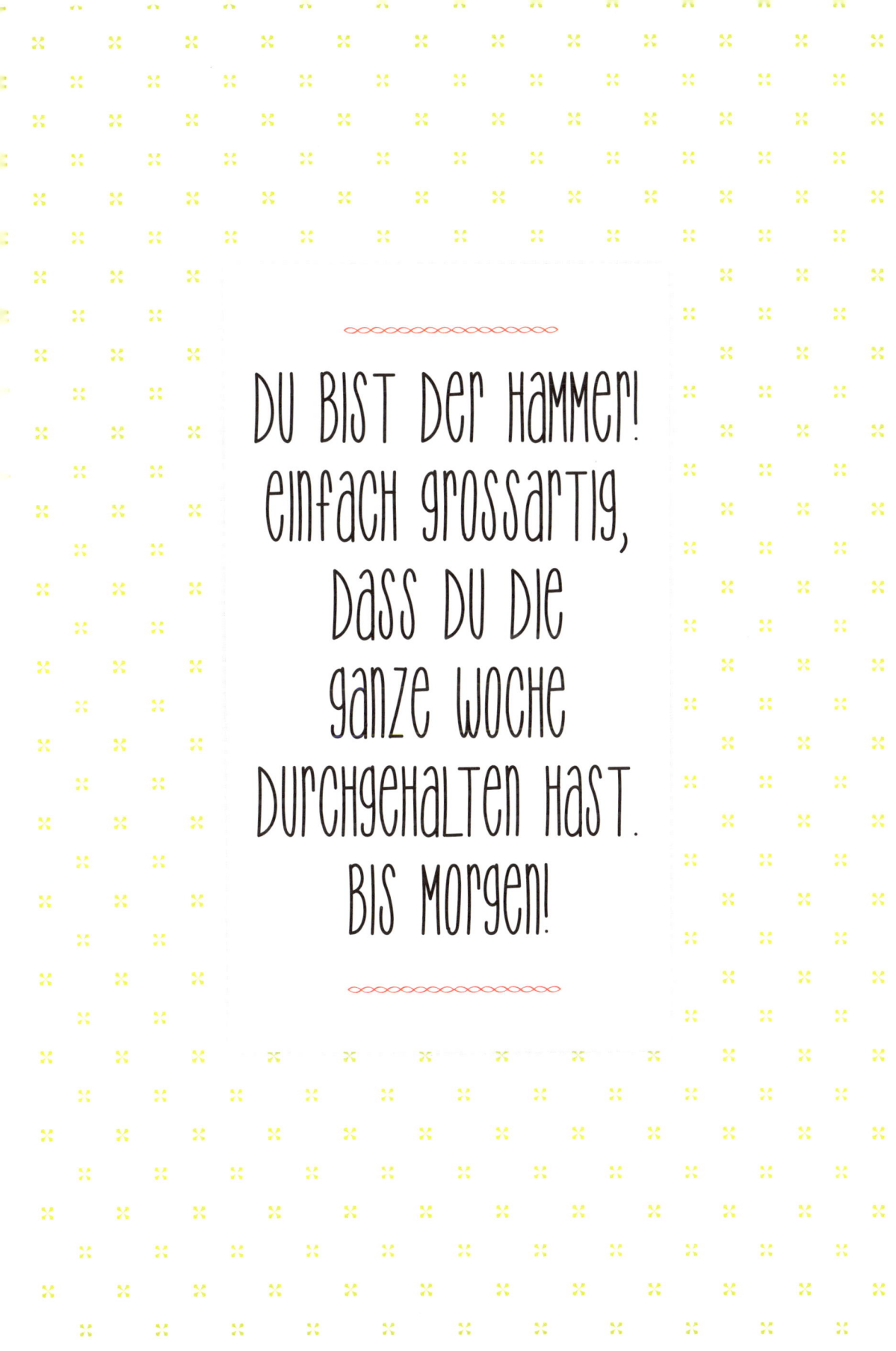

DU BIST DER HAMMER!
EINFACH GROSSARTIG,
DASS DU DIE
GANZE WOCHE
DURCHGEHALTEN HAST.
BIS MORGEN!

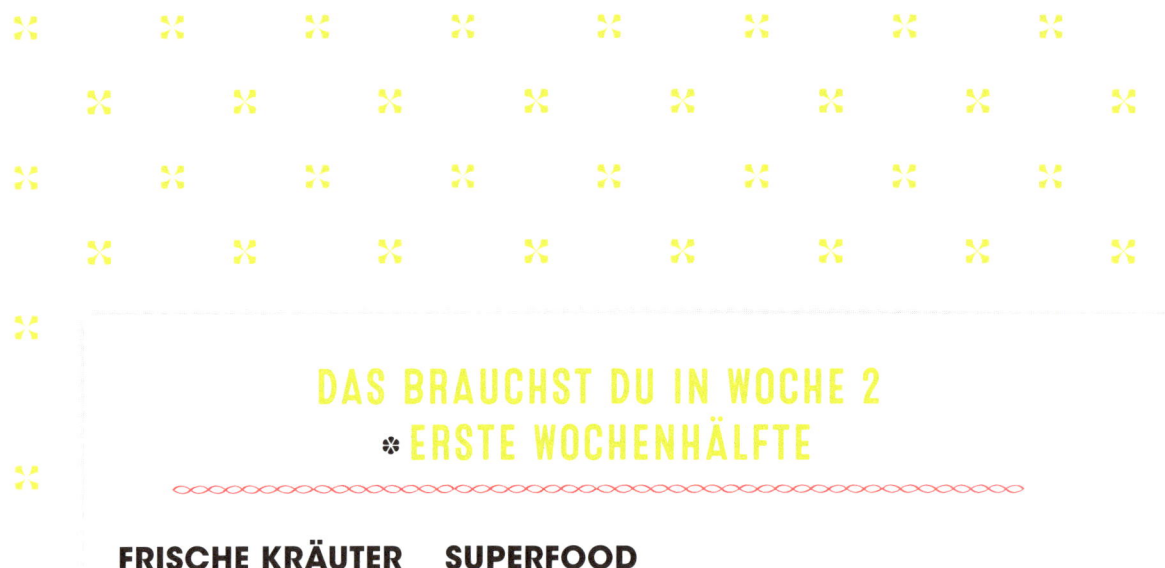

DAS BRAUCHST DU IN WOCHE 2
❈ ERSTE WOCHENHÄLFTE

FRISCHE KRÄUTER
Koriander
Petersilie

GETROCKNETE KRÄUTER UND GEWÜRZE
Cayennepfeffer
Garam masala
Kurkuma (Gelbwurz)
Meersalz oder Himalayasalz
Oregano
Schwarzer Pfeffer
Rosmarin
Thymian
Zimt

GETROCKNETE FRÜCHTE UND NÜSSE
Kokosraspel
Kürbiskerne
Mandeln
250 g gemahlene Mandeln
Rosinen
Sonnenblumenkerne

SUPERFOOD
Blütenpollen
Chia-Samen
Rohes Kakaopulver
Kokosöl

FRISCHES GEMÜSE UND OBST
1 Pck. Alfalfa-Sprossen oder Sprossen nach Wahl
2 Äpfel
3 Avocados
2 reife Bananen
300 g gemischter Blattsalat
1 rote oder grüne Chili-schote
1 Schale Gartenkresse
1 Granatapfel nach Belieben
2 Gurken
250 g Heidelbeeren
1 großes Stück frischer Ingwer
1 Fenchelknolle
1 Bd. Frühlingszwiebeln
400 g Kirschtomaten
1 Knoblauchknolle
2 Limetten
1 Bd. Möhren
1 rote Paprika
1 Kopf Romanasalat
1 Rotkohl
11 Schalotten
1 Stange Staudensellerie
10 Zitronen
2 Zucchini
2 rote Zwiebeln
2 weiße Zwiebeln

TIERISCHE PRODUKTE
5 Eier
Fleisch oder Fisch nach Belieben (ungewürzt und unbehandelt)
1 Pck. Räucherlachs nach Belieben

ÖL, ESSIG UND NUSSPASTEN
Apfelessig
1 Flasche Nama Shoyu (erhältlich im Bioladen oder Asia-Shop)

1 Glas Mandelmus nach
    Belieben
Olivenöl
Tahini (Sesampaste)

DIVERSES
Ahornsirup
200 g Arborio (Risottoreis)
    nach Belieben
125 g Buchweizenmehl
Gemüsebrühe ohne Hefe-
    extrakt (instant)
Honig
1 Glas Kapern
200 g Kichererbsen (Dose)
125 g Kichererbsenmehl
Kräutertee
1 l Mandelmilch nach
    Belieben
2 Pck. Nori-Blätter (Sushi-
    Blätter aus Meeresalgen)
1 Glas grünes oder
    rotes Pesto
500 g Quinoa
Reiswaffeln
Senf (ggf. glutenfrei)
800 g gehackte Tomaten
    (Dose)

GEMÜSE UND OBST FÜR DIE GRÜNEN SMOOTHIES

Entscheide selbst, welche Smoothies du zubereiten möchtest und was du dafür benötigst.

ZWEITE WOCHENHÄLFTE

FRISCHE KRÄUTER
Basilikum
Dill

GEMÜSE
Blattgemüse für deine
    grünen Smoothies
1 Bd. Möhren (nicht
    notwendig, falls von der
    ersten Wochenhälfte
    noch welche übrig sind)

1 Fenchelknolle
1 Schale Gartenkresse
1 Gurke
1 Kopf Romanasalat
1 Zucchini

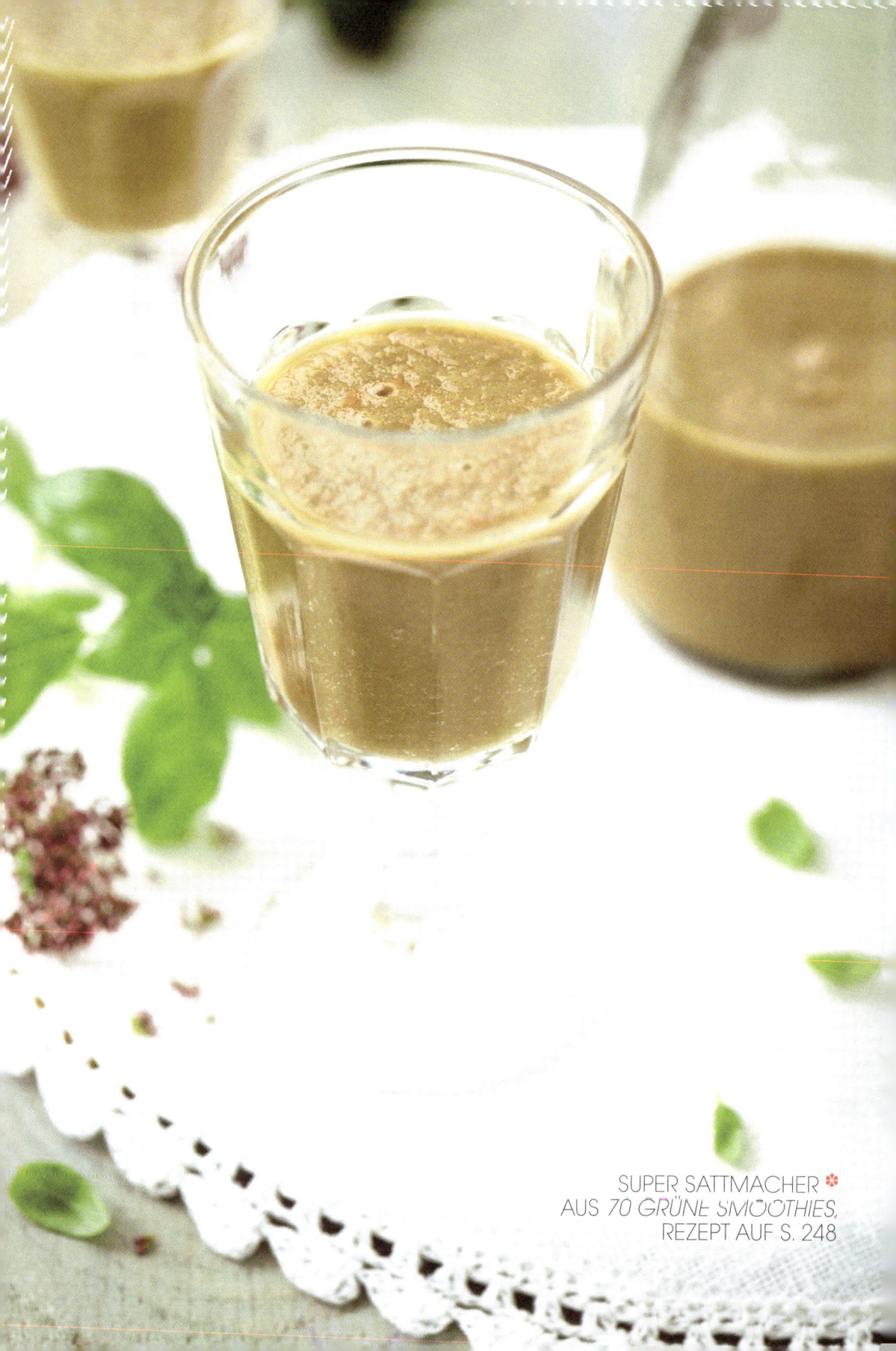

SUPER SATTMACHER ❋
AUS *70 GRÜNE SMOOTHIES,*
REZEPT AUF S. 248

WOCHE 2

DIREKT NACH DEM AUFSTEHEN:

Guten-Morgen-Zitrone
*Jetzt schon die Sonnenblumenkerne für heute Abend
in reichlich Wasser einweichen.*

FRÜHSTÜCK:

Grüner Smoothie nach Wahl, vermischt mit 1 EL Kokosöl
und evtl. 1 TL Blütenpollen

SNACK:

Apfel mit Mandeln

MITTAGESSEN:

Quinoa mit Pesto

SNACK:

Grüner Smoothie nach Wahl,
vermischt mit 1 EL Kokosöl

ABENDESSEN:

Sushi mit Möhrenpaste

ZU GUTER LETZT:

Kerniger Mix

GETRÄNKE:

„Zauberwasser", Kräutertee oder
(Mineral-)Wasser (mind. 1½ l)

ZAUBERWASSER (über den Tag verteilt trinken)

Zutaten:

* 1 Stange Staudensellerie
* 1 ½ l Wasser
* 1 Zitrone, geschält und entkernt
* 1 EL Chia-Samen
* ½ TL Kurkuma

Den Sellerie klein schneiden und mit allen anderen Zutaten in den Mixer geben. So lange pürieren, bis eine glatte Flüssigkeit entstanden ist, diese über den Tag verteilt trinken.

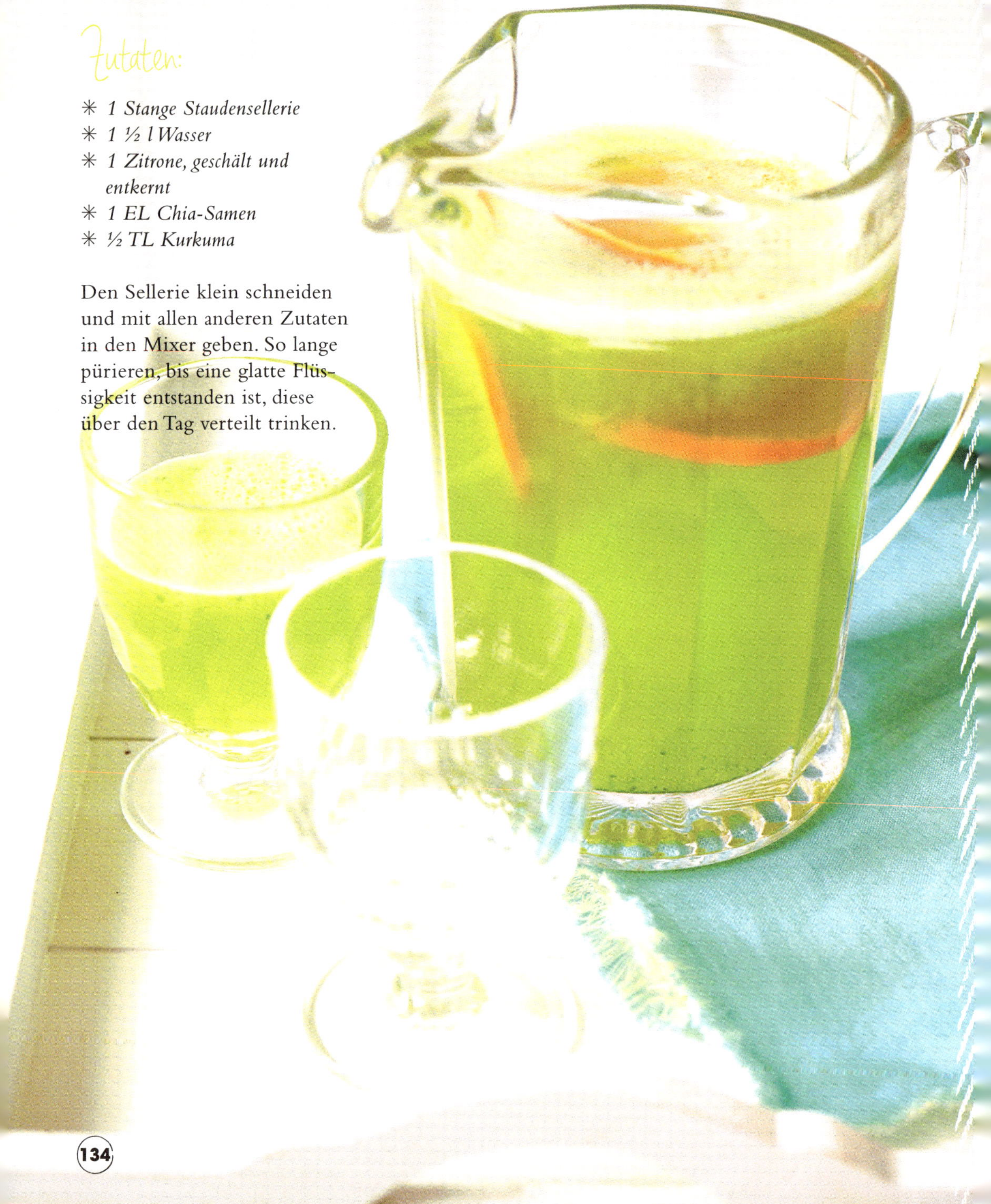

QUINOA MIT PESTO (Mittagessen)

Zutaten:

* 250 g Quinoa
* Kirschtomaten
* Petersilie
* Frühlingszwiebeln
* Gemischter Blattsalat
* Grünes oder rotes Pesto
* Fleisch oder Fisch nach Belieben

Quinoa nach Packungsanleitung zubereiten. Währenddessen Tomaten, Petersilie und Frühlingszwiebeln klein schneiden. Verwende von diesen Zutaten so viel, wie es dir gefällt, eine Obergrenze gibt es nicht. Eine Hälfte der Quinoa für das morgige Frühstück beiseitestellen, die andere Hälfte mit dem Gemüse vermengen. Den Salat nestartig auf den Tellern drapieren und die Quinoa einfüllen. Mit reichlich Pesto servieren und nach Belieben durch Fleisch oder Fisch ergänzen.

APFEL MIT MANDELN (Snack)

Zutaten:

* 1 Apfel
* Zimt
* 2 EL Mandelmus oder
  1 Handvoll Mandeln

Den Apfel schälen (wenn es kein Bio-Apfel ist), entkernen und in dünne Spalten schneiden. Zimt darüber streuen und das Mandelmus auf den Spalten verteilen. Alternativ 1 Handvoll Mandeln zum Apfel genießen.

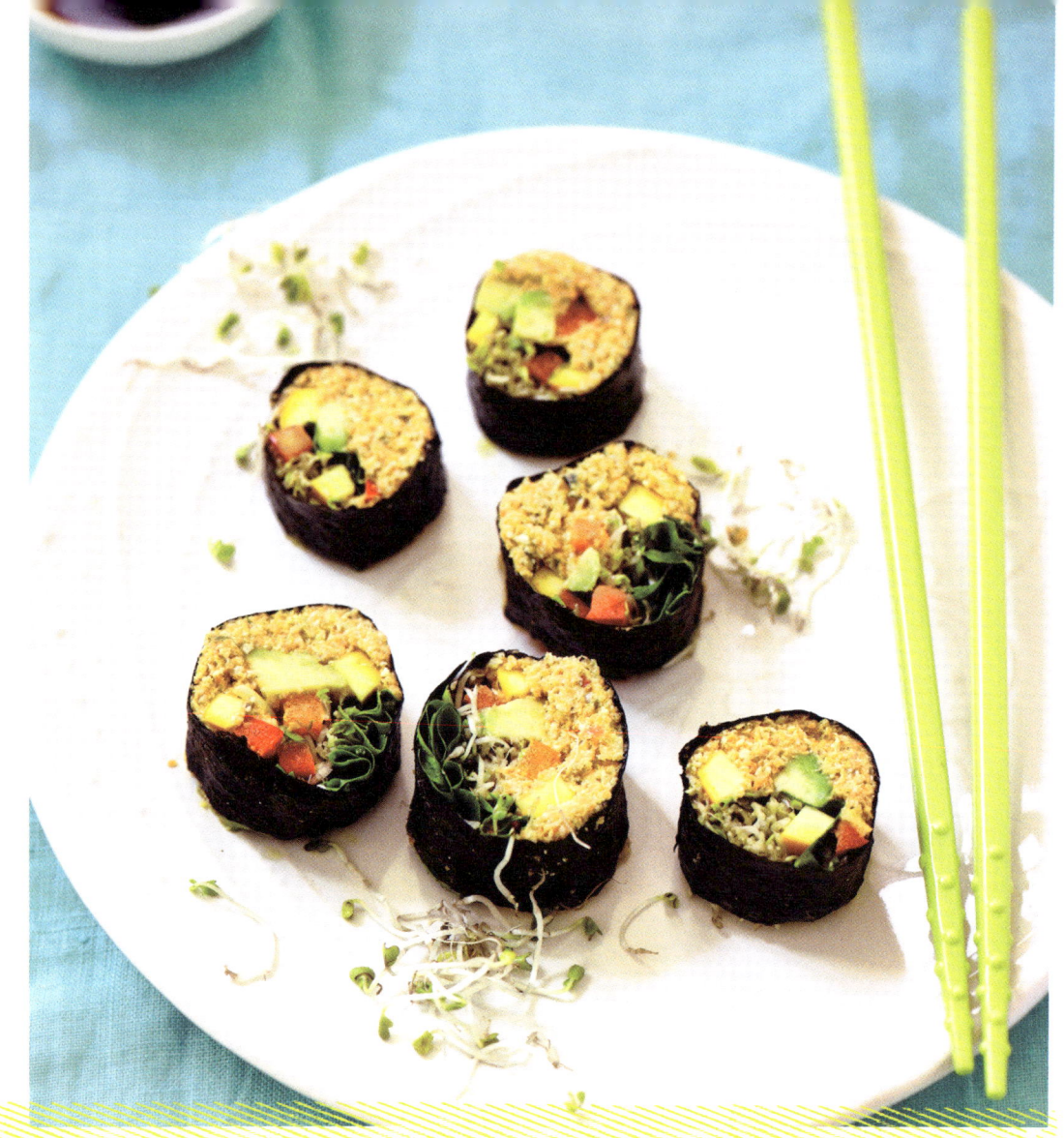

SUSHI MIT MÖHRENPASTE (Abendessen)

Zutaten für 4 Rollen:

* 1 Möhre
* ½ Gurke
* 1 Paprika nach Belieben
* 1 Avocado
* 16 EL süßsaure Möhrenpaste
* 4 Nori-Blätter
* Alfalfa- oder andere Sprossen
* Koriandergrün nach Belieben

Möhre, Gurke, Paprika und Avocado in dünne Stäbchen schneiden. Gut 4 EL Möhrenpaste auf je einer Seite eines Nori-Blatts verstreichen, dabei ca. 2 cm Rand lassen. Die Paste längs mit dem Gemüse, den Sprossen und dem Koriandergrün belegen und die Blätter von der langen Seite her sorgfältig aufrollen. Den Rand mit etwas Wasser festkleben. Mit den übrigen Nori-Blättern genauso verfahren. Die fertigen Rollen mit einem scharfen Messer (evtl. angefeuchtet) in mundgerechte Stücke schneiden.

SÜSSSAURE MÖHRENPASTE

(abendessen)

Zutaten:

* 140 g Sonnenblumenkerne, mind. 30 Min. eingeweicht
* 1 EL Tahini (Sesampaste) oder Nusspaste nach Belieben
* 5 EL Zitronensaft
* 1 EL Nama Shoyu
* 1 Knoblauchzehe, frisch gepresst
* 1 Frühlingszwiebel, fein gehackt
* ½ rote Zwiebel, fein gehackt
* 1 große Möhre, gerieben
* 1 Stück (2 cm) frischer Ingwer, gerieben
* 1 Prise Cayennepfeffer

Alle Zutaten in der Küchenmaschine oder mit dem Mixer zu einer glatten Paste pürieren.

KERNIGER MIX (zu guter letzt)

Zutaten:

* 140 g Kürbiskerne
* 140 g Sonnenblumenkerne
* 1 rote oder grüne Chilischote, fein gehackt
* 1 Handvoll Koriandergrün, fein gehackt
* Saft von 1 Limette
* 1 Prise Himalayasalz oder Meersalz
* 1 Knoblauchzehe, frisch gepresst

Die Kerne mind. 1 Stunde in Wasser einweichen. Dann gut abspülen, abtropfen lassen und in eine Schüssel geben. Alle anderen Zutaten zugeben, gut vermengen und 30 Min. ziehen lassen. Anschließend die Mischung auf den Einschub eines Dörrapparats oder auf ein Backblech geben und bei 40 °C trocknen. Wenn bei deinem Ofen keine so niedrige Temperatur eingestellt werden kann, trockne die Kerne auf niedrigster Stufe, bis sie schön kross sind. Je nach Geschmack kann die Chilischote, die einiges an Schärfe mit sich bringt, auch weggelassen werden. Pro Portion 50 g vom Kern-Mix abwiegen.

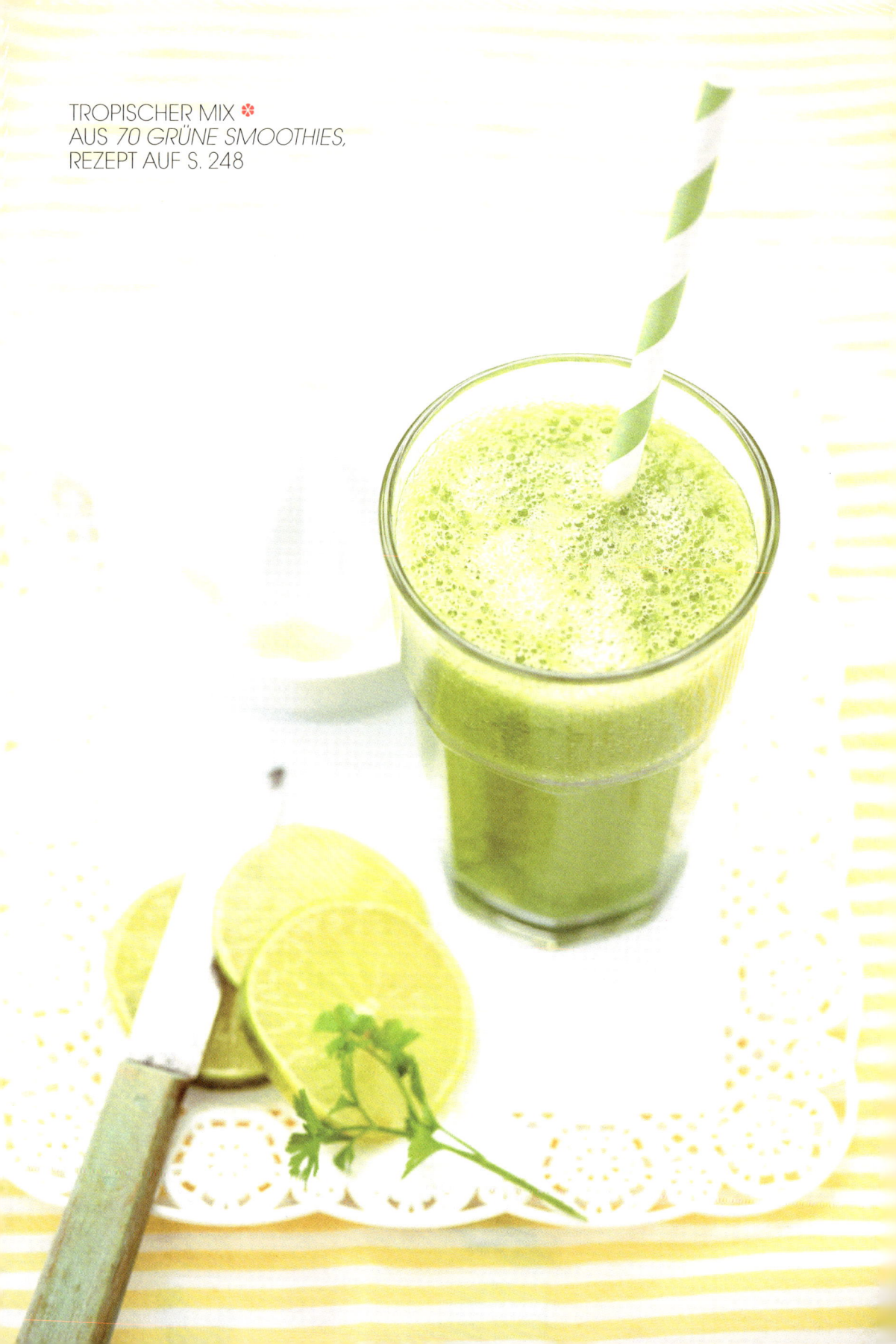

TROPISCHER MIX ✿
AUS *70 GRÜNE SMOOTHIES,*
REZEPT AUF S. 248

WOCHE 2

DIREKT NACH DEM AUFSTEHEN:
Guten-Morgen-Zitrone

FRÜHSTÜCK:
Quinoa mit Zimt

SNACK:
Grüner Smoothie nach Wahl,
vermischt mit 1 EL Kokosöl

MITTAGESSEN:
Salat-Sandwich mit süßsaurer Möhrenpaste

SNACK:
Schokolade vom Löffel (2 EL) und
1 Glas grüner Smoothie nach Wahl

ABENDESSEN:
Risotto mit Rotkohl

ZU GUTER LETZT:
1 Schokoladentrüffel

GETRÄNKE:
„Zauberwasser", Kräutertee oder
(Mineral-)Wasser (mind. 1½ l)

QUINOA MIT FRISCHEN FRÜCHTEN (FRÜHSTÜCK)

Zutaten für 1 Person:

* Frisches Obst nach Belieben, Granatapfel und Heidelbeeren passen herrlich
* 1 Portion Quinoa (vom gestrigen Mittagessen)
* Zimt nach Belieben

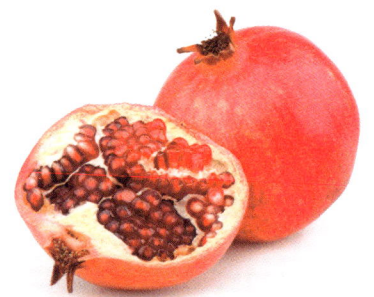

Das Obst in kleine Stücke schneiden (wenn notwendig) oder Granatapfelkerne auslösen und zur Quinoa geben. Nach Belieben mit Zimt bestreuen.

SALAT-SANDWICH MIT SÜSS-SAURER MÖHRENPASTE (MITTAGESSEN)

Zutaten für 3 Sandwiches:

* ½ Gurke
* 1 Avocado
* 6 große Blätter Romanasalat
* Süßsaure Möhrenpaste
* 3 Scheiben Räucherlachs

Die Gurke in 6 ca. 10 cm lange Stäbchen schneiden. Das Fruchtfleisch der Avocado in Scheiben schneiden. Den Romanasalat waschen und gut abtropfen lassen. 3 Blätter auf ein Brett legen und mit Möhrenpaste bestreichen. Anschließend mit allen weiteren Zutaten belegen und mit einem Salatblatt abschließen. Das Sandwich gut zusammen-drücken und genießen.

TIPP: Ein Salat-Sandwich ist schnell gemacht und kann vielseitig belegt werden. Außerdem ist es eine gelungene Abwechslung zu einem gewöhnlichen belegten Brot. Hier einige Rezeptideen, die ich gern mit dir teile:

* Salat-Sandwich mit Pesto, Quinoa und Gemüse
* Salat-Sandwich mit einem Stück Ziegenkäse, Avocado und frischen Sprossen
* Salat-Sandwich mit Olivenpaste, gekochtem Ei und Tomate

Welche Variante fällt dir ein?

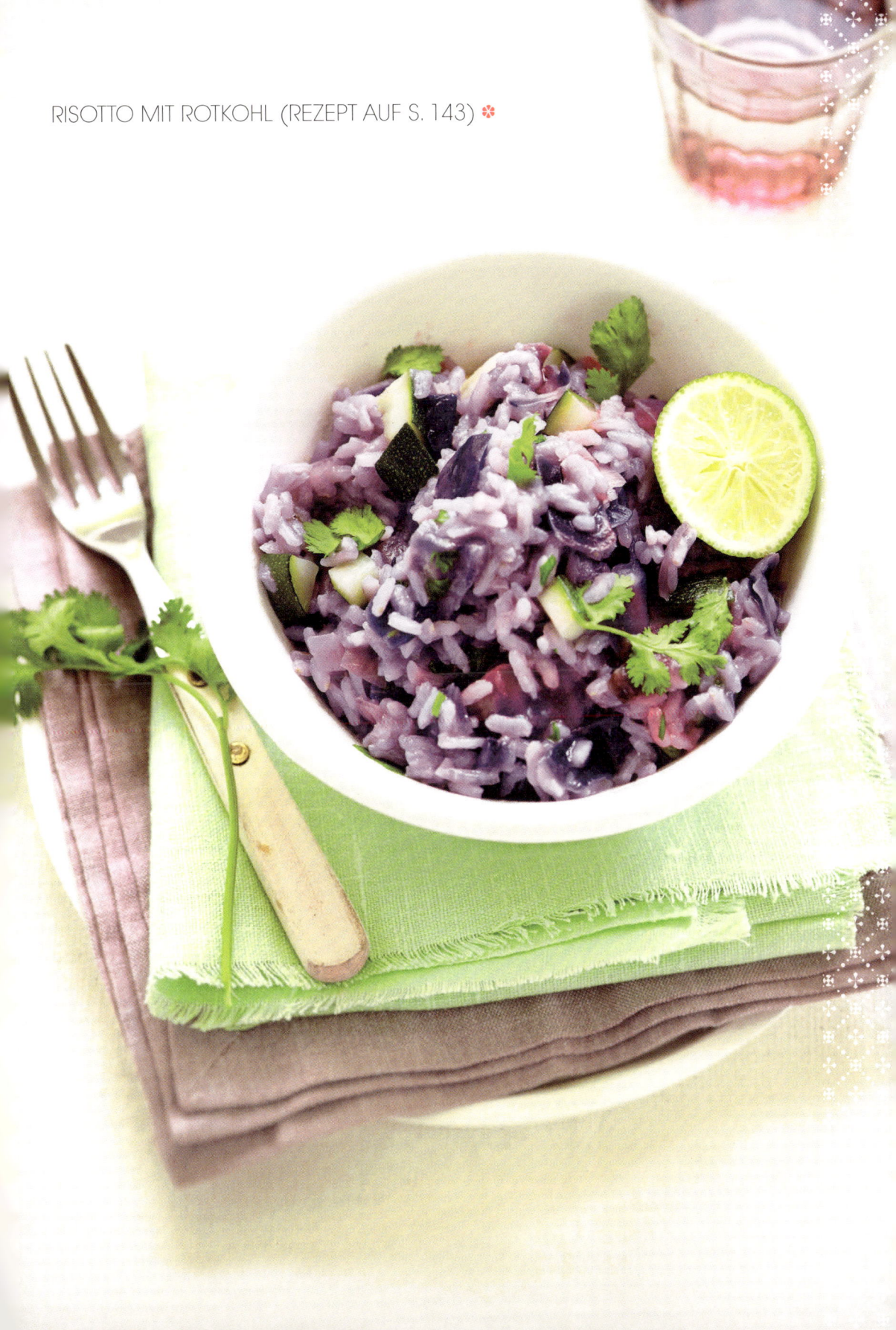

RISOTTO MIT ROTKOHL (REZEPT AUF S. 143) ✻

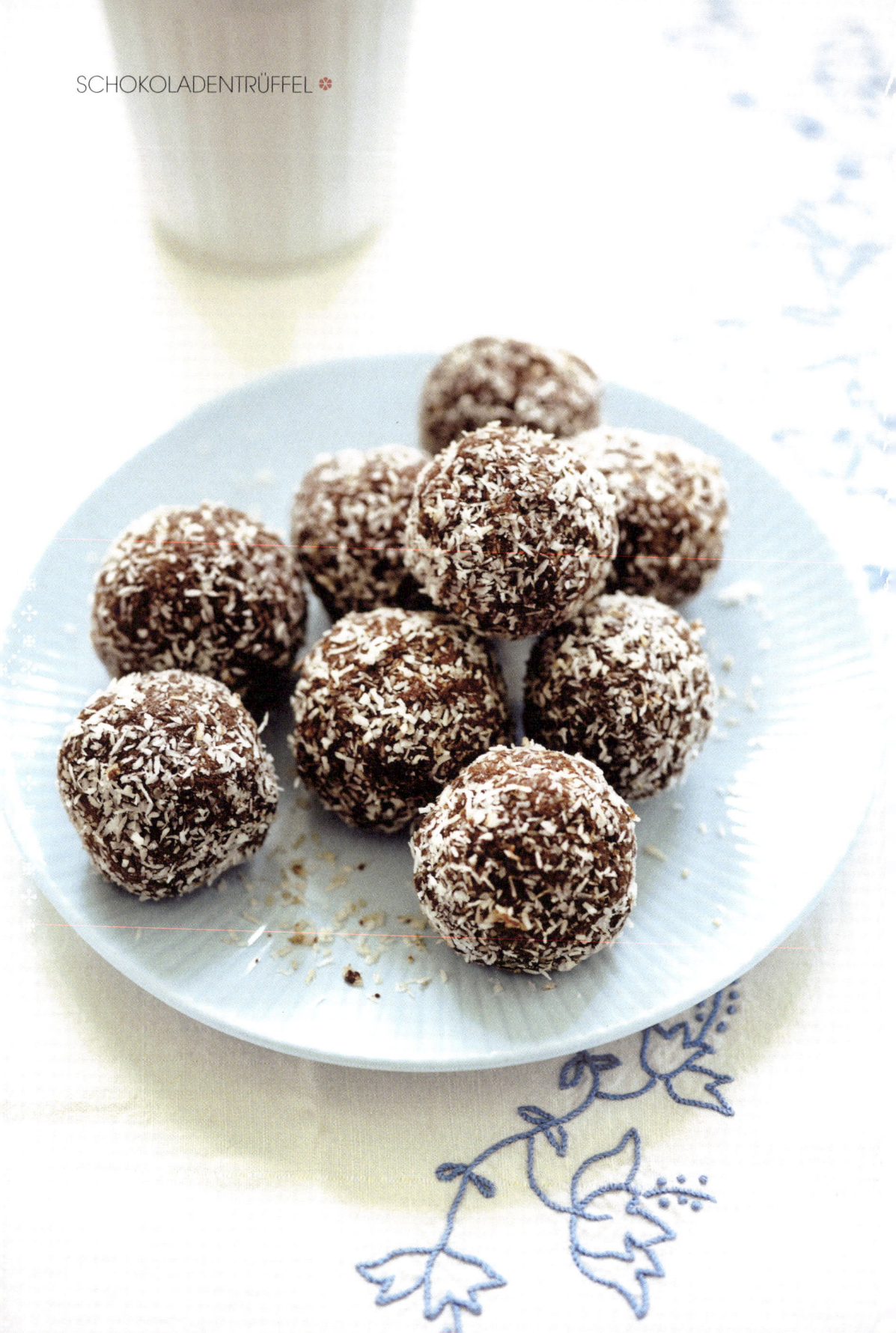

SCHOKOLADENTRÜFFEL* (zu guter Letzt)

Zutaten für ca. 35 Trüffel:

* 250 g gemahlene Mandeln oder Mandelmehl
* 90 g Kakaopulver
* 150 g Honig oder Ahornsirup
* 1 Prise Himalayasalz oder Meersalz
* 1 EL Kokosöl
* 20 g Kokosraspel

Alle Zutaten außer den Kokosraspel in eine Schüssel geben und gut vermengen. Aus einer kleinen Portion Teig eine Kugel rollen und diese in den Kokosraspel wenden, bis sie vollständig bedeckt ist. Auf diese Weise fortfahren, bis der Teig aufgebraucht ist. Kugeln in der Tiefkühltruhe fest werden lassen. Anschließend im Kühlschrank aufbewahren oder direkt tiefgekühlt genießen – herrlich!

RISOTTO MIT ROTKOHL* (Abendessen)

Zutaten für 2-3 Personen:

* 2 EL Olivenöl
* 1 rote oder weiße Zwiebel, fein gehackt
* 2 Knoblauchzehen, fein gehackt
* 200 g Arborio (Risottoreis) oder Quinoa
* ¾ Rotkohl, in grobe Schnitze geschnitten
* ½ Zucchini, gewürfelt
* 600 ml Gemüsebrühe
* Saft von ½ Limette
* 1 Handvoll Koriandergrün

Das Olivenöl in einer großen Pfanne erhitzen, die Zwiebel anschwitzen. Den Knoblauch zufügen und ebenfalls anschwitzen. Anschließend Reis, Rotkohl und Zucchini zugeben und kurz mitschwitzen. Gemüsebrühe aufkochen, zufügen und gut umrühren. Alles zum Kochen bringen und 20 Min. bei geringer Hitze ohne Deckel köcheln lassen. Den Reis im Auge behalten und wenn nötig, weitere kochend heiße Brühe zugießen. Ab und zu umrühren. Die Pfanne vom Herd nehmen und Limettensaft und gehacktes Koriandergrün zufügen. Sehr gut schmeckt dazu ein grüner Salat.

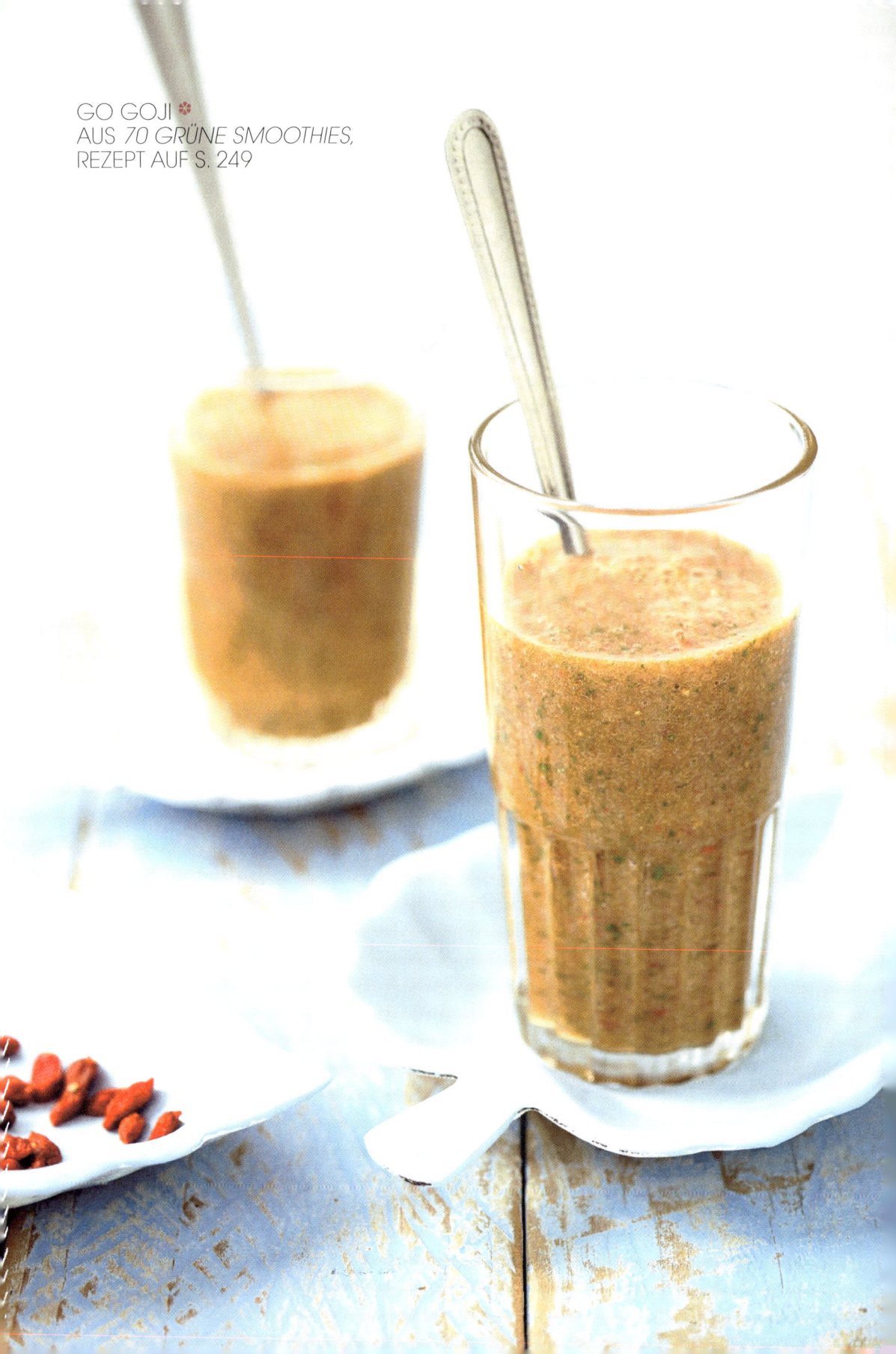

GO GOJI ✳
AUS *70 GRÜNE SMOOTHIES*,
REZEPT AUF S. 249

WOCHE 2

Tag 3

DIREKT NACH DEM AUFSTEHEN:
Guten-Morgen-Zitrone

FRÜHSTÜCK:
Grüner Smoothie nach Wahl,
vermischt mit 1 EL Kokosöl

SNACK:
2 Schokoladentrüffel und 1 großes Stück Gurke,
Sellerie oder Möhre

MITTAGESSEN:
Grüner Smoothie nach Wahl,
vermischt mit 1 EL Kokosöl

SNACK:
2 gekochte Eier und etwas Rohkost nach Wahl

ABENDESSEN:
Fenchel-Zucchini-Teller mit Zitrone und Kapern

ZU GUTER LETZT:
2 Schokoladentrüffel

GETRÄNKE:
„Zauberwasser", Kräutertee oder
(Mineral-)Wasser (mind. 1½ l)

TIPP
Schmeckt wunderbar
zu Knollensellerie-
Püree, Quinoa oder
Räucherlachs.

FENCHEL-ZUCCHINI-TELLER*

MIT ZITRONE UND KAPERN (abendessen)

Zubereitungszeit: 60 Minuten

Zutaten für 4 Personen:

* 1 Fenchelknolle
* 1 Zucchini
* 10 Schalotten, nach Belieben auch weniger
* ½ Knoblauchzehe
* 60 ml Olivenöl
* Himalayasalz oder Meersalz
* Frisch gemahlener schwarzer Pfeffer
* 3–4 Stängel frischer Thymian
* 150 g Kirschtomaten, halbiert

für das Dressing:

* 60 ml Olivenöl
* ½ TL Senf (ggf. glutenfrei)
* 50 g Kapern (Glas), abgetropft
* Saft von ½ Zitrone
* Himalayasalz oder Meersalz
* Frisch gemahlener schwarzer Pfeffer

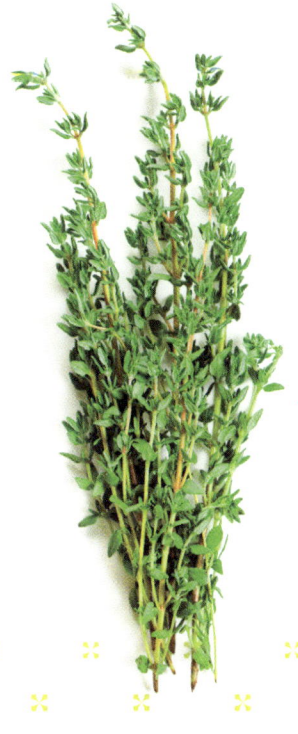

Den Backofen auf 150 °C vorheizen. Den Fenchel in Streifen und die Zucchini in ca. 1 cm dicke Scheiben schneiden. Die Schalotten und den Knoblauch schälen und fein würfeln. Fenchel, Zucchini, Schalotten und Knoblauch in einem tiefen Backblech mit Olivenöl, Salz, Pfeffer und Thymian vermengen. Für 40 Min. in den Ofen geben, dabei alle 15 Min. wenden. Anschließend den Ofen ausschalten, die Tomaten über das Gemüse geben und das Blech weitere 10. Min. im Ofen lassen. In der Zwischenzeit ein Dressing aus Olivenöl, Senf, Kapern und Zitronensaft zubereiten und mit Salz und Pfeffer würzen. Über das Gemüse geben und servieren.

TIPP

Um Zeit zu sparen, kannst du die Pfannkuchen für das morgige Mittagessen schon heute Abend vorbereiten. Stelle sie über Nacht in den Kühlschrank und wärme sie für das Mittagessen kurz in einer Pfanne auf. Aber auch kalt schmecken sie lecker. Du brauchst sie nur noch zu füllen. Wenn du morgen genug Zeit hast, kannst du sie auch frisch zubereiten und sofort genießen.

WOCHE 2

DIREKT NACH DEM AUFSTEHEN:
Guten-Morgen-Zitrone

FRÜHSTÜCK:
Grüner Smoothie nach Wahl,
vermischt mit 1 EL Kokosöl

SNACK:
Blüten-Bananen

MITTAGESSEN:
Reiswaffel mit Lachs und Gartenkresse

SNACK:
2 gekochte Eier und etwas Rohkost nach Wahl

ABENDESSEN:
Minestrone mit Kichererbsen

ZU GUTER LETZT:
2 Schokoladentrüffel

GETRÄNKE:
„Zauberwasser", Kräutertee oder
(Mineral-)Wasser (mind. 1½ l)

VORBEREITUNG FÜR TAG 5:
Buchweizen-Pfannkuchen backen.

REISWAFFEL

MIT LACHS UND GARTENKRESSE

(Mittagessen)

Zutaten für 1 Person:

* 3 Reiswaffeln
* Räucherlachs nach Belieben
* Gartenkresse nach Belieben

Reiswaffeln mit Lachs belegen und mit Gartenkresse garnieren. Ich selbst nehme immer reichlich Kresse, da Sprossen sehr gesund sind und dem Gericht einen tollen frischen Geschmack verleihen. Die Reiswaffeln erst kurz vor dem Essen belegen, da sie sonst schnell weich werden.

BLÜTEN-BANANEN (Snack)

Zutaten für 1 Person:

* 1 Banane
* Blütenpollen oder Zimt

Die Banane in Scheiben schneiden, diese in den Blütenpollen wälzen. Auf einem Teller anrichten und servieren. Falls keine Blütenpollen im Haus sind, können die Bananen auch mit Zimt bestreut werden, was ebenfalls sehr gut schmeckt. Oder Bananen mit beidem bestreuen, Blütenpollen und Zimt.

TIPP Bananen schmecken auch mit Kokosraspel und etwas rohem Kakaopulver köstlich.

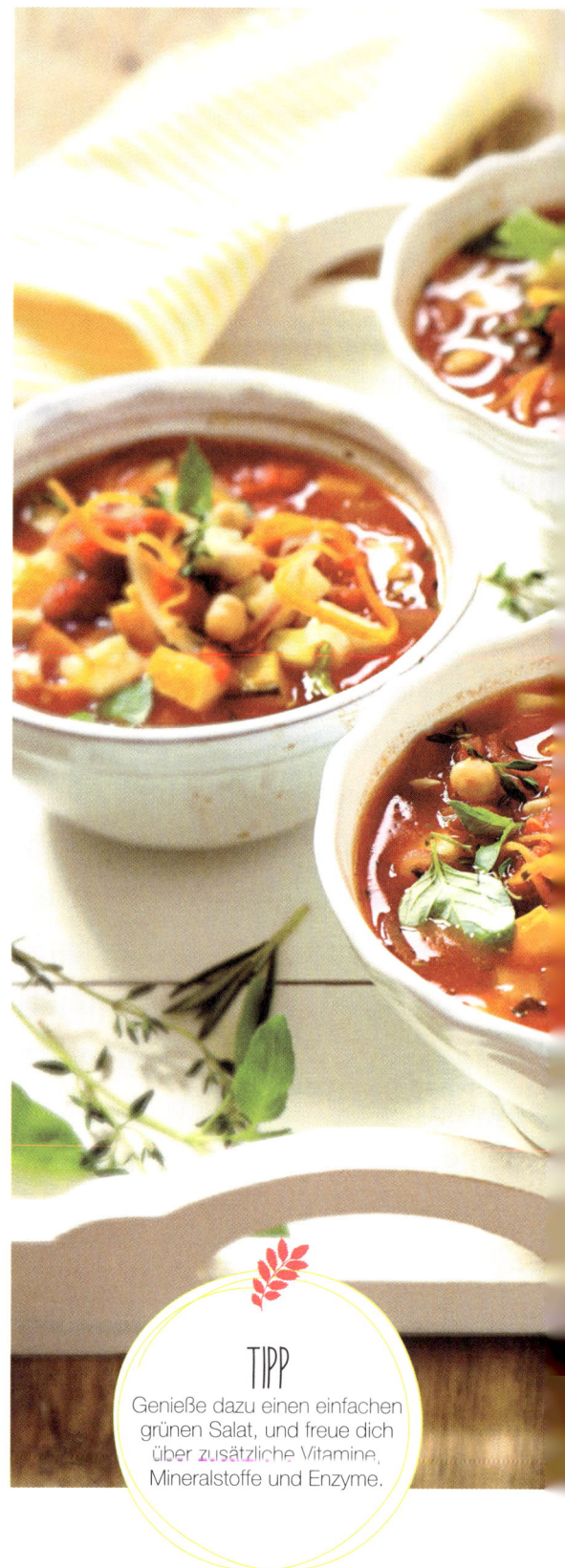

TIPP
Genieße dazu einen einfachen grünen Salat, und freue dich über zusätzliche Vitamine, Mineralstoffe und Enzyme.

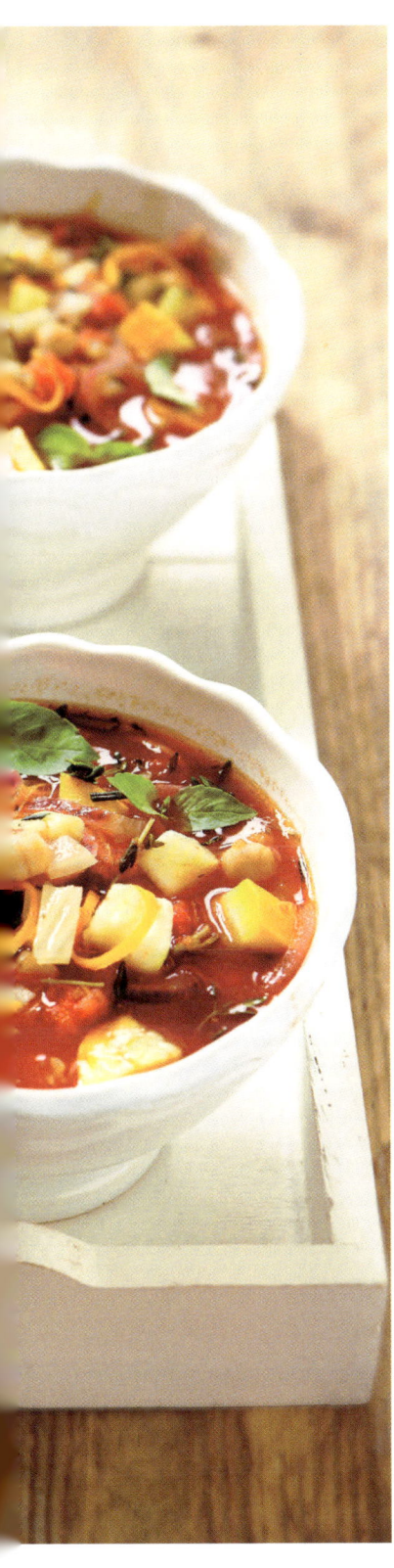

MINESTRONE*

MIT KICHERERBSEN (abendessen)

Zubereitungszeit: 45 Minuten

Zutaten für ca. 2 l Suppe:

* 2 l Gemüsebrühe
* 200 g Kichererbsen (Dose)
* 800 g gehackte Tomaten (Dose)
* 1 EL Butter
* 1 Zucchini, gewürfelt
* 1 große Möhre, gewürfelt
* 1 Fenchelknolle, klein geschnitten
* 1 rote Zwiebel, in Ringe geschnitten
* 2 Knoblauchzehen
* 2 EL Oregano
* 1 EL Thymian
* 1 EL Rosmarin
* Himalayasalz oder Meersalz
* Frisch gemahlener schwarzer Pfeffer
* 1 Handvoll frische Basilikumblätter

Die Gemüsebrühe zum Kochen bringen. Kichererbsen und Tomaten zufügen und die Hitze reduzieren. Butter in einer Pfanne erhitzen und das Gemüse mit den zerdrückten Knoblauchzehen 5–7 Min. anbraten, dabei regelmäßig umrühren. Oregano, Thymian und Rosmarin dazugeben. Anschließend das Gemüse in die Suppe geben. Mit Salz und Pfeffer würzen und ohne Deckel 10 Min. köcheln lassen. Mit Basilikum bestreuen und servieren. Guten Appetit!

Reste kannst du für dein morgiges Mittagessen oder als Snack für zwischendurch aufbewahren. Oder du frierst sie ein, um irgendwann erneut eine schnelle, gesunde Mahlzeit genießen zu können.

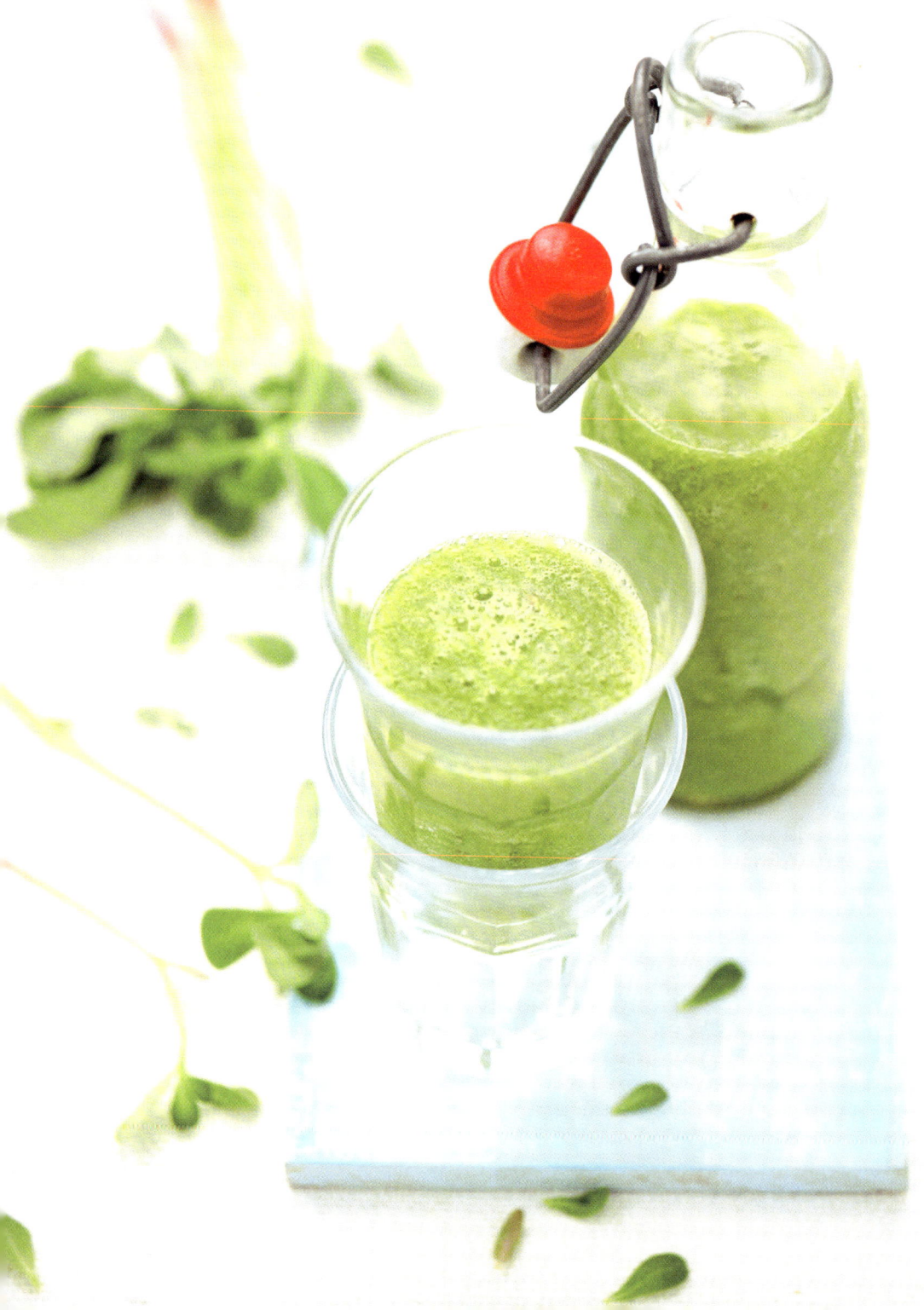

LECKERER PORTULAK ❋
AUS *70 GRÜNE SMOOTHIES,*
REZEPT AUF S. 249

WOCHE 2

DIREKT NACH DEM AUFSTEHEN:
Guten-Morgen-Zitrone

FRÜHSTÜCK:
Grüner Smoothie nach Wahl,
vermischt mit 1 EL Kokosöl

SNACK:
1 Portion Kerniger Mix

MITTAGESSEN:
Buchweizenpfannkuchen mit Füllung

SNACK:
Sellerie-Stäbchen

ABENDESSEN:
Romanasalat

ZU GUTER LETZT:
Apfel mit Zimt und Kokos

GETRÄNKE:
„Zauberwasser", Kräutertee oder
(Mineral-)Wasser (mind. 1½ l)

BUCHWEIZEN-PFANNKUCHEN*

MIT FÜLLUNG (MITTagessen)

Zubereitungszeit: 20 Minuten

Zutaten für ca. 4 Personen:

* 125 g Buchweizenmehl
* 125 g Kichererbsenmehl
* 650 ml Wasser
* 1 Ei
* 100 ml Olivenöl (ein mildes Öl wählen)
* 1 Schalotte, fein gehackt
* 1 Knoblauchzehe
* ½ TL Himalayasalz oder Meersalz
* Frisch gemahlener schwarzer Pfeffer
* Butter oder Kokosöl für die Pfanne
* Herzhafte Füllung nach Belieben

Alle Zutaten außer der Butter bzw. dem Kokosöl mit dem Stabmixer pürieren (auch die Schalotten). Pfannkuchen in der heißen Pfanne in viel Butter oder Kokosöl ausbacken. Mit verschiedenen Füllungen servieren.

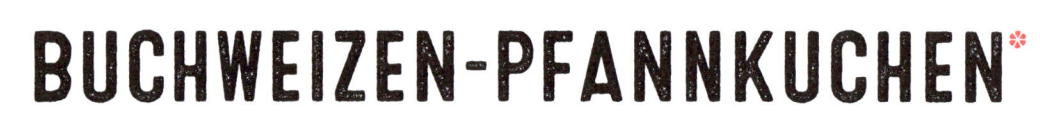

TIPPS für die füllung

* Ziegenweichkäse mit fein gehackter Minze, Avocado und Pfeffer und Salz
* Kirschtomaten mit Olivenöl, frischem Basilikum und Pfeffer und Salz
* Hummus
* Frischer Spinat, schwarze Bohnen und Olivenpaste

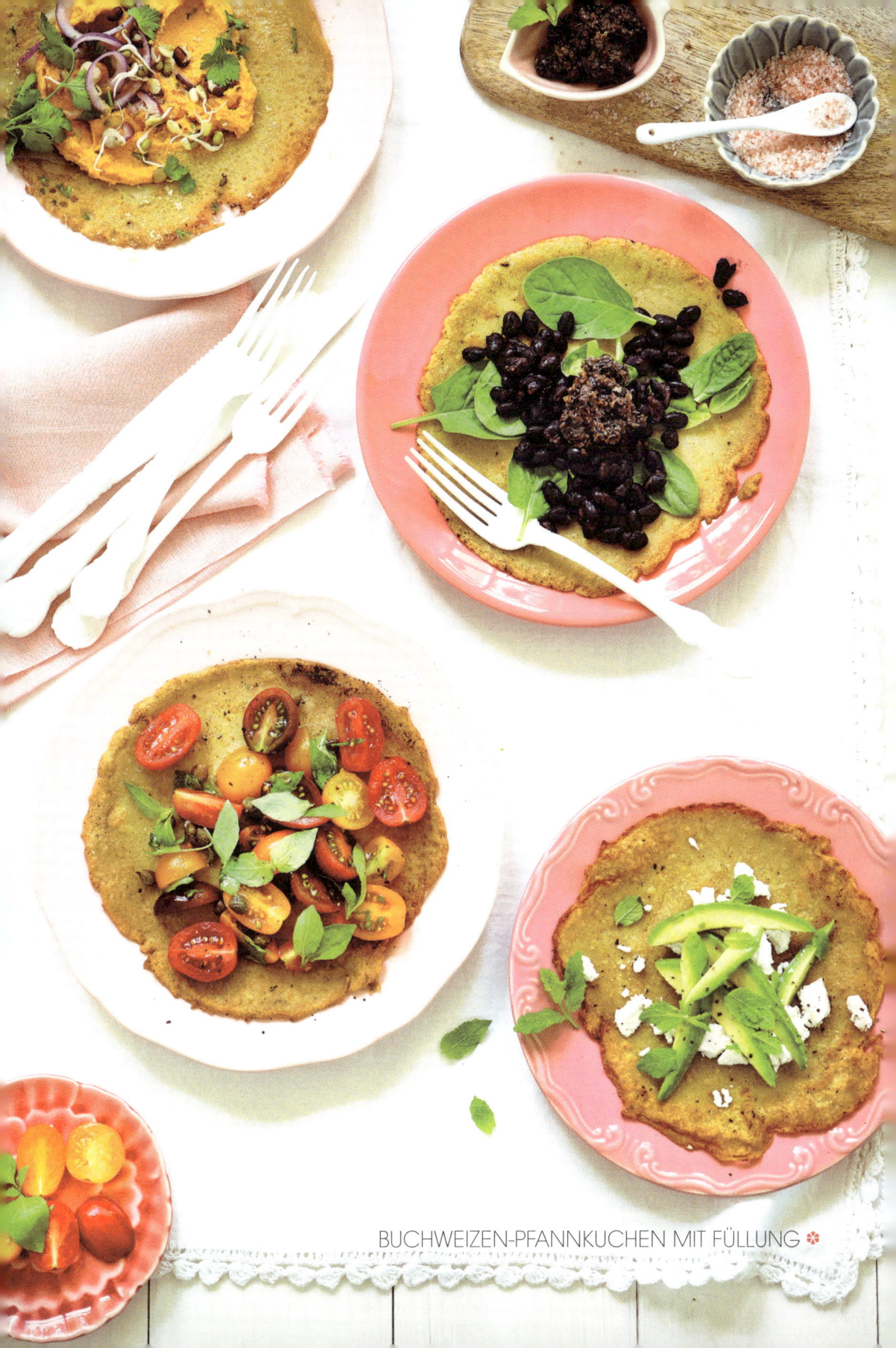

BUCHWEIZEN-PFANNKUCHEN MIT FÜLLUNG ✽

ROMANASALAT (abendessen)

Zutaten für 2 Personen:

* 1 Kopf Romanasalat, gewaschen, geputzt
  und in 1 cm breite Streifen geschnitten
* 3–4 Frühlingszwiebeln, in Ringe geschnitten
* 1 Bd. frischer Dill, fein gehackt
* Himalayasalz oder Meersalz
* Saft von 1 Zitrone
* Olivenöl

Salat, Frühlingszwiebeln und Dill in einer
großen Schüssel mischen und etwas Salz darübergeben. Zitronensaft zugeben und alles
vermengen, bis sich das Salz aufgelöst hat.
Mit Öl beträufeln und vorsichtig unterheben.
Sofort servieren.

APFEL MIT ZIMT UND KOKOS (zu guter letzt)

Zutaten für 1 Person:

* 1 Apfel
* 1 EL Kokosraspel
* Zimt

Den Apfel schälen (wenn es kein Bio-Apfel
ist), entkernen und in dünne Spalten
schneiden. Zuerst mit Kokosraspel, dann
nach Belieben mit Zimt bestreuen.

WOCHE 2

DIREKT NACH DEM AUFSTEHEN:
Guten-Morgen-Zitrone

FRÜHSTÜCK:
Banane mit Chia-Pudding

SNACK:
Tahini-Gurken

MITTAGESSEN:
Grüner Smoothie nach Wahl,
vermischt mit 1 EL Kokosöl

SNACK:
2 Trüffel und 1 Sellerie-Stäbchen

ABENDESSEN:
Pikante Möhrensuppe und Omelett

ZU GUTER LETZT:
Kerniger Kernmix

GETRÄNKE:
„Zauberwasser", Kräutertee oder
(Mineral-)Wasser (mind. 1½ l)

BANANE MIT CHIA-PUDDING (frühstück)

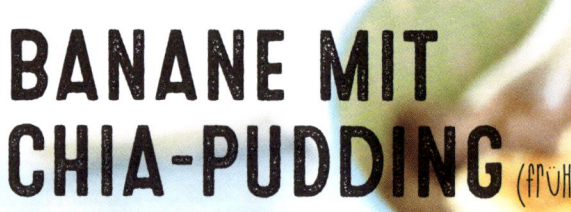

Zutaten für 1 Portion:

* 1 Banane
* 125 ml Hanfmilch, Mandelmilch oder Wasser, bei Bedarf mehr
* 5–6 EL Chia-Samen
* 1 TL Zimt

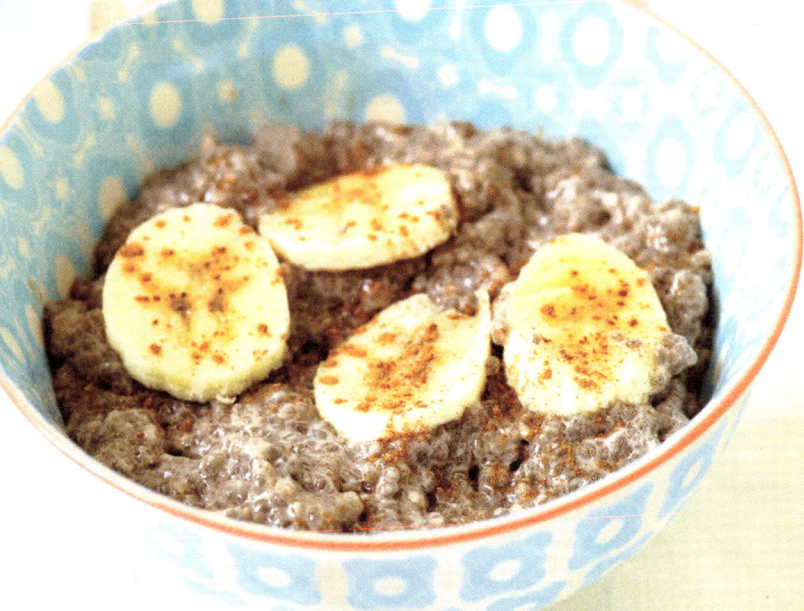

Banane und Milch oder Wasser in den Mixer geben und zu einer cremigen Milch pürieren. Anschließend die Chia-Samen zugeben und 5–10 Min. ziehen lassen, bis der Pudding leicht angedickt ist. Magst du den Pudding lieber etwas feiner, gib weitere Milch oder Wasser, für einen festeren Pudding zusätzliche Chia-Samen zu.

TAHINI-GURKEN (snack)

Zutaten für 1-3 Personen:

* ¾ Gurke
* Tahini (Sesampaste)
* 1 Handvoll Rosinen

Gurke waschen und in ca. 1 cm dicke Scheiben schneiden. Auf einem Teller anrichten. Jede Gurkenscheibe mit ½ TL Tahini bestreichen und mit je 1–3 Rosinen garnieren. Schmackhaft, gesund und sättigend!

PIKANTE MÖHRENSUPPE (abendessen)

(In fünf Minuten fertig!)

Zutaten für 2-3 Personen:

* 2 große Möhren, gewürfelt
* ½ Avocado
* ½ Knoblauchzehe
* ¼ weiße Zwiebel, gehackt (weiße Zwiebeln sind besonders mild, alternativ eine rote oder gelbe verwenden)
* ¼ TL frisch gemahlener schwarzer Pfeffer
* ¼ TL Cayennepfeffer
* 1 TL Garam masala oder ähnliche indische Gewürzmischung
* ½ TL Zimt
* 1 TL Himalayasalz oder Meersalz
* 1 ½ EL Apfelessig
* 1 Schuss Nama Shoyu nach Belieben
* 720 ml warmes Wasser
* 2–3 EL Olivenöl
* 1 Handvoll Kerne nach Belieben
* 1 Handvoll frische Kräuter nach Belieben

Alle Zutaten außer dem Olivenöl, den Kernen und Kräutern in den Mixer geben und zu einer glatten Suppe pürieren. Suppe mit etwas Olivenöl beträufeln, nach Belieben mit einer Handvoll Kernen und frischen Kräutern garnieren und sofort servieren.

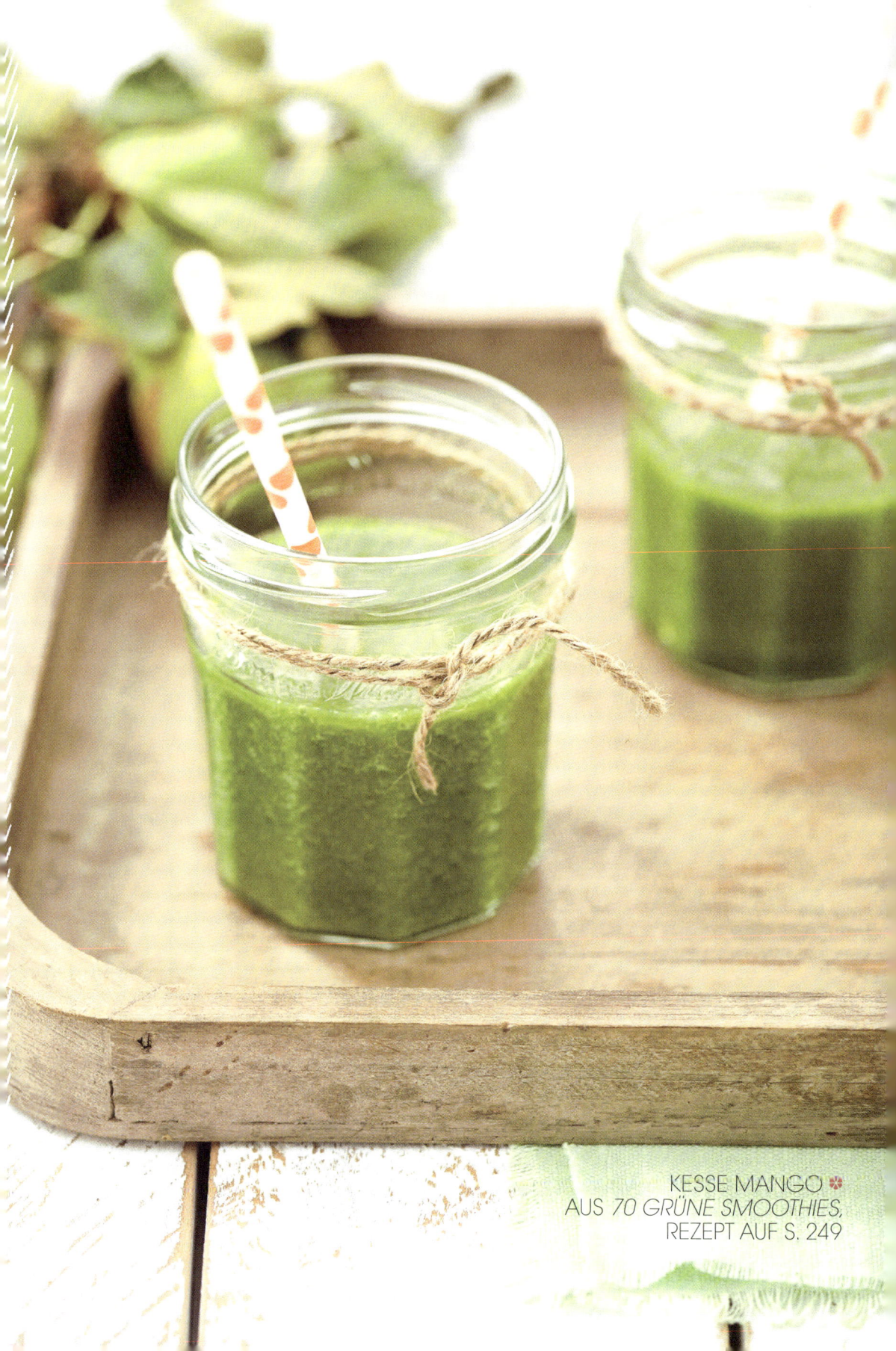

KESSE MANGO ✿
AUS *70 GRÜNE SMOOTHIES*,
REZEPT AUF S. 249

WOCHE 2

GRÜNE SMOOTHIE BOOTCAMP

Dies ist schon dein zweites Grüne-Smoothie-Bootcamp.
Einfach klasse! Wie fühlst du dich? Wie schon beim ersten
Bootcamp darfst du selbst entscheiden, welche Smoothies
du trinken möchtest – Hauptsache sie sind grün!
Außerdem möchte ich dir für heute eine kleine Aufgabe stellen.
(Hoffentlich hast du Lust darauf!)

RUF EINEN FREUND AN

Wie oft kommt es doch vor, dass Freundschaften versanden, ohne dass wir uns darüber Gedanken machen. Wenn man nicht (mehr) in der Nähe wohnt oder unterschiedliche Interessen entwickelt hat, kommt nur noch selten ein Treffen zustande. Dabei ist der Kontakt zu Freunden sehr wichtig für die eigene Gesundheit.

Ich möchte, dass du dich heute der Herausforderung stellst, eine/n alte/n Freund/in, eine/n Verwandte/n oder Bekannte/n anzurufen, die/den du schon eine Weile nicht gesprochen und gesehen hast, aus welchem Grund auch immer. Höre demjenigen, den du anrufst, gut zu, erzähle ihm, dass du ihn oder sie vermisst hast, verabrede dich oder tu, was auch immer sich ergibt.

Noch ein Hinweis: Umgib dich mit Gleichgesinnten.

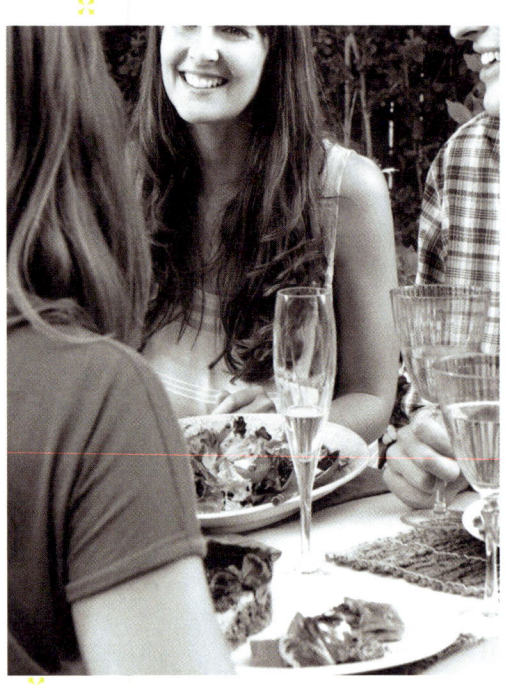

Ein gutes soziales Netz kann eindeutig mit einer höheren Lebenserwartung in Verbindung gebracht werden.

Nimm also einmal deinen Freundeskreis daraufhin unter die Lupe, welche deiner Freunde deine guten Gewohnheiten anregen, unterstützen oder sogar selbst danach leben. Es wäre schön, wenn Familienmitglieder ganz oben auf deiner Liste stünden, aber das ist natürlich nicht immer der Fall. Es wäre nämlich leider nicht ungewöhnlich, wenn dein Partner oder enge Verwandte anders über gesunde Ernährung denken als du. Und das ist auch völlig in Ordnung. Wenn deine Lieben anderes Essen bevorzugen, bedeutet das für dich zwar besonders viel Einsatz und Hingabe, aber es ist machbar. Wichtig ist, die anderen nicht wegen ihrer Entscheidungen zu verurteilen. Jeder tut das, was für ihn oder

ICH Bin DankBar
für unsere freundschaft

sie am besten ist, und wenn du das akzeptierst, bringt das viel Ruhe mit sich. Sei auch nicht zu hart zu dir selbst, wenn du einmal mit deiner Familie zusammen etwas isst, was nicht ganz so gesund ist, sondern genieße es einfach. Ich persönlich finde es sehr wichtig, nicht nur Leib, sondern auch Seele gesund zu halten, und das gelingt mir am besten, wenn ich mir ab und zu in netter Gesellschaft eine Portion Pommes gönne. Sich dagegen zu sträuben hat oft den gegenteiligen Effekt und kann zu Stress führen oder sogar zu einem gestörten Essverhalten. Wenn du dich grundsätzlich gesund ernährst, ist nichts gegen eine gelegentliche Ausnahme einzuwenden, und die solltest du auch genießen! Meist gibt es auch die Möglichkeit, den goldenen Mittelweg zu wählen: zum Beispiel Pommes zu essen, dazu aber kein Schnitzel und keine Currywurst zu bestellen wie üblich, sondern einen leckeren Salat.

Ein letzter Tipp: Nehmt euch Zeit füreinander. Verbringe mindestens eine halbe Stunde pro Tag mit engen Freunden oder Verwandten. Legt eine konkrete Zeit fest, zu der ihr euch trefft, um gemeinsam zu essen oder spazieren zu gehen. Sicher, das klingt einfach, aber überlege mal ernsthaft, wie oft du so etwas tatsächlich machst. Und es lohnt sich wirklich, eine Gewohnheit daraus zu machen.

Für heute viel Erfolg!

Bis morgen.

DAS BRAUCHST DU IN WOCHE 3
❊ ERSTE WOCHENHÄLFTE

FRISCHE KRÄUTER

Basilikum (alternativ
   getrocknetes Basilikum)
Petersilie
Salbei (alternativ getrockneter Salbei)

GETROCKNETE KRÄUTER UND GEWÜRZE

Cayennepfeffer
Currypulver
Kräutersalz
Kurkuma (Gelbwurz)
Kümmelsamen
Meersalz oder Himalayasalz
Paprikapulver
Schwarzer Pfeffer
Zimt

GETROCKNETE FRÜCHTE UND NÜSSE

10 Datteln
Mandeln oder andere
   Nüsse für Nussmilch
Pekannüsse
Rosinen
Sonnenblumenkerne
Walnüsse

SUPERFOOD

Rohes Kakaopulver
Kokosöl
Leinsamen
Maca
Getrocknete Maulbeeren
Spirulina

FRISCHES OBST UND GEMÜSE

4 Äpfel
5 Avocados (2 davon für
   später in der Woche, diese nicht überreif kaufen)
1 reife Banane
300 g gemischter Blattsalat
750 g Brokkoli
50 g Erbsen (TK)
2 Portionen Gemüse für
   bunten Salat
3 Gurken
1 großes Stück frischer
   Ingwer
1 Knoblauchknolle
3 Stangen Lauch
1 Bd. Möhren
   (mind. 8 Möhren)
2 Orangen
½ Rot- oder Weißkohl

1 Stange Staudenellerie
250 g frischer Spinat
1 kg Süßkartoffeln
1 Tomate
13 Zitronen
4 weiße Zwiebeln

TIERISCHE PRODUKTE

Butter
13 Eier
50 g Feta
Fleisch oder Fisch nach
   Belieben (ungewürzt und
   unbehandelt)
200 g Hühnerbrustfilet
nach Belieben
100 g Räucherlachs nach
   Belieben
150 g Ziegenweichkäse

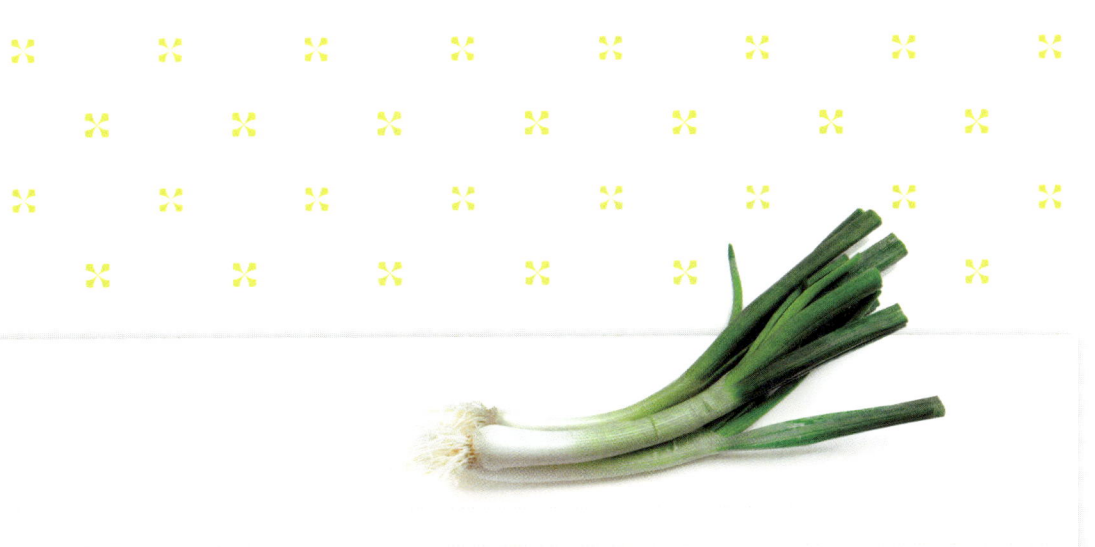

ÖL, ESSIG UND NUSSPASTEN

Erdnussbutter
Olivenöl
Tahini (Sesampaste)

DIVERSES

Gemüsebrühe ohne
   Hefeextrakt (instant)
1 Glas Kapern
250 g Kichererbsen (Dose)
650 ml Kokosmilch
Kräutertee
200 g rote Linsen
1 l Mandelmilch (falls
   nicht selbst hergestellt)
Nährhefe (erhältlich im
   Bioladen)
160 g schwarze Oliven
500 g Quinoa
Reiswaffeln
1 Glas getrocknete Tomaten
   in Öl
Senf (ggf. glutenfrei)

GEMÜSE UND OBST FÜR DIE GRÜNEN SMOOTHIES

Entscheide selbst, welche Smoothies du zubereiten möchtest und was du dafür benötigst.

GEMÜSE FÜR DIE ZWEITE WOCHENHÄLFTE:

Frisches Basilikum nach
   Belieben
Blattgemüse für deine
   grünen Smoothies
2 Frühlingszwiebeln
300 g Grünkohl
1 Gurke

100 g Kirschtomaten
Frische Minze
1 rote oder gelbe Paprika
300 g Portulak
200 g frischer Spinat
4 Tomaten
1 Zucchini

WOW,
DU BIST
SCHON ZWEI
WOCHEN DABEI!

WOCHE

3

Jetzt hast du dich schon zwei Wochen lang auf eine völlig neue Art der Ernährung eingelassen. Wie geht es dir? Gut möglich, dass du dich schon ganz anders fühlst, gesünder und vitaler. Vielleicht findest du es aber auch anstrengend, den Ernährungsplan durchzuhalten. Versuche in diesem Fall, das Programm als Chance zu sehen und nicht als eine Art Verpflichtung. Sieh es als eine Chance, neue Dinge zu lernen und an einer besseren Gesundheit zu arbeiten. Dieser veränderte Blickwinkel macht es vielleicht etwas einfacher, durchzuhalten. Ich habe mich bewusst dafür entschieden, dich auch jeden Tag ein bisschen naschen zu lassen. Hoffentlich kannst du diese kleinen Naschereien genießen …

Ich wünsche dir in der dritten Woche viel Vergnügen. Genieße das köstliche Essen und die Veränderungen, die du an dir erlebst.

ZAUBERWASSER

(über den Tag verteilt trinken)

Zutaten:

* 1 ½ l Wasser
* ½ Gurke
* 1 Orange, geschält
* 1 Stück (1cm) frischer Ingwer
* ½ TL Kurkuma

Die Gurke würfeln und die Orange in Spalten schneiden. Alle Zutaten in einen Mixer geben und so lange pürieren, bis eine glatte Flüssigkeit entstanden ist. Über den Tag verteilt trinken.

WOCHE 3

Tag 1

DIREKT NACH DEM AUFSTEHEN:
Guten-Morgen-Zitrone

FRÜHSTÜCK:
Grüner Smoothie nach Wahl,
vermischt mit 1 EL Kokosöl

SNACK:
2 gekochte Eier und eine halbe Avocado

MITTAGESSEN:
Grüner Salat mit Räucherlachs

SNACK:
Grüner Smoothie nach Wahl,
vermischt mit 1 EL Kokosöl

ABENDESSEN:
Kelp-Nudeln mit Kokossauce

ZU GUTER LETZT:
2 gefüllte Dattel-Brocken (s. Woche 1, Tag 3)

GETRÄNKE:
„Zauberwasser", Kräutertee oder
(Mineral-)Wasser (mind. 1½ l)

GRÜNER SALAT

MIT RÄUCHERLACHS (MITTagessen)

Zutaten:

* Blattgemüse nach Belieben
* Gurke
* Tomate
* 1 Möhre, gerieben
* 1 EL Kapern
* 100 g Räucherlachs
* Saft von ½ Zitrone

Für diesen Salat reichlich Blattgemüse nach Belieben verwenden. Gurke und Tomate klein schneiden und mit dem Blattgemüse und der geriebenen Möhre in eine Schüssel geben. Einige Kapern über den Salat geben. Noch delikater wird der Salat mit etwas Räucherlachs. Durch den Zitronensaft bekommt der Salat einen frischen Touch.

KELP-NUDELN *

MIT KOKOSSAUCE (abendessen)

Zutaten für 2 große Portionen:

* 1 Pck. Kelp-Nudeln (350 g) (alternativ Quinoa oder Zucchini-Nudeln verwenden)
* Saft von 1 Zitrone
* 150 ml Kokosmilch
* 2 große EL Erdnussbutter
* 1 Schalotte, fein gehackt

* 1 Stück (1 cm) frischer Ingwer nach Belieben, fein gehackt
* 200 g junger Blattspinat
* ½ Gurke, in feine Streifen geschnitten
* 1 Möhre, fein gerieben

Die Kelp-Nudeln mind. 30 Min. in kaltem Wasser einweichen, damit sie etwas weicher werden. Abtropfen lassen und mit dem Saft einer halben Zitrone vermengen.

In einem kleinen Topf Kokosmilch und Erdnussbutter erhitzen und die Schalotte, den Saft einer halben Zitrone und den Ingwer zugeben. Umrühren, bis die Sauce cremig ist, dann den Topf vom Herd nehmen. Spinat waschen, putzen, trocknen und auf zwei Teller verteilen. Die Nudeln auf den Spinat geben. Etwas Sauce auf die Nudeln geben und mit Gurkenstreifen und Möhrenraspeln garnieren.

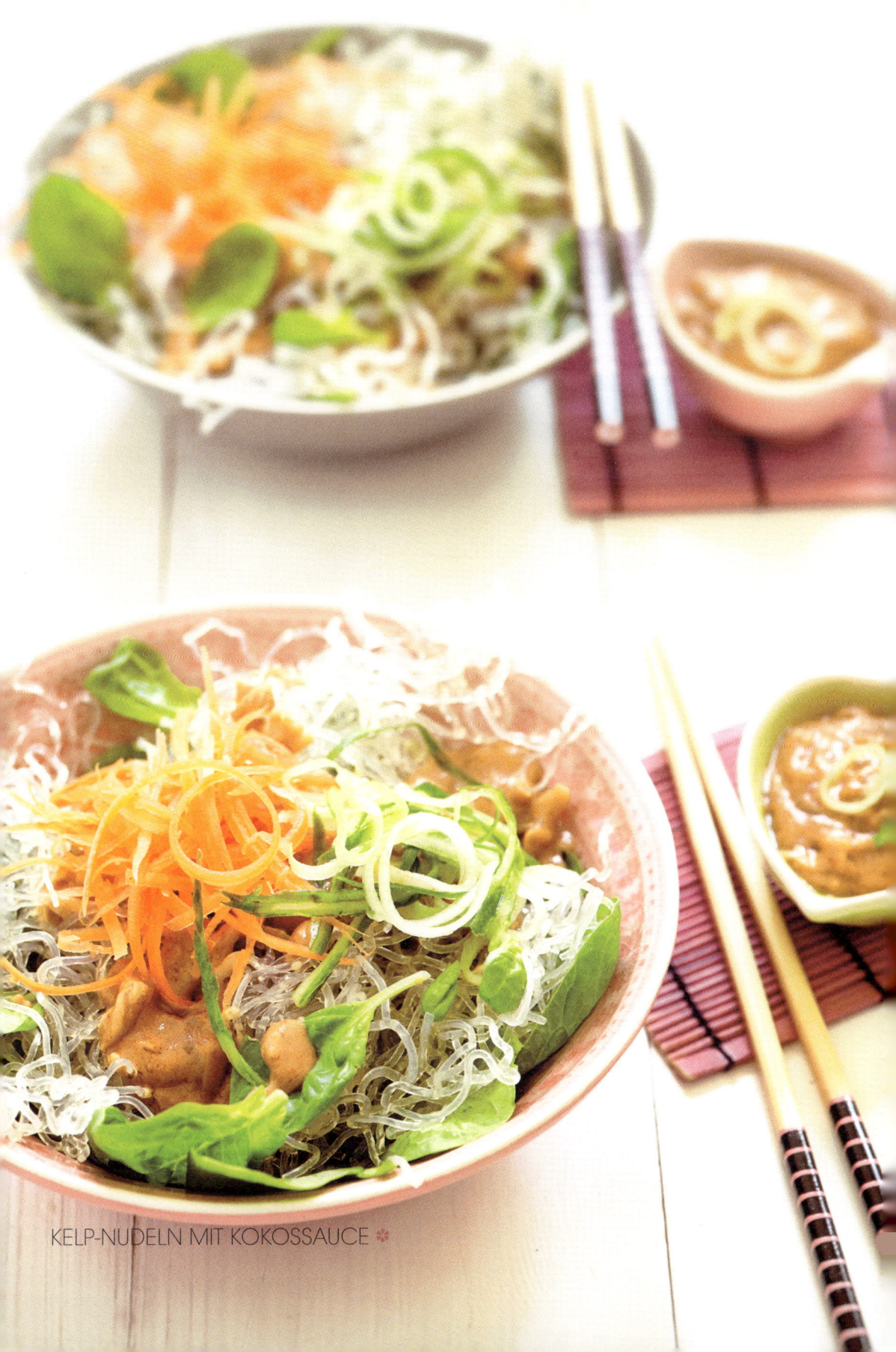

KELP-NUDELN MIT KOKOSSAUCE ✽

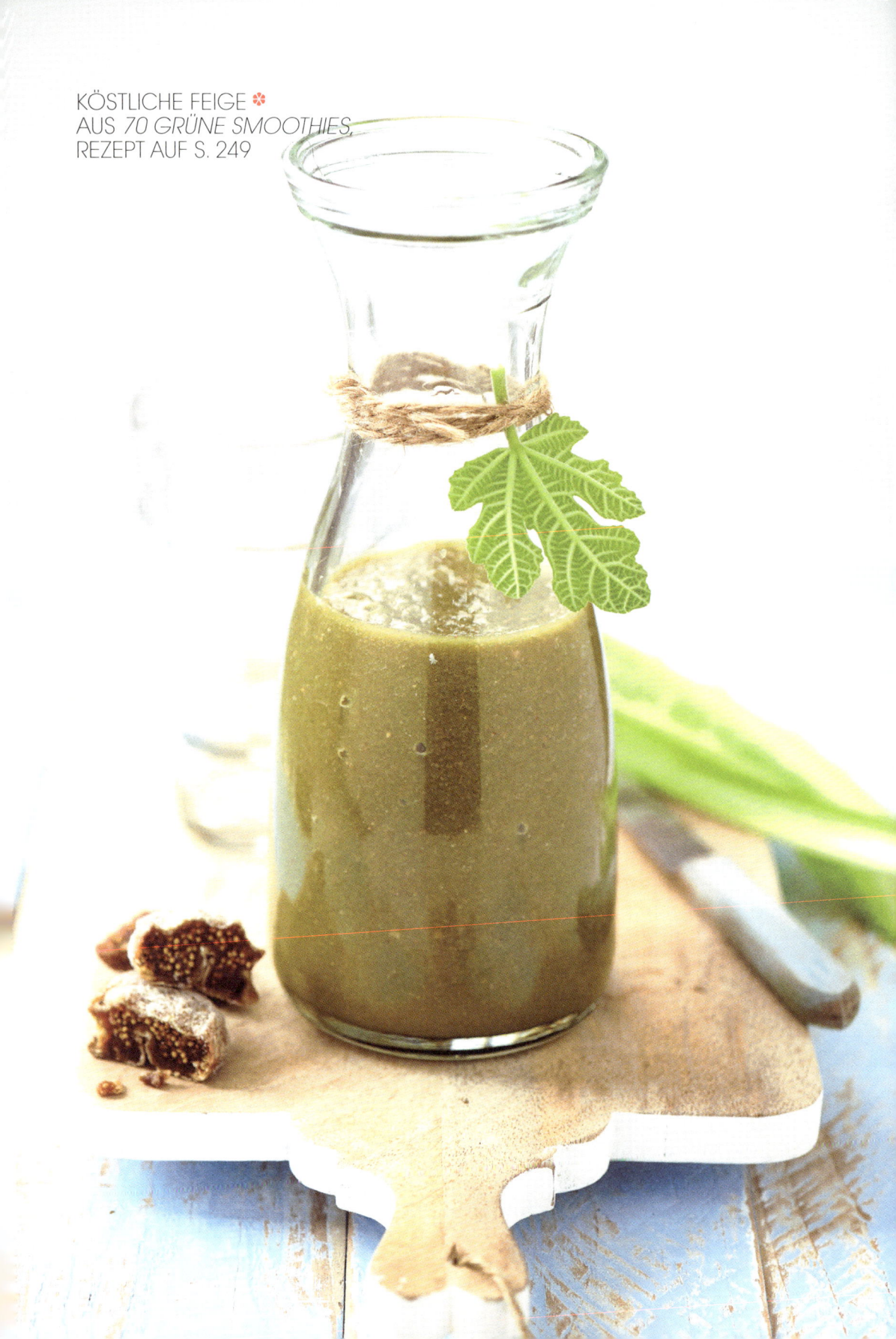

KÖSTLICHE FEIGE ❉
AUS *70 GRÜNE SMOOTHIES*,
REZEPT AUF S. 249

WOCHE 3

Tag 2

DIREKT NACH DEM AUFSTEHEN:
Guten-Morgen-Zitrone

FRÜHSTÜCK:
Grüner Smoothie nach Wahl,
vermischt mit 1 EL Kokosöl

SNACK:
1 gekochtes Ei und Gurkenscheiben nach Belieben

MITTAGESSEN:
Grüner Smoothie nach Wahl,
vermischt mit 1 EL Kokosöl

SNACK:
2 gefüllte Dattel-Brocken

ABENDESSEN:
Einfache Lauchsuppe mit Salat

ZU GUTER LETZT:
Heißer Kakao mit Ingwer

GETRÄNKE:
„Zauberwasser", Kräutertee oder
(Mineral-)Wasser (mind. 1½ l)

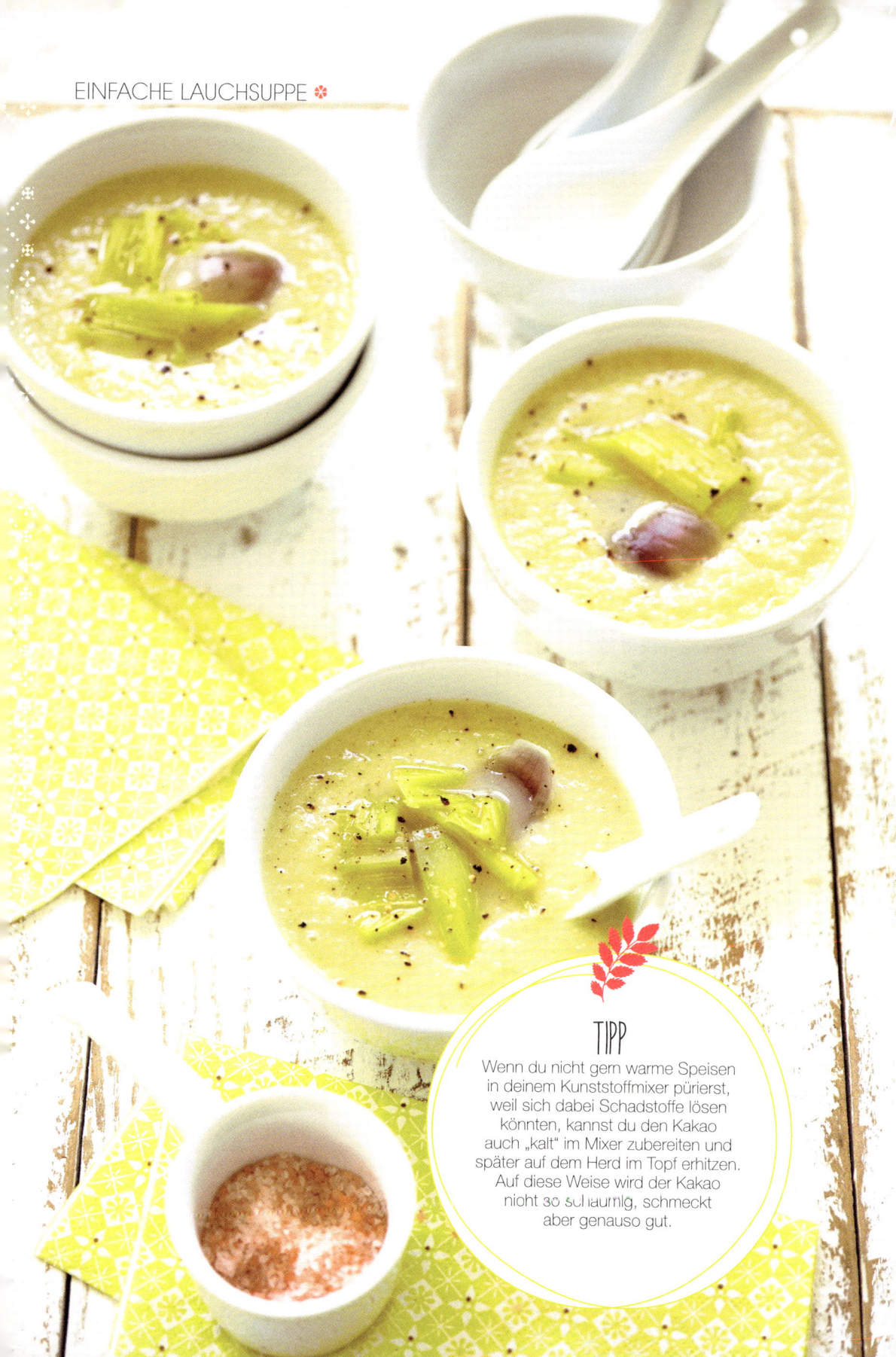

TIPP

Wenn du nicht gern warme Speisen
in deinem Kunststoffmixer pürierst,
weil sich dabei Schadstoffe lösen
könnten, kannst du den Kakao
auch „kalt" im Mixer zubereiten und
später auf dem Herd im Topf erhitzen.
Auf diese Weise wird der Kakao
nicht so schaumig, schmeckt
aber genauso gut.

EINFACHE LAUCHSUPPE ✳ (abendessen)

Zutaten:

* 1 EL Butter
* 3 Zwiebeln, grob gehackt
* 3 Stangen Lauch, in feine Ringe geschnitten
* 1 l Gemüsebrühe
* Frisch gemahlener schwarzer Pfeffer
* Himalayasalz oder Meersalz

Butter in einer tiefen Pfanne zerlassen und die Zwiebeln unter Rühren anschwitzen. Den Lauch zufügen und 5 Min. bei geringer Hitze dünsten. Anschließend etwas Gemüse aus der Pfanne nehmen und beiseitestellen, den Rest mit Brühe aufgießen, zum Kochen bringen und köcheln lassen. Sobald der Lauch weich geworden ist (in der Regel nach 15–20 Min), die Suppe mit dem Stabmixer oder im Mixer pürieren. Bei einem Kunststoffmixer die Suppe erst abkühlen lassen und dann hineingeben. Kannen aus Kunststoff enthalten oft BPA, eine Substanz, die gefährliche Nebenwirkungen haben kann und die freigesetzt wird, wenn sie erhitzt wird. Nach Belieben zusätzliches Wasser zugeben, um die Suppe zu verdünnen. Das übrige Gemüse als Einlage in die Suppe geben. Mit Pfeffer und Salz würzen. Mit einem frischen Salat nach Wahl wird diese Suppe zu einer kompletten Mahlzeit.

HEISSE SCHOKOLADE

MIT INGWER (zu guter Letzt)

Zutaten für 1 großes Glas Kakao:

* 250 ml Nussmilch oder Mandelmilch
  (Haselnussmilch ist mein Favorit)
* 1 EL Kakaopulver
* 1 Stück (½ cm) frischer Ingwer,
* 1 Handvoll frische Datteln, entkernt
* 1 Prise Zimt
* 1 Prise Himalayasalz oder Meersalz
* ½ TL gemahlene Leinsamen

Milch in einem Topf erhitzen und in den Mixer gießen, sobald sie warm genug ist. Mit allen anderen Zutaten schaumig pürieren. Genieße die köstliche heiße Schokolade, höre dabei Musik, zünde einige Kerzen an und schnappe dir ein gutes Buch. Und dann entspanne! Es ist einfach zu schön, sich selbst zu verwöhnen.

Wenn du das Programm im Sommer machst, hast du vielleicht keine Lust auf heiße Schokolade. Trinke sie einfach kalt, das schmeckt genauso gut.

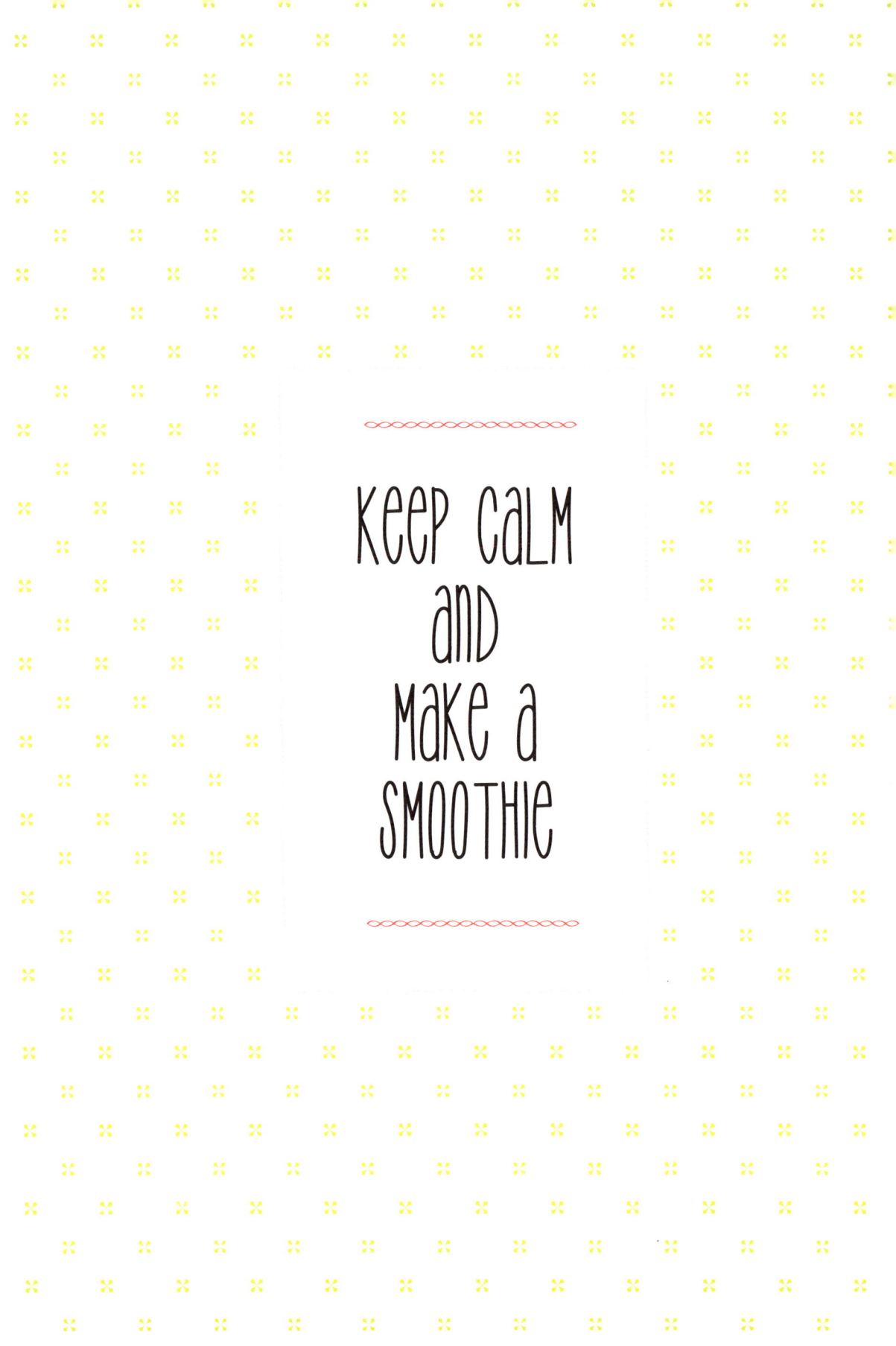

WOCHE 3

DIREKT NACH DEM AUFSTEHEN:
Guten-Morgen-Zitrone

FRÜHSTÜCK:
Grüner Smoothie nach Wahl,
vermischt mit 1 EL Kokosöl

SNACK:
1 Reiswaffel mit Avocado

MITTAGESSEN:
Grüner Smoothie nach Wahl,
vermischt mit 1 EL Kokosöl

SNACK:
1 Apfel, in Spalten, mit Zimt und
1 EL rohen, ungesalzenen Nüssen nach Belieben

ABENDESSEN:
Brokkoli-Süßkartoffel-Püree

ZU GUTER LETZT:
Heißer Kakao mit Ingwer oder
eine Tasse Kräutertee

GETRÄNKE:
„Zauberwasser", Kräutertee oder
(Mineral-)Wasser (mind. 1½ l)

FÜR DIE NÄCHSTEN TAGE VORBEREITEN:
Fermentiertes Sauerkraut und Eiermuffins

ROHES, FERMENTIERTES

Rohes, fermentiertes Sauerkraut ist etwas ganz anderes als das, was du vermutlich aus dem Supermarkt kennst. Dieses Sauerkraut ist oft gezuckert und außerdem erhitzt worden, wodurch die gesunden Eigenschaften verloren gegangen sind. Besser ist es, das Sauerkraut zu fermentieren, so wie wir es tun werden.

Fermentation ist ein natürlicher Prozess, den man bereits seit über hundert Jahren nutzt, um Gemüse haltbarer zu machen, sodass es nicht schlecht wird, ohne in Kühlschrank oder Tiefkühltruhe aufbewahrt zu werden. Durch die Umwandlung des natürlich vorkommenden Zuckers zu Milchsäure erhält rohes Sauerkraut seinen sauren Geschmack. Diese Umwandlung erfolgt mithilfe der Bakterien, die von Natur aus im Kohl vorkommen. Die Milchsäure gibt dem Sauerkraut nicht nur seinen köstlichen frisch-sauren Geschmack, sondern sorgt auch dafür, dass es nicht verdirbt. Während der Prozess der Fermentation läuft, nimmt die Anzahl der guten Bakterien zu, wodurch das Sauerkraut zu einem echten Superfood wird. Es ist extrem gesund für Darm, Verdauung und auch für die Haut, denn ein funktionierendes Verdauungssystem und eine gute Darmflora sind die Grundlage für schöne Haut. Wie praktisch, dass fermentiertes Sauerkraut außerdem auch noch ganz einfach herzustellen ist.

Ich hoffe, dir schmeckt dieses Sauerkraut so hervorragend, dass du es in Zukunft häufiger zubereitest. Idealerweise ergänzt du jedes Essen um 2 Esslöffel des fermentierten Gemüses, wie es früher üblich war. Außerdem kannst du auf diese Weise ohne Zeitaufwand eine wohltuende Mahlzeit auf den Tisch bringen, wenn du einmal keine Lust zum Kochen hast. Ich persönlich mache mir ab und zu ein „faules Essen" aus Omelett, Avocado und rohem, fermentiertem Sauerkraut. Das schmeckt, ist nahrhaft und in 5 Minuten auf dem Tisch!

SAUERKRAUT

Zutaten für 1 Weckglas mit 1 l Fassungsvermögen:

* ½ mittelgroßer Rotkohl oder Weißkohl
* 4 große Möhren
* 3 Stangen Staudensellerie
* 1 Stück (2 cm) frischer Ingwer
* 1 Apfel
* 2 Kapseln Probiotika nach Belieben
  (beschleunigen den Prozess)
* 1 TL Salz
* 1 Schuss Wasser
* 1 TL Kümmelsamen

Kohl, Möhren, Sellerie, Ingwer und Apfel so klein würfeln oder reiben wie möglich. Eine Küchenmaschine kann hierbei eine große Hilfe sein. Das klein geschnittene Obst und Gemüse und die Probiotika in eine Schüssel geben und so zerstampfen, dass das Wasser herausgepresst wird. Die Zugabe von Salz vereinfacht diesen Vorgang. Alternativ 1 Handvoll Gemüse mit den Probiotika und etwas Wasser im Mixer zu einer sämigen Masse pürieren. Dieser sämige Teil ist notwendig, damit sich Bakterien entwickeln. Die Kümmelsamen zum Gemüse geben und gemeinsam mit dem Brei in ein steriles Weckglas geben, dieses bis 1 ½ cm unter dem oberen Rand füllen. Das Gemüse sollte gut zusammengedrückt sein, sodass keine Luft mehr im Glas verbleibt. Gut verschließen und an einem warmen Ort lagern (Zimmertemperatur genügt). Nach ein paar Tagen ist das Sauerkraut fertig und schmeckt schön säuerlich.

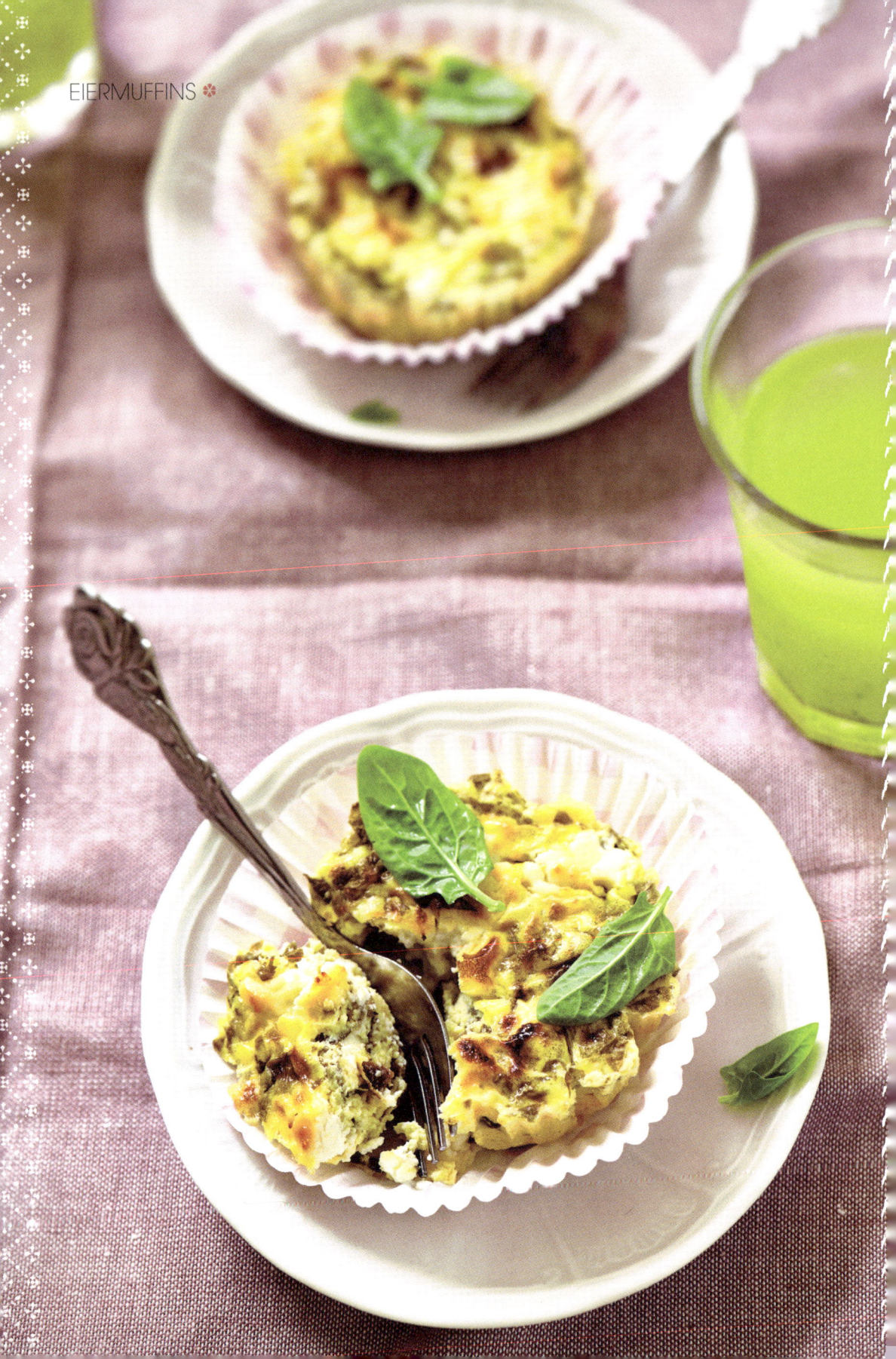

EIERMUFFINS *

MIT SPINAT UND ZIEGENKÄSE (frühstück)

Zubereitungszeit: 10 Minuten
Backzeit: 15 Minuten

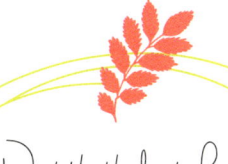

Zutaten für 6 Eiermuffins (2 Personen):

Wenn du dieses Rezept für nur eine Person zubereitest, dann teile alles durch zwei. Für dich wird es morgen nämlich drei dieser Muffins zum Frühstück geben.

* *Olivenöl zum Einfetten*
* *2 ganze Eier*
* *5 Eigelb*
* *60 ml ungesüßte Mandelmilch*
* *1 TL Weinsteinbackpulver*
* *1 TL Himalayasalz oder Meersalz*
* *Frisch gemahlener schwarzer Pfeffer*
* *150 g Ziegenweichkäse*
* *1 große Handvoll frischer Spinat, klein geschnitten*
* *Außerdem: Muffinblech*

Das Muffinblech mit etwas Olivenöl einfetten und den Backofen auf 180 °C vorheizen. Eier und Eigelbe zu einer glatten Masse verrühren. Mandelmilch, Backpulver, Salz und Pfeffer zugeben und gut vermengen. Den Ziegenkäse mit den Fingern zerbröseln. Käse und Spinat zur Masse geben, gut vermengen.
Die Eiermasse auf das Muffinblech verteilen und im Ofen auf mittlerer Schiene backen. Nach 15 Min. sind die Muffins fertig. Im Kühlschrank aufbewahren, wenn sie schon am Vorabend zubereitet werden. Morgens frisch gebacken, kann man sie warm genießen.

TIPP: Als Beilage eine Avocado essen –
das schmeckt und sättigt.

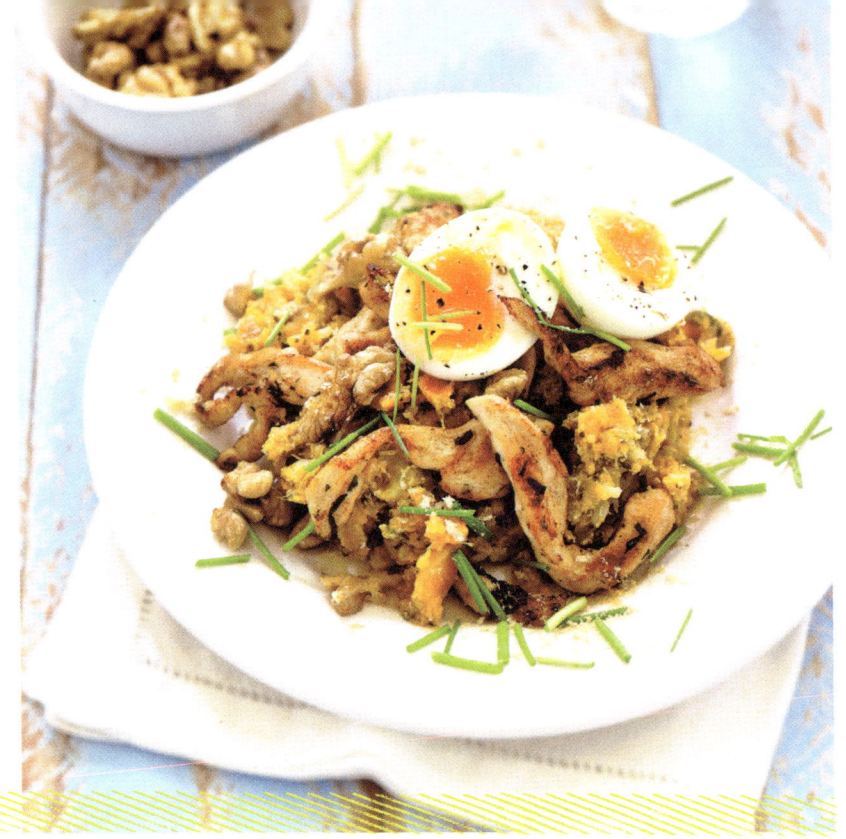

BROKKOLI-SÜSSKARTOFFEL-PÜREE ✲ (abendessen)

Zutaten für 4 Personen:

* 1 kg Süßkartoffeln
* Himalayasalz oder Meersalz
* 750 g Brokkoli, gewaschen, geputzt und in Röschen geteilt
* 3 Eier
* 1 EL Butter oder Kokosöl
* 200 g Bio-Hühnerbrustfilet nach Belieben
* Frisch gemahlener schwarzer Pfeffer
* Currypulver
* 50 ml Olivenöl
* 50 ml (Mandel-)Milch
* 1 ½ TL getrockneter Salbei
* 1 Handvoll Walnüsse
* 4 EL Nährhefe

Süßkartoffeln schälen und in kleine Würfel schneiden. In einem Topf Salzwasser aufkochen und die Süßkartoffel-würfel 20 Min. garen. Nach 12 Min. den Brokkoli mit in den Topf geben. Die Eier in 10 Min. hart kochen. Unter kaltem, fließendem Wasser abschrecken, pellen und in Scheiben schneiden.

Butter oder Kokosöl in einer Pfanne erhitzen und das in Streifen geschnittene Hühnerbrustfilet in ca. 5 Min. gold-braun braten. Nach Belieben mit Pfeffer, Salz und Curry würzen.

Süßkartoffeln und Brokkoli abgießen und mit einem Kar-toffelstampfer zu einem sämigen Brei stampfen. Anschlie-ßend Öl, Milch und Salbei einrühren. Das Püree mit Salz und Pfeffer abschmecken und auf die Teller verteilen. Das Fleisch zugeben. Eierscheiben und Walnüsse auf dem Püree verteilen. Als Letztes etwas Nährhefe darüberstreuen.

WOCHE 3

Tag 4

DIREKT NACH DEM AUFSTEHEN:
Guten-Morgen-Zitrone

FRÜHSTÜCK:
Eiermuffins mit Avocado

SNACK:
1 Orange und 8 Pekannüsse

MITTAGESSEN:
Portulak-Salat mit Apfel
und 1 Eiermuffin

SNACK:
Grüner Smoothie nach Wahl,
vermischt mit 1 EL Kokosöl

ABENDESSEN:
Linsencurry mit Quinoa

ZU GUTER LETZT:
Gurke mit Olivenpaste

GETRÄNKE:
„Zauberwasser", Kräutertee oder
(Mineral-)Wasser (mind. 1½ l)

PORTULAK-SALAT MIT APFEL (MITTAGESSEN)

Zutaten für 1 große Portion Salat:

* 2 EL Olivenöl
* Saft von 1 Zitrone
* 1 TL Senf (ggf. glutenfrei)
* 1 Prise (Kräuter-)Salz
* 1 Handvoll frische Petersilie, fein gehackt
* 300 g Portulak, gewaschen und geputzt
* 1 Zwiebel, fein gewürfelt
* 2 Äpfel, entkernt und klein geschnitten
* 1 TL Paprikapulver
* Rosinen nach Belieben

Aus Öl, Zitronensaft, Senf, Salz und Petersilie ein Dressing herstellen. Portulak, Zwiebel und Äpfel mit dem Dressing vermischen und mit Paprikapulver bestreuen. Nach Belieben mit Rosinen garnieren, um dem Salat mehr Süße zu verleihen.

TIPP

Wenn kein Portulak erhältlich ist, kannst du für diesen Salat auch einen anderen grünen Blattsalat verwenden.

OLIVENPASTE (zu guter Letzt)

Zutaten für 4 Personen:

* 160 g schwarze Oliven, entsteint
* 2 TL Kapern
* 4 TL Olivenöl
* 1 ½ TL frisches Basilikum, fein geschnitten (alternativ getrocknetes Basilikum verwenden)
* 2 Knoblauchzehen, zerdrückt
* 1 Prise frisch gemahlener schwarzer Pfeffer
* Außerdem: 1 Gurke

Alle Zutaten im Mixer zu einer glatten Creme pürieren. Gurke in ca. 1 cm dicke Scheiben schneiden und mit Olivenpaste bestreichen. Die restliche Paste in einem verschlossenen Glas im Kühlschrank aufbewahren.

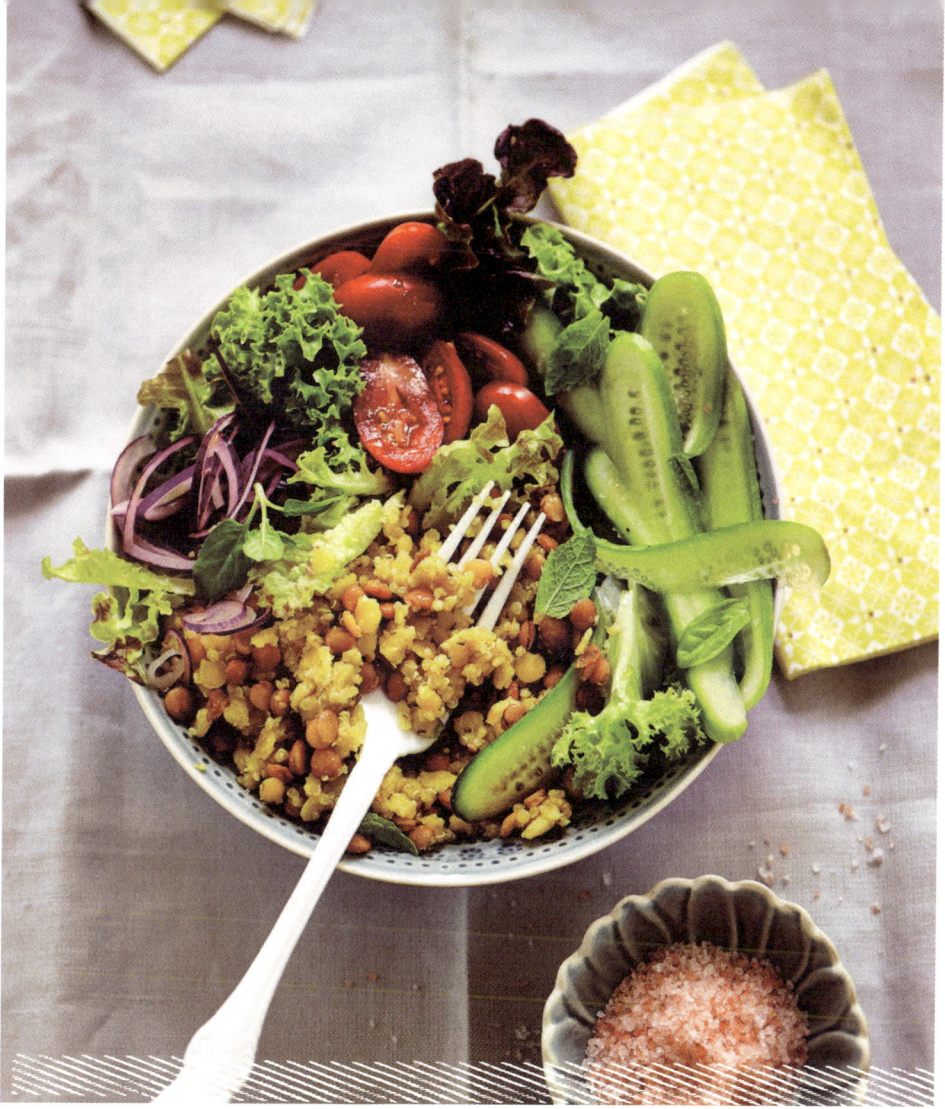

LINSENCURRY MIT QUINOA (abendessen)

Zutaten für 4 Personen:

* 200 g rote Linsen, gut abgespült
* Quinoa, Menge nach Belieben
* ¼ TL Himalayasalz oder Meersalz
* 1 EL Currypulver

Die Linsen in 1 l Wasser weich kochen, Quinoa laut Packungsanweisung zubereiten. Anschließend die Linsen mit Salz und Currypulver würzen und 5–10 Min. bei geschlossenem Deckel köcheln lassen. Das Curry mit der Quinoa vermengen und servieren.

Zu diesem Gericht schmecken ein frischer Salat oder in Scheiben geschnittene Gurke.

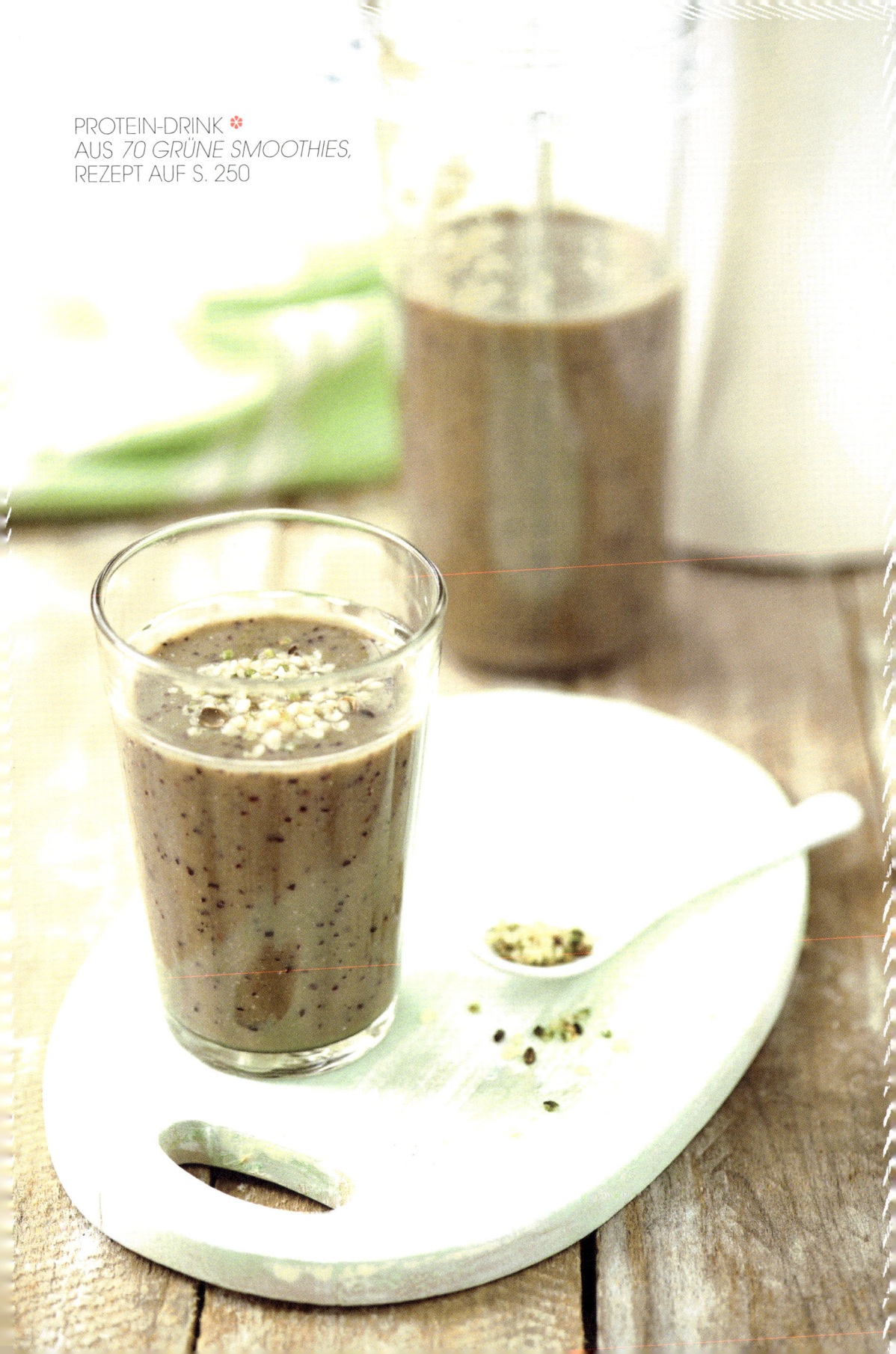

PROTEIN-DRINK ✺
AUS *70 GRÜNE SMOOTHIES,*
REZEPT AUF S. 250

WOCHE 3

DIREKT NACH DEM AUFSTEHEN:
Guten-Morgen-Zitrone

FRÜHSTÜCK:
Grüner Smoothie nach Wahl,
vermischt mit 1 EL Kokosöl

SNACK:
Grüner Smoothie nach Wahl

MITTAGESSEN:
Frischer Grünkohl-Gurken-Salat

SNACK:
Rohkost nach Wahl mit 2 EL Olivenpaste

ABENDESSEN:
Spinat-Dip mit Quinoa

ZU GUTER LETZT:
Warmer Kakao mit Ingwer

GETRÄNKE:
„Zauberwasser", Kräutertee oder
(Mineral-)Wasser (mind. 1½ l)

EVENTUELL FÜR TAG 6 VORBEREITEN:
Zucchini-Tagliatelle mit Minze

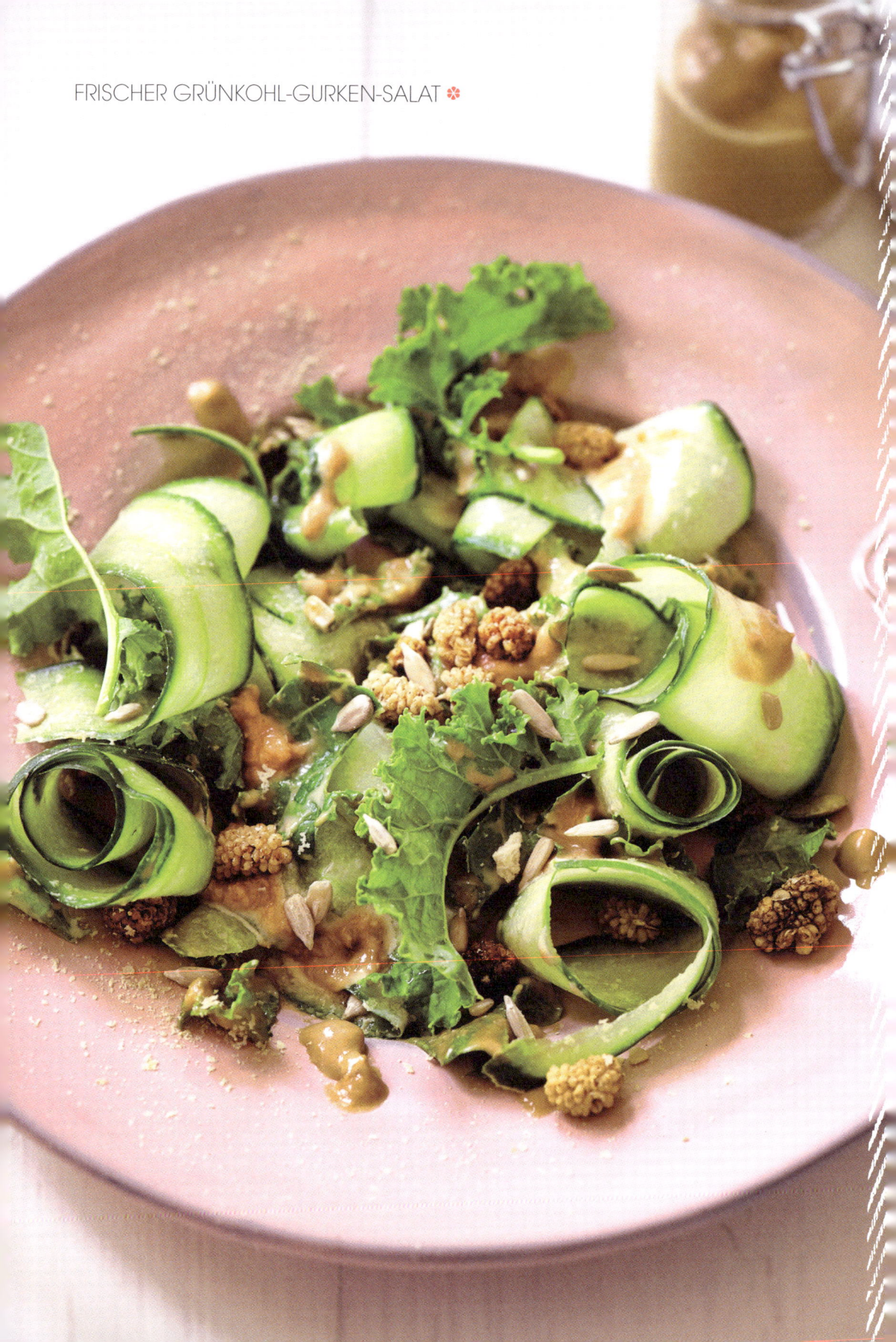

FRISCHER GRÜNKOHL-GURKEN-SALAT ❋ (MITTagessen)

Zutaten für 2 Portionen:

Für den Salat:
* 300 g Grünkohl, ohne Stängel und Adern in kleine Stücke zerteilt
* 1 Gurke, in feine Streifen geschnitten
* 1 Handvoll getrocknete Maulbeeren
* 1 Handvoll Sonnenblumenkerne

Für das Dressing:
* 3 EL Tahini (Sesampaste)
* 2 EL Zitronensaft
* 1 Prise Himalayasalz oder Meersalz
* 3 EL Nährhefe
* 1 EL Olivenpaste
* Wasser nach Bedarf

Für das Dressing alle Zutaten in den Mixer geben und cremig pürieren. Wasser zufügen, bis die gewünschte Konsistenz erreicht ist. Das Dressing (Menge nach Belieben)über den Grünkohl geben und den Kohl mit den Händen gut durchkneten. So werden die Blätter weicher und das Dressing verteilt sich besser. Gurke, Maulbeeren und Sonnenblumenkerne zugeben. Eventuell übrig gebliebenes Dressing für spätere Salate aufheben. In einem verschlossenen Glas bleibt es im Kühlschrank gut 1 Woche haltbar.

SPINAT-DIP MIT QUINOA (aBenDessen)

Zutaten für 2 Portionen:

* Quinoa, Menge nach Belieben
* 1 Avocado
* Saft von ½ Zitrone
* 250 g Kichererbsen (Dose)
* 200 g frischer Spinat
* Gurke nach Belieben

Quinoa laut Packungsanweisung zubereiten. Fruchtfleisch der Avocado, Zitronensaft und Kichererbsen im Mixer zu einer glatten Masse pürieren. Den Spinat im Dampftopf 1–2 Min. dämpfen, bis er zusammengefallen ist. Alternativ den Spinat mit Butter oder Kokosöl unter Rühren in der Pfanne dünsten. Den Spinat aus der Pfanne nehmen und abkühlen lassen. Gut abtropfen lassen, eventuell mit der Hand oder der Rückseite eines Löffels so viel Feuchtigkeit wie möglich aus dem Spinat drücken. Spinat zur Avocadomasse in den Mixer geben und kurz glatt pürieren. Nach Belieben für mehr frischen Geschmack klein geschnittene Gurke untermengen. Den Dip zur Quinoa servieren.

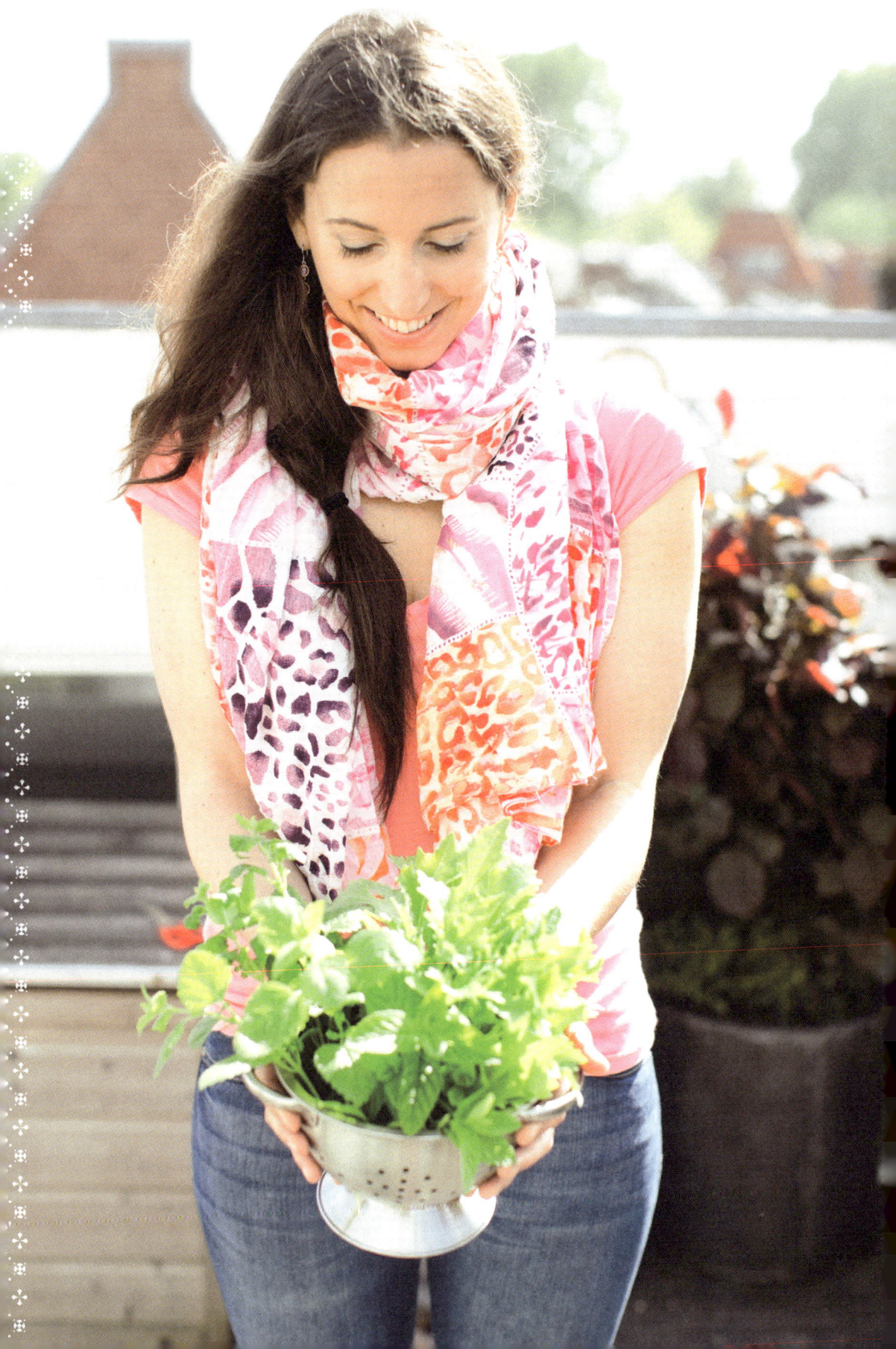

WOCHE 3

Tag 6

DIREKT NACH DEM AUFSTEHEN:
Guten-Morgen-Zitrone

FRÜHSTÜCK:
Superfood-Smoothie Extrem
(oder ein anderer Smoothie nach Wahl)

SNACK:
2 Tomaten, in Spalten, mit etwas Himalayasalz oder Meersalz

MITTAGESSEN:
Zucchini-Tagliatelle mit Minze

SNACK:
1 Handvoll Nüsse und 2 Möhren

ABENDESSEN:
Gefüllte Avocado

ZU GUTER LETZT:
2 gefüllte Dattel-Brocken und
1 köstliche Tasse Kräutertee

GETRÄNKE:
„Zauberwasser", Kräutertee oder
(Mineral-)Wasser (mind. 1½ l)

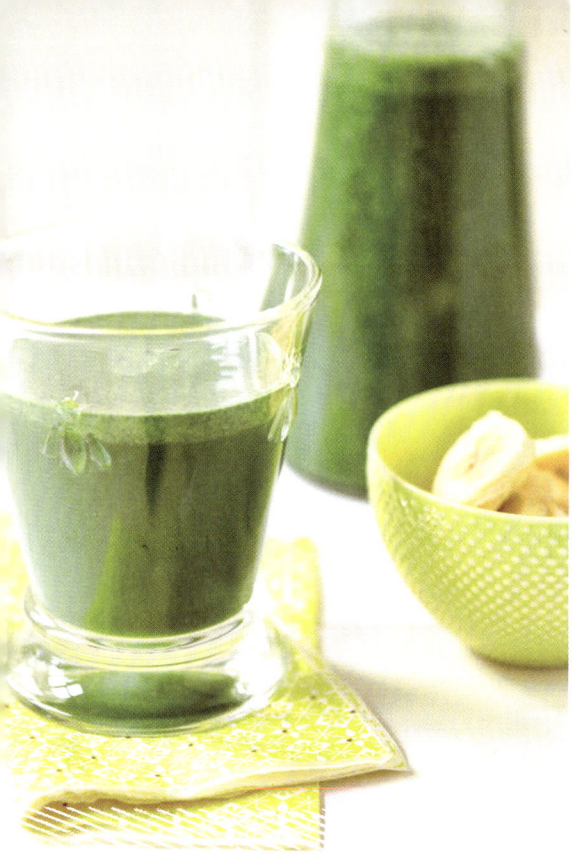

SUPERFOOD-SMOOTHIE EXTREM ✳

(FRÜHSTÜCK)

Zutaten:

* ✳ 500 ml Kokosmilch
* ✳ 1 Banane
* ✳ 1 EL Spirulina
* ✳ 1 EL Maca
* ✳ 1 EL Kakaopulver

Alle Zutaten in den Mixer geben und pürieren, bis ein cremiger Smoothie entsteht.

ZUCCHINI-TAGLIATELLE ✳

MIT MINZE (Mittagessen)

Zutaten für 1-2 Personen:

* ✳ Himalayasalz oder Meersalz
* ✳ 50 g grüne Erbsen (Dose oder TK)
* ✳ 1 große Zucchini
* ✳ 2 EL Olivenöl
* ✳ 100 g Kirschtomaten, halbiert
* ✳ 50 g Feta
* ✳ Frisch gemahlener schwarzer Pfeffer
* ✳ 1 kleine Handvoll Minzblättchen nach Belieben

In einem Topf Salzwasser zum Kochen bringen und die Erbsen darin in 4–5 Min. garen. Anschließend abgießen und gut abtropfen lassen. Zucchini waschen, putzen und der Länge nach in feine Streifen schneiden, dann längs halbieren. Erneut Wasser zum Kochen bringen und die Zucchininudeln darin 1–2 Min. kochen. Zucchininudeln abgießen und gut abtropfen lassen. Tagliatelle mit Olivenöl, Tomaten, Erbsen und gewürfeltem Feta vermengen und mit Salz und Pfeffer würzen. Nach Belieben mit fein gehackter Minze bestreuen und servieren.

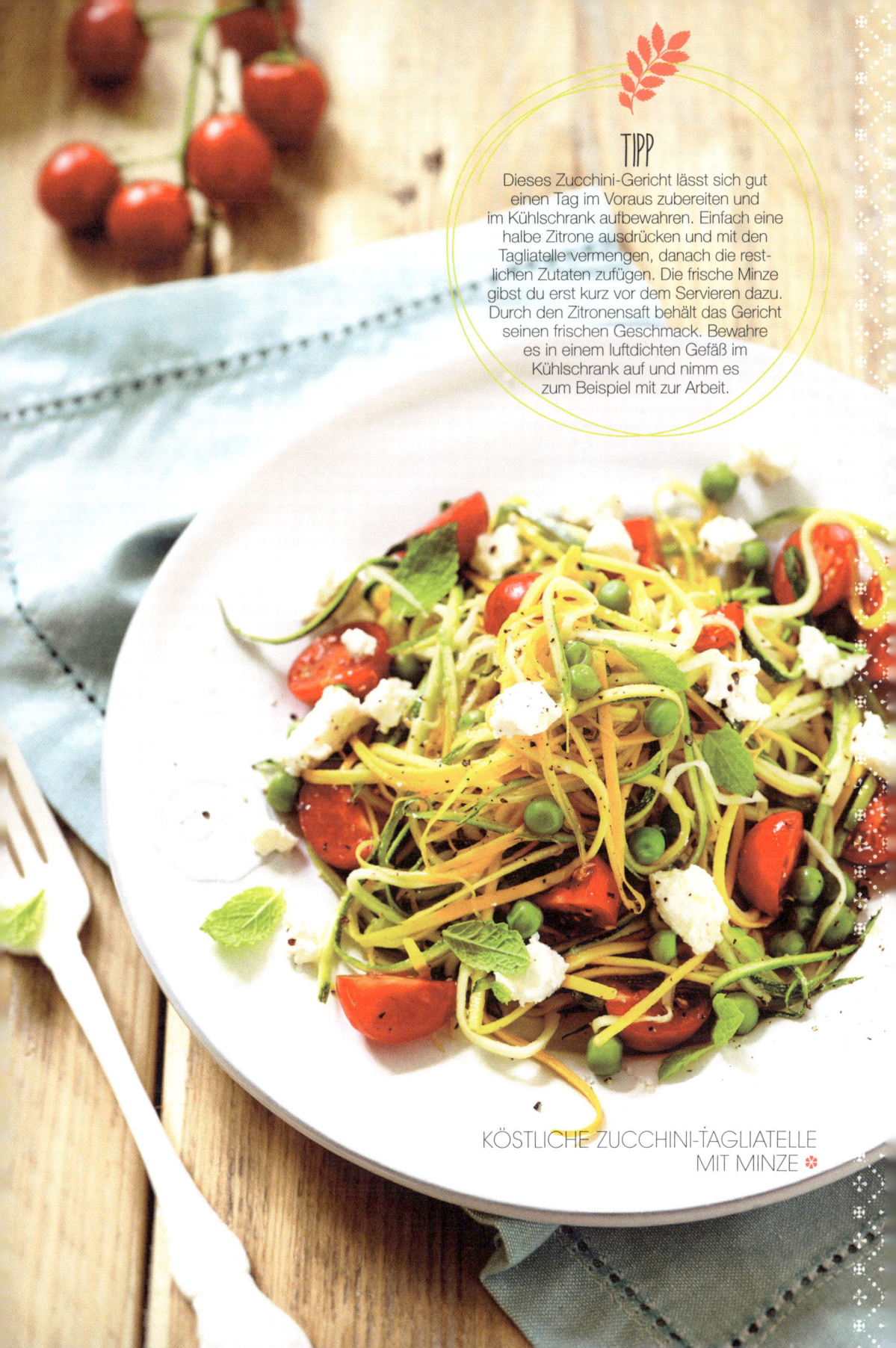

TIPP

Dieses Zucchini-Gericht lässt sich gut
einen Tag im Voraus zubereiten und
im Kühlschrank aufbewahren. Einfach eine
halbe Zitrone ausdrücken und mit den
Tagliatelle vermengen, danach die restlichen Zutaten zufügen. Die frische Minze
gibst du erst kurz vor dem Servieren dazu.
Durch den Zitronensaft behält das Gericht
seinen frischen Geschmack. Bewahre
es in einem luftdichten Gefäß im
Kühlschrank auf und nimm es
zum Beispiel mit zur Arbeit.

KÖSTLICHE ZUCCHINI-TAGLIATELLE
MIT MINZE ❉

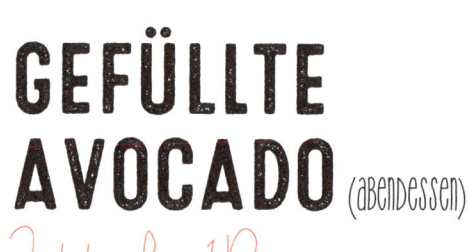

GEFÜLLTE
AVOCADO (abendessen)

Zutaten für 1 Person:

* 1 große Avocado
* 1 EL Zitronensaft
* 2 Tomaten, fein gewürfelt
* 2 Frühlingszwiebeln, klein geschnitten
* 5 getrocknete Tomaten, klein geschnitten
* 1 rote oder gelbe Paprika, klein gewürfelt

Avocado längs halbieren. Fruchtfleisch aus der Schale löffeln, die Schalen aufbewahren. Alle Zutaten gut in einer Schüssel vermengen. Den Salat anschließend in den Avocadoschalen anrichten und sofort servieren. Nach Belieben grünen Salat dazu anrichten oder Eiweiß in Form von magerem Fleisch, Fisch oder Ei.

WOCHE 3

GRÜNE SMOOTHIE BOOTCAMP

Das Ende der dritten Woche ist bereits in Sicht.
Wie fühlst du dich?

Inzwischen weißt du, wie ein
Grüne-Smoothie-Bootcamp aussieht:
Den ganzen Tag unbegrenzt grüne Smoothies trinken.
Heute ist es wieder so weit!

Die heutige Herausforderung ist einfach. Nimm für deine Smoothies so wenig Obst wie möglich, und wähle Früchte, die nicht so viel Fruktose enthalten. Das bedeutet, dass du hauptsächlich Beeren und saure Früchte wählen solltest. Ich gebe dir diese Aufgabe, um dir zu zeigen, dass für einen leckeren Smoothie nicht unbedingt viel Obst notwendig ist. Vor allem, wenn du abnehmen willst, ist es sinnvoll, das Obst zu reduzieren.

Suche nach Rezepten für Smoothies mit Beeren oder kreiere deinen eigenen Drink aus Gurke, Avocado, Zitrone und Minze. Dies sind köstliche Zutaten mit sehr wenig Zucker.

Denkst du auch daran, Superfood in deine Smoothies zu geben, zum Beispiel Spirulina, Maca oder Ähnliches?

Fantasiere heute einfach mal drauflos, ich bin gespannt auf deine Kreationen!

Alles Liebe,

Marjolijn

DAS BRAUCHST DU FÜR WOCHE 4
❋ ERSTE WOCHENHÄLFTE

FRISCHE KRÄUTER

Minze
Glatte Petersilie

GETROCKNETE KRÄUTER UND GEWÜRZE

Cayennepfeffer
Currypulver
Dill
Kurkuma (Gelbwurz)
Meersalz oder Himalayasalz
Muskatnuss
Oregano
Schwarzer Pfeffer
Zimt

GETROCKNETE FRÜCHTE UND NÜSSE

10 Datteln
Kokosraspel
Kürbiskerne
Mandeln oder andere
  Nüsse für Nussmilch
Rosinen
Walnüsse

SUPERFOOD

Chia-Samen
Gojibeeren
Geschälter Hanfsamen
Rohes Kakaopulver
Kokosblütenzucker
Kokosöl
Maca

FRISCHES OBST UND GEMÜSE

4 Äpfel
2 Avocados
10 Bananen
1 ½ kg Brokkoli
1 Portion Gemüse für
  bunten Salat
2 Gurken
450 g Heidelbeeren
1 großes Stück frischer
  Ingwer
1 Kartoffel
300 g Kirschtomaten
1 Knoblauchknolle
600 g Rote Bete
  (ca. 4 Knollen)
2 Stangen Staudensellerie
200 g Spargel(-spitzen)
200 g frischer Spinat

10 Zitronen
200 g Zuckerschoten
1 große rote Zwiebel
3 weiße Zwiebeln

TIERISCHE PRODUKTE

Butter
16 Eier
100 g Feta
Fleisch oder Fisch nach
  Belieben (ungewürzt und
  unbehandelt)
150 g geriebener Ziegen-
  hartkäse

ÖL, ESSIG UND NUSSPASTEN

Erdnussbutter
Mandelmus
Olivenöl
Sesamöl nach Belieben
Tahini (Sesampaste)

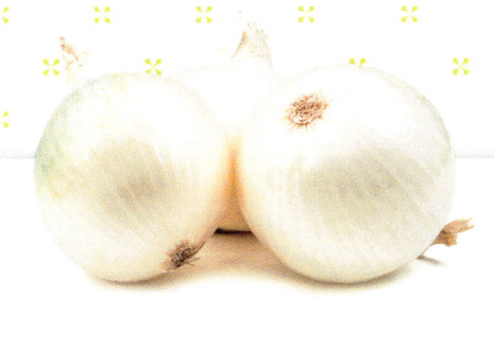

VERSCHIEDENES

Ahornsirup oder Honig
700 ml Apfelsaft
(frisch gepresst oder
ohne Zusätze)
350 g Buchweizenmehl
Dulseflocken (Lappentang-
Alge, erhältlich im
Bioladen oder Asia-Shop)
Gemüsebrühe ohne
Hefeextrakt (instant)
Haferflocken (ggf. glutenfrei)
Kräutertee
1 l Mandelmilch (kann
selbst hergestellt werden)
Proteinpulver mit
Vanillegeschmack
Quinoa
Mind. 8 Reisblätter
(erhältlich im Asia-Shop)
250 g Reisnudeln
Reiswaffeln
1 Flasche Sriracha-Sauce
oder Sambal Oelek
1 Flasche Tamari-Sojasauce
1 Glas getrocknete Tomaten
in Öl
Weinsteinbackpulver

GEMÜSE UND OBST FÜR DIE GRÜNEN SMOOTHIES

*Entscheide selbst, welche
Smoothies du zubereiten
möchtest und was du dafür
benötigst.*

GEMÜSE UND KRÄUTER FÜR DIE ZWEITE WOCHENHÄLFTE:

Alfalfa-Sprossen,
Menge nach Belieben
Frisches Basilikum
150 g Bohnensprossen
1 Gurke
1 Jalapeño oder
1 rote Chilischote
Frischer Koriander
Frische Minze
200 g Shiitake

Besonders viel Gemüse und
Obst für grüne Smoothies,
es sind 3 Bootcamp-Tage
vorgesehen.

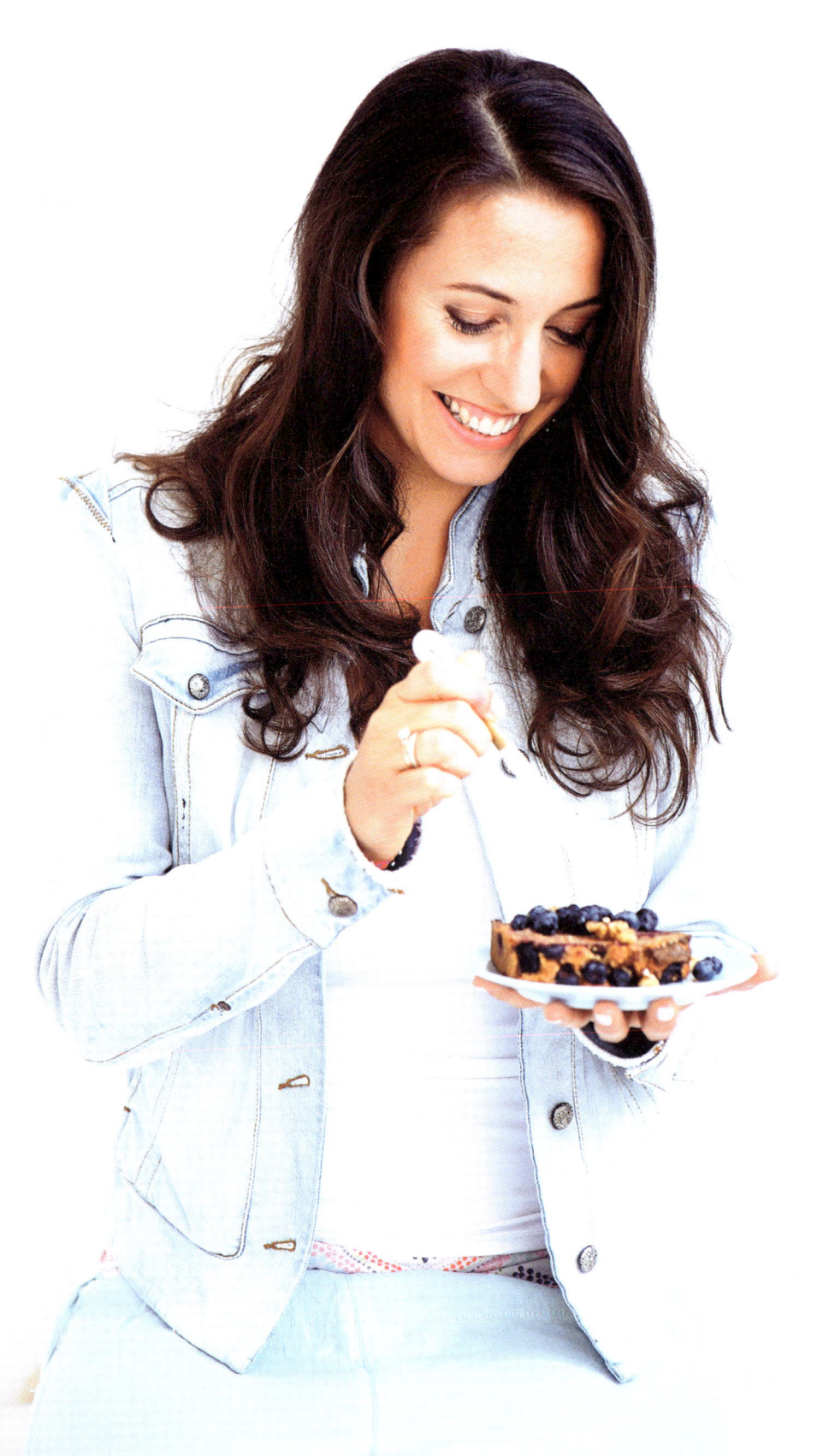

WOCHE 4

WIR SIND BEREITS IN DER VIERTEN WOCHE
ANGEKOMMEN!

Ich wüsste zu gern, wie du dich fühlst und ob du schon Veränderungen an dir wahrnimmst. Wie reagieren die Menschen aus deinem Umfeld auf deinen neuen Lebensstil? Lassen sie sich dazu anregen, sich ebenfalls gesünder zu ernähren, oder versuchen sie, dich von deinem Weg abzubringen? Wenn man versucht, sich besser um sich selbst zu kümmern und gesund zu essen, gibt es immer Menschen, die einen davon abhalten möchten. Vielleicht, weil sie sich selbst wohler fühlen, wenn du genauso bist wie sie. Wenn du neue Wege gehst, kann es sein, dass Leute aus deinem Umfeld das Gefühl bekommen, nicht mehr gut genug zu sein. Für sie gibt es zwei Möglichkeiten: entweder deinen Weg mitzugehen oder zu versuchen, dich zu den alten Ernährungsgewohnheiten zurückzuholen.

Lass dich nicht von deinem Weg abbringen und
behalte dein Ziel vor Augen. Du tust das allein für dich, und
das wird früher oder später schon jeder verstehen.

Genieße das köstliche Essen in dieser Woche!

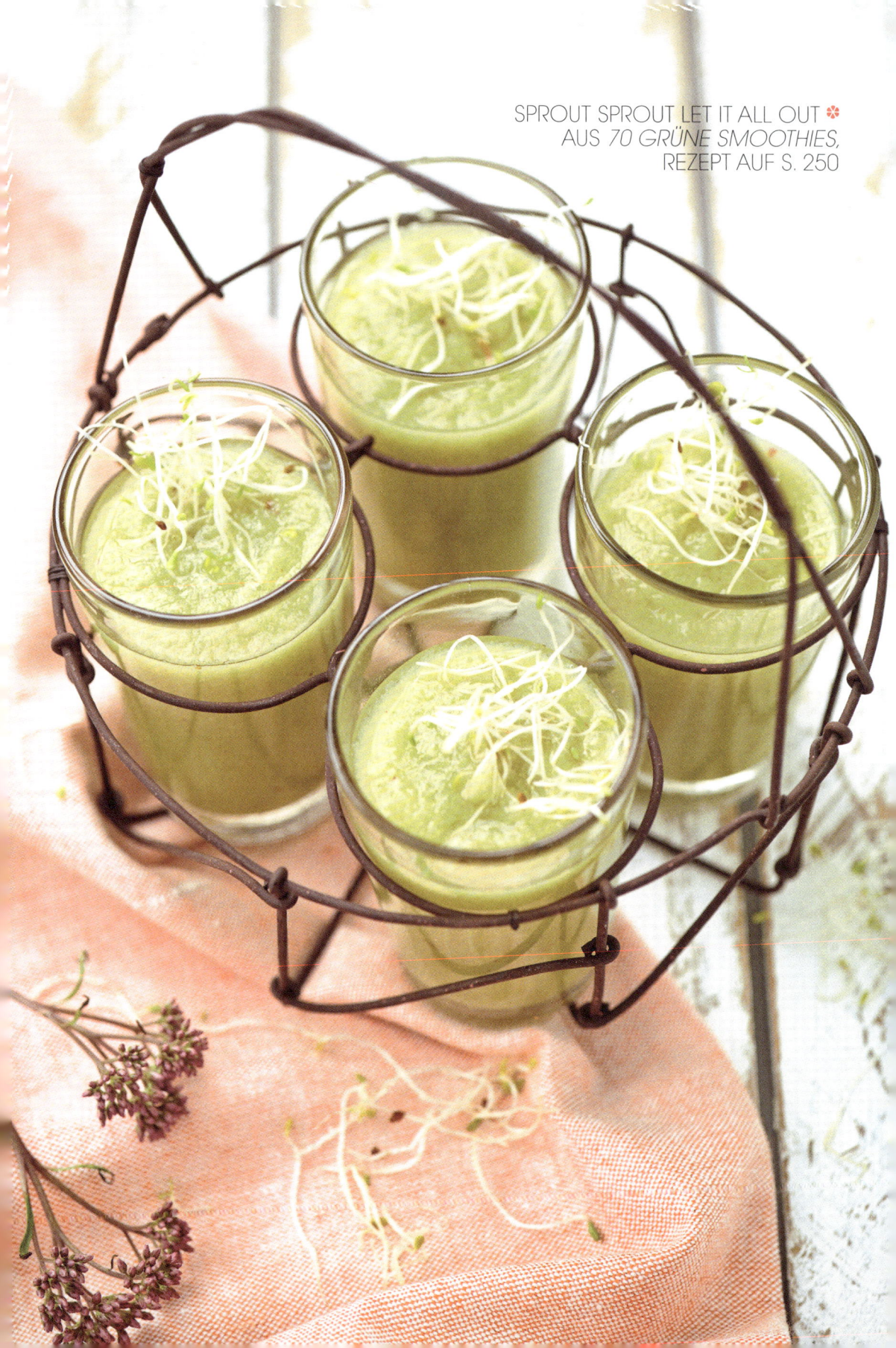

SPROUT SPROUT LET IT ALL OUT ❁
AUS *70 GRÜNE SMOOTHIES*,
REZEPT AUF S. 250

WOCHE 4

DIREKT NACH DEM AUFSTEHEN:
Guten-Morgen-Zitrone

FRÜHSTÜCK:
Fermentiertes Sauerkraut mit gekochten Eiern

SNACK:
Grüner Smoothie nach Wahl,
vermischt mit 1 EL Kokosöl

MITTAGESSEN:
Rote-Bete-Salat mit Feta

SNACK:
Grüner Smoothie nach Wahl,
vermischt mit 1 EL Kokosöl

ABENDESSEN:
Frühlingsrollen

ZU GUTER LETZT:
1 gesunder Bananenkeks
mit 1 herrlichen Tasse Kräutertee

GETRÄNKE:
„Zauberwasser", Kräutertee oder
(Mineral-)Wasser (mind. 1½ l)

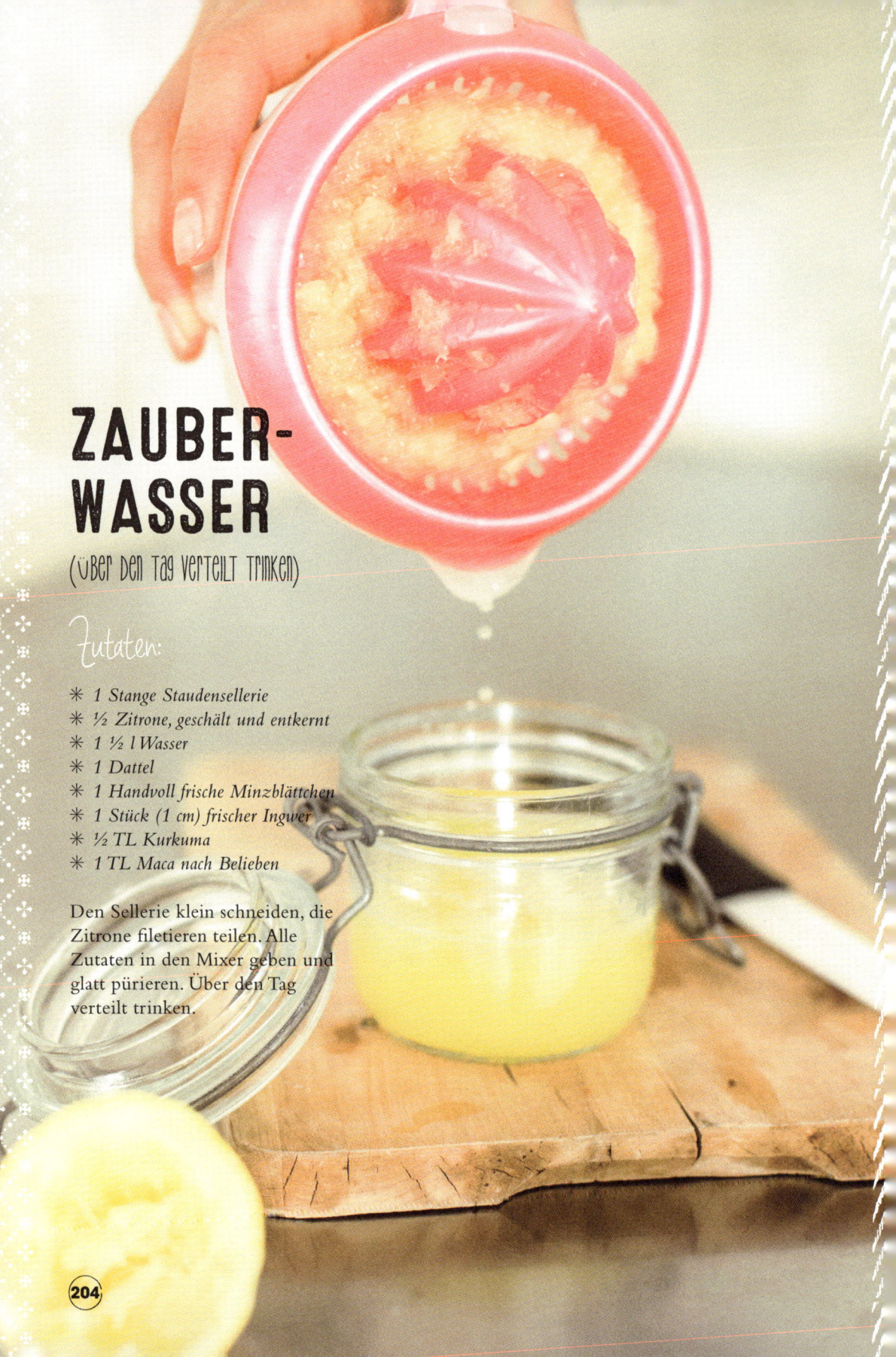

ZAUBER-WASSER

(über den Tag verteilt trinken)

Zutaten:

* 1 Stange Staudensellerie
* ½ Zitrone, geschält und entkernt
* 1 ½ l Wasser
* 1 Dattel
* 1 Handvoll frische Minzblättchen
* 1 Stück (1 cm) frischer Ingwer
* ½ TL Kurkuma
* 1 TL Maca nach Belieben

Den Sellerie klein schneiden, die Zitrone filetieren teilen. Alle Zutaten in den Mixer geben und glatt pürieren. Über den Tag verteilt trinken.

FERMENTIERTES SAUERKRAUT

MIT GEKOCHTEN EIERN (Frühstück)

Letzte Woche hast du fermentiertes Sauerkraut hergestellt. Wenn alles gut gegangen ist, kannst du es nun essen. Du wirst sehen: Man kann ohne Zeitaufwand eine gesunde, vollwertige Mahlzeit auf den Tisch bringen, wenn man fermentierte Lebensmittel im Haus hat. Als Erstes die Eier kochen. Ich persönlich nehme für das Frühstück 2–3 Stück. Eine große Portion Sauerkraut aus dem Glas nehmen. Gut auf den Geruch achten: Es sollte sauer, aber nicht unangenehm oder schlecht riechen.

Guten Appetit! Du wirst feststellen, dass diese Mahlzeit, die voll mit guten Bakterien für deinen Darm ist, dir ein sehr sättigendes Gefühl verschafft.

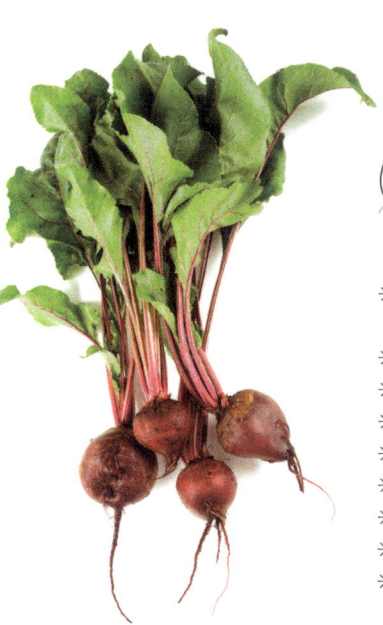

ROTE-BETE-SALAT

(Mittagessen)

Zutaten für 4 Personen:

* 600 g (ca. 4 Knollen) Rote Bete, geschält und in feine Scheiben geschnitten
* 2 säuerliche Äpfel, entkernt und gewürfelt
* 100 g Feta, zerkrümelt
* 1 Handvoll Kürbiskerne oder Walnüsse
* 3 EL Rosinen
* Zitronensaft
* Olivenöl
* Frisch gemahlener schwarzer Pfeffer
* Himalayasalz oder Meersalz

Rote Bete, Äpfel, Feta, Kürbiskerne oder Walnüsse und Rosinen in eine Schüssel geben und gut vermengen. Den Salat mit Zitronensaft, Olivenöl, Pfeffer und Salz abschmecken.

FRÜHLINGSROLLEN * (ABENDESSEN)

MIT SPARGEL, ZUCKERSCHOTEN UND TAHINI-SAUCE

Zubereitungszeit: 30 Minuten

Zutaten für 8 Rollen:

* *110 g Reisnudeln*
* *2 EL Butter oder Kokosöl*
* *200 g Spargelspitzen oder ganzer Spargel, klein geschnitten*
* *200 g Zuckerschoten*
* *Himalayasalz oder Meersalz*
* *Frisch gemahlener schwarzer Pfeffer*
* *8 Reisblätter*
* *8 Minzblättchen*

Für die Tahini-Sauce:
* *1 EL Honig*
* *2 EL Tamari-Sojasauce*
* *2 EL Sriracha-Sauce oder Samba Oelek*
* *2 EL Tahini (Sesampaste)*

Frühlingsrollen zuzubereiten ist ganz einfach und das Ergebnis macht viel her. So funktioniert es: Die Reisnudeln nach Packungsanweisung garen. Alle Zutaten für die Tahini-Sauce gut vermengen. Währenddessen Butter oder Kokosöl in einer Pfanne zerlassen und Spargel und Zuckerschoten anbraten, bis der Spargel etwas bräunt, aber noch bissfest ist. Anschließend mit Salz und Pfeffer würzen. Einen tiefen Teller oder eine Schale bereitstellen, die groß genug ist, dass die Reisblätter darin liegen können. Heißes Wasser einfüllen (nicht so heiß, dass man sich daran die Hände verbrennt). Ein Reisblatt hineinlegen und erst herausnehmen, wenn es weißlich und leicht durchsichtig ist. Anschließend auf sauberen Untergrund heben, zum Beispiel auf ein großes Holzbrett oder die Arbeitsplatte. Auf die untere Hälfte ein Minzblättchen geben, mit Reisnudeln, Spargel und Zuckerschoten belegen. Das Reisblatt von der kurzen Kante her mit dem Gemüse auf-rollen und etwa nach der Hälfte die langen Enden nach innen falten, dann weiterrollen. Die Enden kleben von selbst zusammen. In der Mitte durchschneiden oder ganz lassen, und mit einem Schälchen Tahini-Sauce servieren.

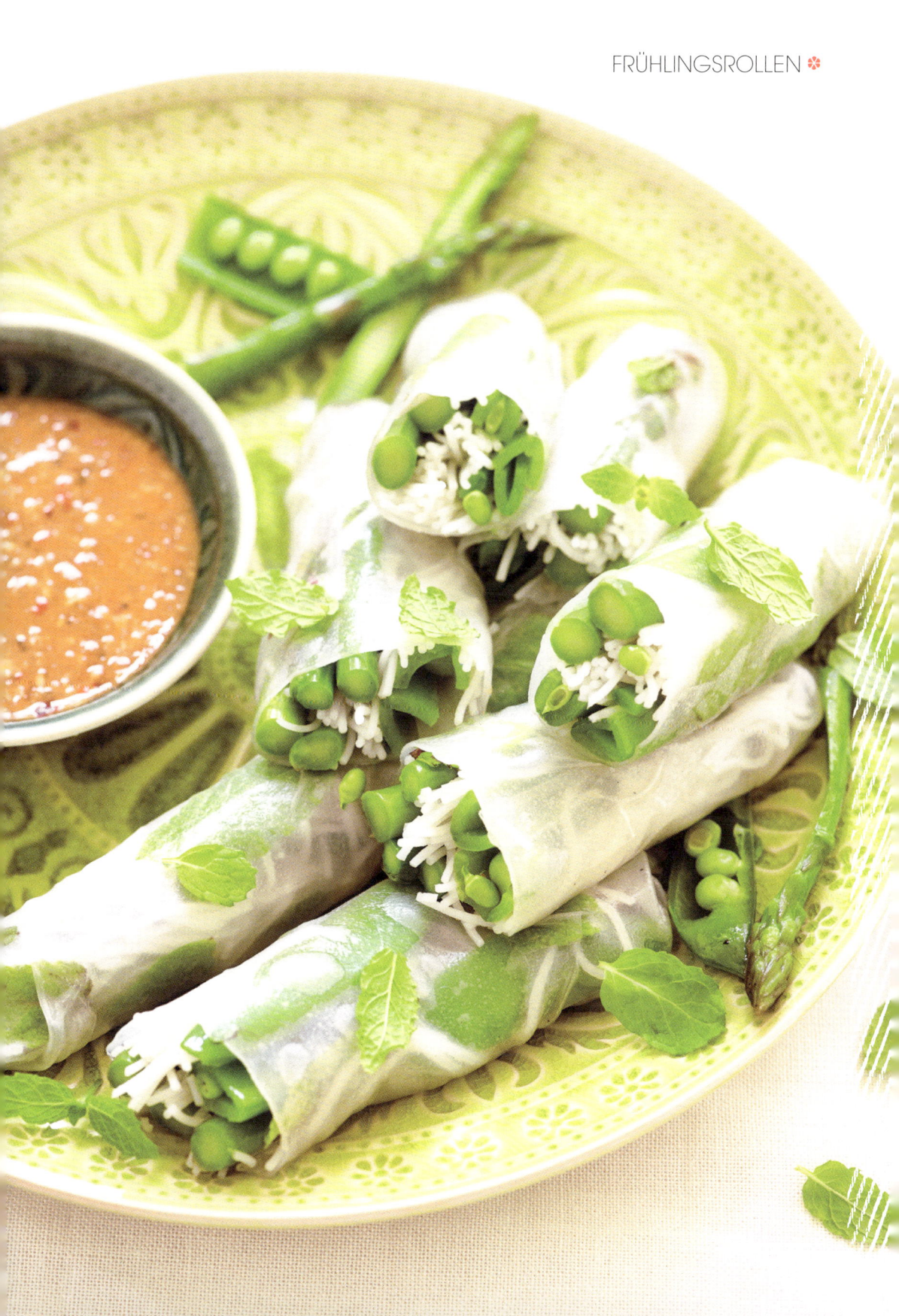

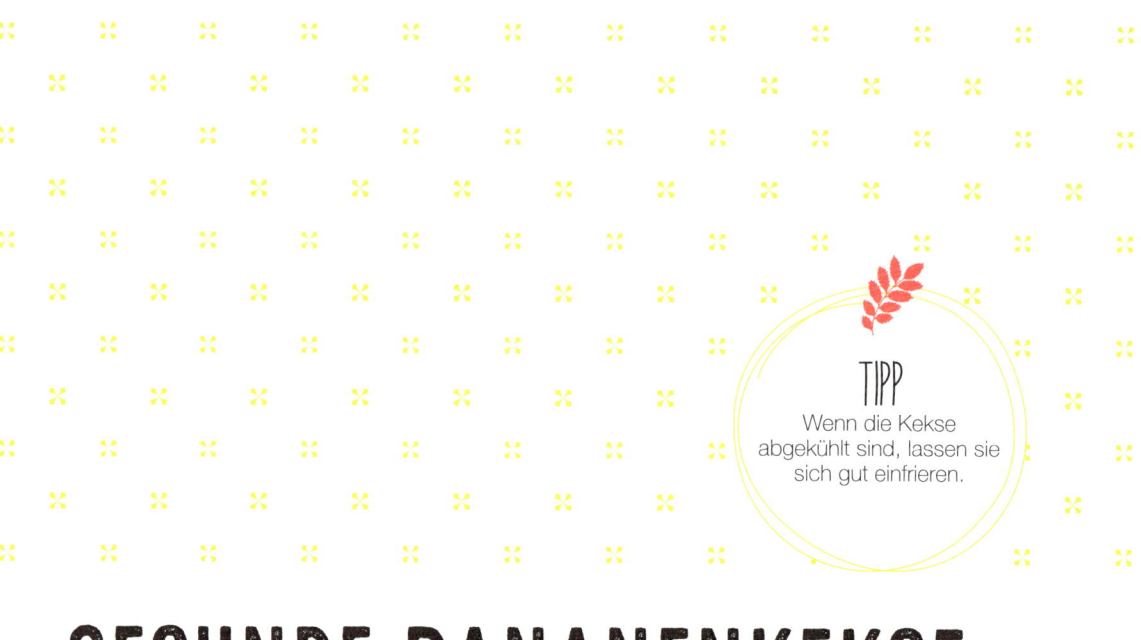

TIPP

Wenn die Kekse abgekühlt sind, lassen sie sich gut einfrieren.

GESUNDE BANANENKEKSE

(zu guter Letzt)

Zutaten für 16 Kekse:

* *2 große reife Bananen*
* *90 g Haferflocken (ggf. glutenfrei)*
* *1 TL Zimt*
* *4 EL Walnüsse, grob gehackt*
* *1 EL Kakaopulver nach Belieben*

Den Backofen auf 180 °C vorheizen. Die Bananen in einer großen Schüssel zerdrücken und gut verrühren. Die anderen Zutaten zugeben und alles zu einer glatten Masse vermengen. Ein Backblech mit Backpapier auslegen und für jeden Keks 1 EL Teig auf das Blech geben. Anschließend den Teig mit den Fingern oder der Löffelrückseite zurechtdrücken, bis er die richtige Form hat. Die Kekse 15–20 Min. backen. Sie sollten noch etwas weich sein, da sie beim Abkühlen nachhärten. Die herrlich gesunden Kekse genießen! Kinder mögen die Kekse auch als Snack für zwischendurch.

WOCHE 4

Tag 2

DIREKT NACH DEM AUFSTEHEN:
Guten-Morgen-Zitrone

FRÜHSTÜCK:
Grüner Smoothie nach Wahl mit 2 Bananenkeksen

SNACK:
1 kleine Handvoll ungesalzene Nüsse und Gurkenscheiben

MITTAGESSEN:
Fermentiertes Sauerkraut und 2 Reiswaffeln mit Avocado

SNACK:
1 Apfel mit Mandelmus und Zimt

ABENDESSEN:
Gemüsetarte mit Brokkoli und Tomaten

ZU GUTER LETZT:
1 gesunder Bananenkeks
mit 1 großen Tasse Kräutertee

GETRÄNKE:
„Zauberwasser", Kräutertee oder
(Mineral-)Wasser (mind. 1½ l)

~~~~~~~~~~

VORBEREITUNG FÜR TAG 3:
Bananenbrot backen.

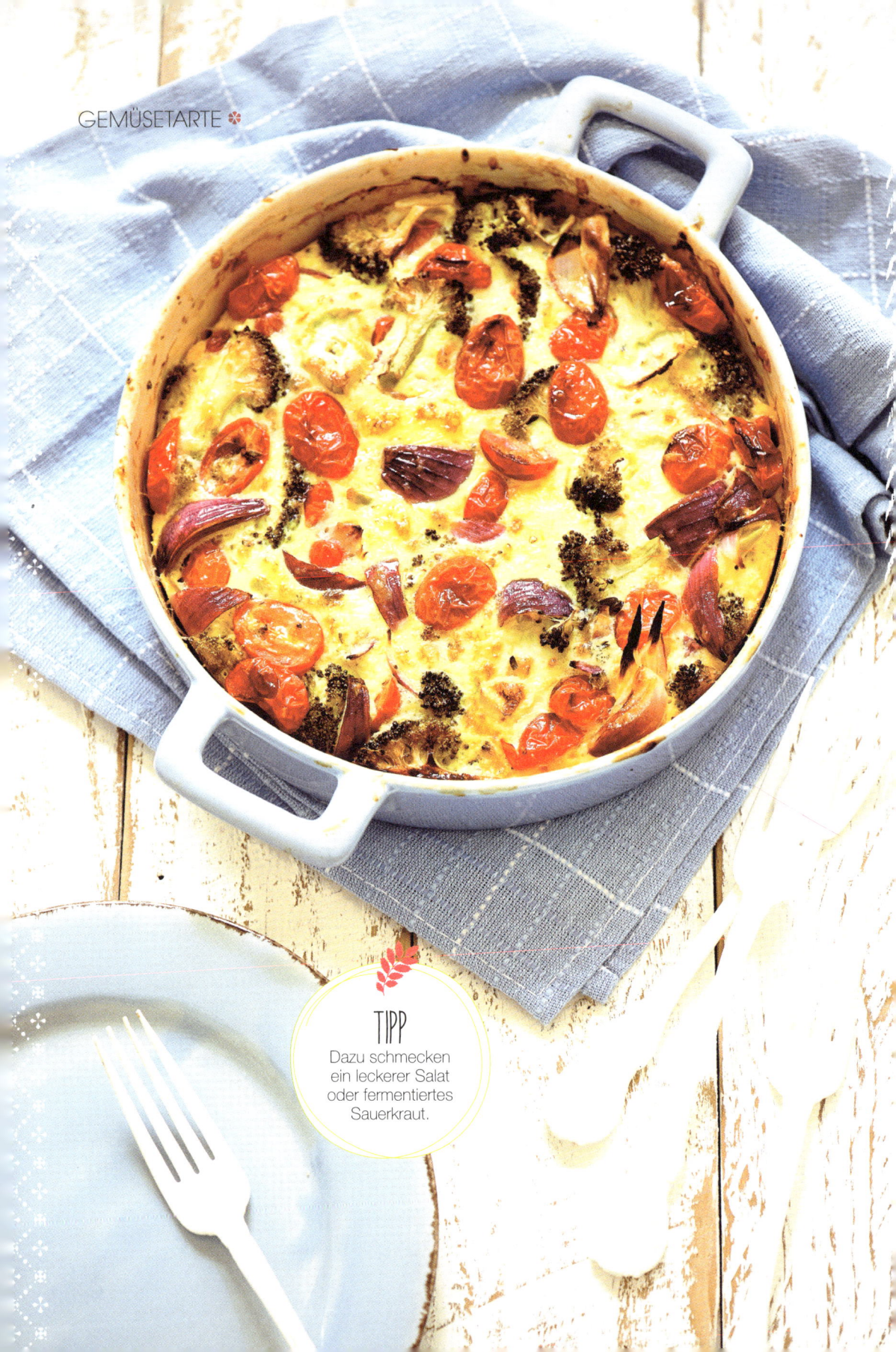

TIPP

Dazu schmecken
ein leckerer Salat
oder fermentiertes
Sauerkraut.

GEMÜSETARTE [*] (abendessen)
MIT BROKKOLI UND TOMATEN

Zubereitungszeit: 15 Minuten, Backzeit: 25 Minuten

Zutaten für 4 Personen:

* 8 Eier
* 60 ml Mandelmilch
* Himalayasalz oder Meersalz
* Frisch gemahlener schwarzer Pfeffer
* 150 g geriebener Ziegenhartkäse
* 500 g Brokkoli
* 300 g Kirschtomaten
* 1 große rote Zwiebel
* 1 EL getrockneter Oregano
* Außerdem: Olivenöl zum Einfetten, Backblech
  oder Springform

Den Backofen auf 180 °C vorheizen. 3 ganze Eier und 5 Eigelbe mit Mandelmilch verrühren und kräftig mit Salz und Pfeffer würzen. Ziegenkäse mit Löffel oder Gabel unterrühren. Brokkoli waschen, putzen, den Strunk schälen und in dünne Scheiben schneiden. Den restlichen Brokkoli in kleine Röschen zerteilen. Kirschtomaten halbieren. Zwiebel schälen und achteln. Gemüse mit dem Oregano unter die Eiermasse mengen und auf dem eingefetteten Blech oder in der Backform verteilen. Alternativ können Blech oder Form mit Backpapier ausgelegt werden, sodass die Tarte sich nach dem Backen leichter vom Blech bzw. aus der Form lösen lässt. Die Tarte 25 Min. im Ofen backen. Anschließend mit einem Holzstäbchen testen, ob sie gut durchgebacken ist.

VORBEREITUNG FÜR TAG 3:
BANANENBROT BACKEN

Dies ist ein Rezept für ein köstliches glutenfreies Brot. Einfach großartig als Nascherei, zum Frühstück oder Mittagessen – eigentlich passt es immer. Dein heutiges Abendessen, die Gemüsetarte, wird im Backofen zubereitet. Während sie backt, kannst du den Teig für das Bananenbrot vorbereiten, damit es in den vorgeheizten Ofen kann, wenn du beim Abendessen sitzt.

APFEL (snack)
MIT MANDELMUS UND ZIMT

Zutaten für 1 Person:

* 1 Apfel, entkernt und in Spalten geschnitten
* Zimt nach Belieben
* 1 großer EL Mandelmus

Die Apfelspalten nach Belieben mit Zimt bestreuen und mit Mandelmus bestreichen.

BANANENBROT * (Mittagessen)
MIT HEIDELBEEREN UND WALNÜSSEN

Zubereitungszeit: 15 Minuten, Backzeit: 60 Minuten

Zutaten:

* 350 g Buchweizenmehl
* 1 ½ TL Backpulver
* 1 TL Zimt
* 100 g Walnüsse, fein gehackt
* 1 Prise Himalayasalz oder Meersalz
* 4 große reife Bananen
* 4 EL Kokosblütenzucker
* 4 Eier
* 150 g Heidelbeeren

Außerdem:
* Kastenform
* Butter oder Kokosöl zum Einfetten oder Backpapier

Den Backofen auf 160 °C vorheizen. In einer großen Schüssel Buchweizenmehl, Backpulver, Zimt, 75 g Walnüsse und Salz vermengen und beiseitestellen. Bananen in Stücke schneiden, mit Kokosblütenzucker und Eiern in den Mixer geben und zu einem glatten Teig verrühren. Anschließend die Heidelbeeren unterheben. Den Bananenmix mit den trockenen Zutaten zu einer glatten Masse verrühren.

Die Kastenform mit Butter oder Öl einfetten oder mit Backpapier auslegen. Den Teig einfüllen, mit den restlichen Walnüssen bestreuen und die Form in den Ofen geben. Nach ungefähr 60 Min. ist das Bananenbrot fertig. Mit der Stäbchenprobe überprüfen, ob es gut durchgebacken ist: Wenn das Stäbchen trocken bleibt, ist das Brot fertig.

Das Bananenbrot gut abkühlen lassen und anschließend abdecken. Wenn du der Einzige bist, der davon isst, empfehle ich dir, den größten Teil in Scheiben geschnitten einzufrieren. So kannst du jedes Mal, wenn du Bananenbrot essen möchtest, eine Scheibe aus der Tiefkühltruhe holen und hast auf diese Weise länger etwas davon.

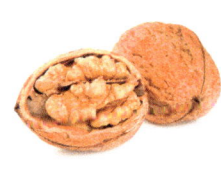

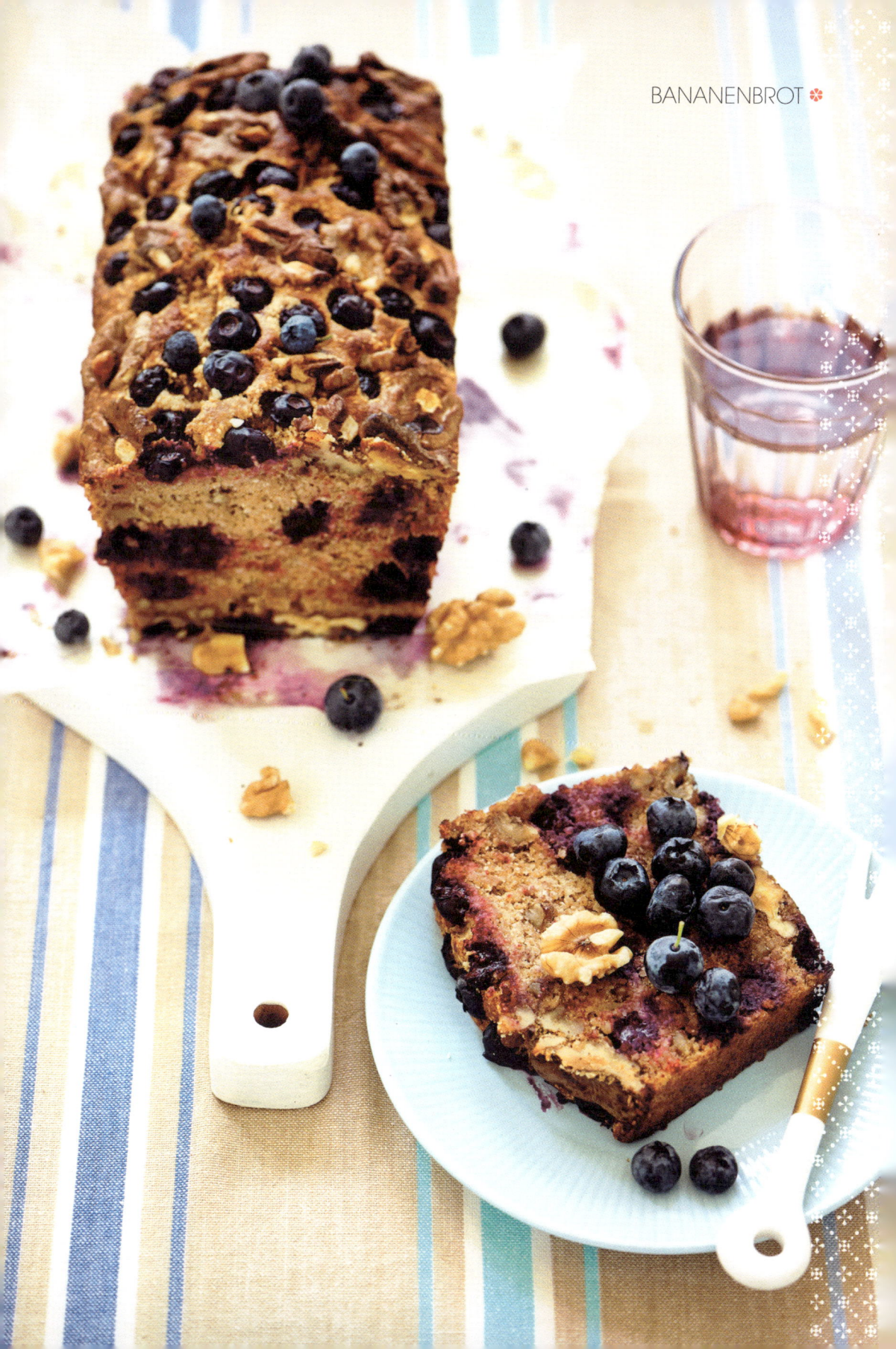

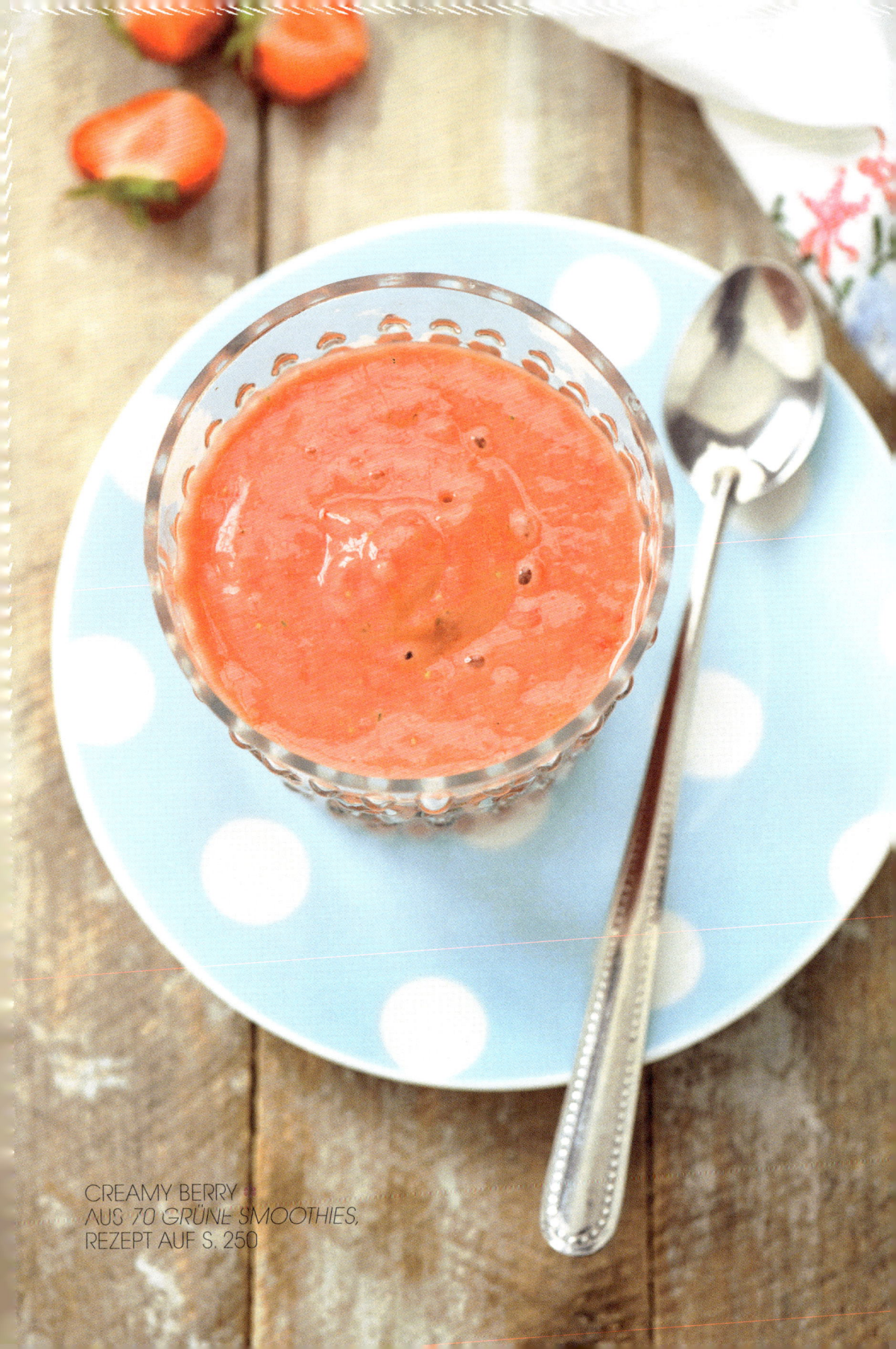

CREAMY BERRY
AUS 70 GRÜNE SMOOTHIES,
REZEPT AUF S. 250

WOCHE 4

Tag 3

DIREKT NACH DEM AUFSTEHEN:
Guten-Morgen-Zitrone

FRÜHSTÜCK:
Grüner Smoothie nach Wahl,
vermischt mit 1 EL Kokosöl

SNACK:
Rohkost nach Wahl mit Avocado-Mayonnaise

MITTAGESSEN:
1–2 Scheiben Bananenbrot mit einer dünnen Schicht Butter

SNACK:
2 Bananenkekse

ABENDESSEN:
Grüner Smoothie nach Wahl,
vermischt mit 1 EL Kokosöl

ZU GUTER LETZT:
1 kleine Handvoll Nüsse nach Wahl

GETRÄNKE:
„Zauberwasser", Kräutertee oder
(Mineral-)Wasser (mind. 1½ l)

VORBEREITUNG FÜR TAG 4:
Das Gemüse für den Frühstückssalat schnippeln.

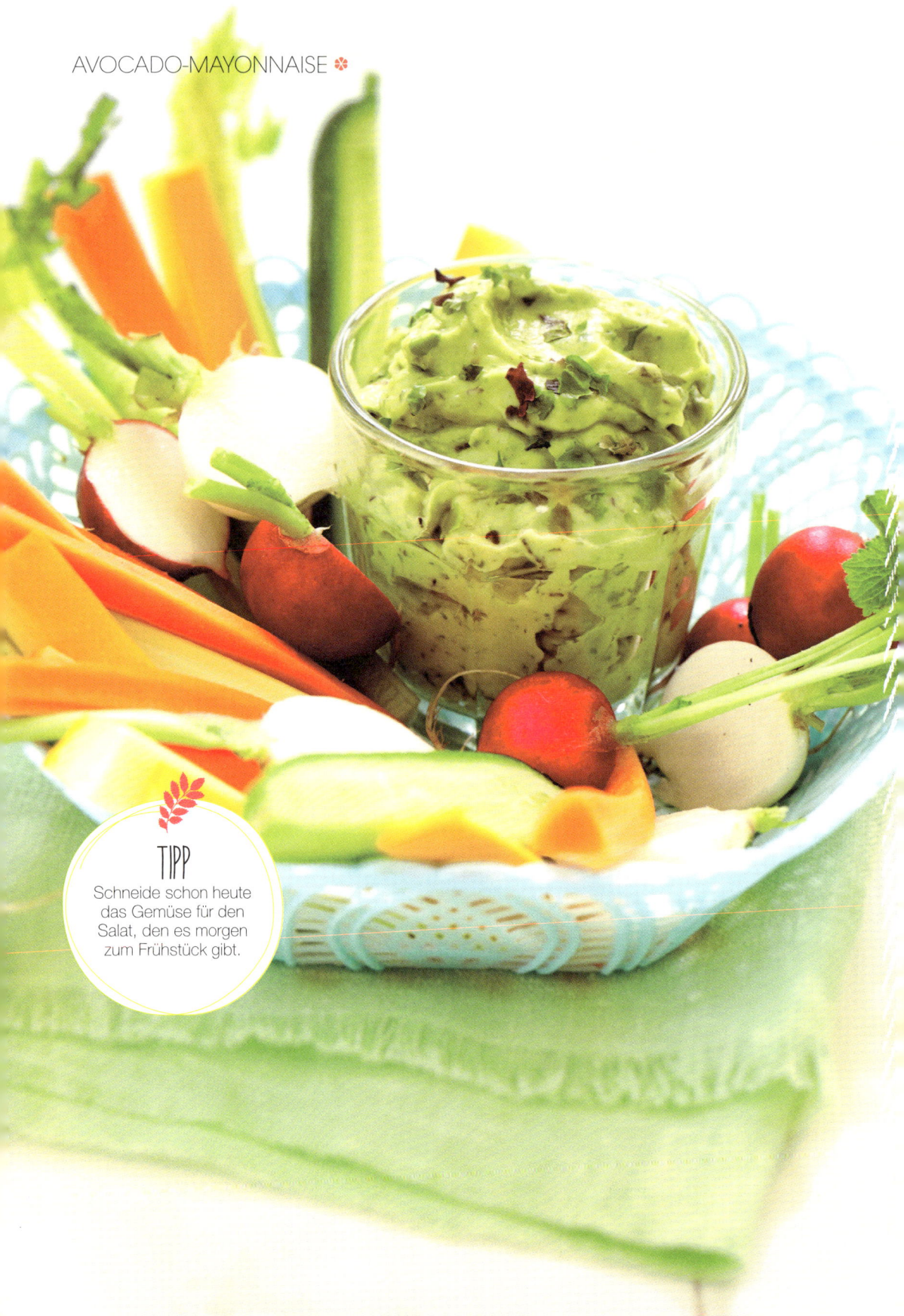

AVOCADO-MAYONNAISE ✳

TIPP
Schneide schon heute
das Gemüse für den
Salat, den es morgen
zum Frühstück gibt.

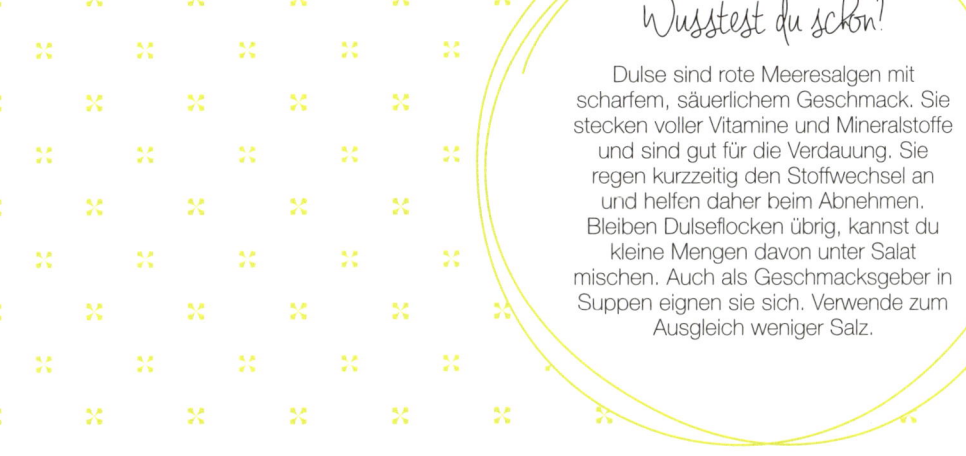

AVOCADO-MAYONNAISE * (snack)

Diese „Mayonnaise" ist natürlich nicht mit normaler Mayonnaise zu vergleichen, aber genauso variabel verwendbar. Sie eignet sich hervorragend als Gemüsedip, als Salatdressing oder als Aufstrich für Cracker oder Brot.

Zutaten:

* 1 Avocado
* Saft von 1 Zitrone
* 2 EL Olivenöl
* 2 EL Dulseflocken
* 1 TL Ahornsirup oder Honig
* 1 TL Currypulver

Alle Zutaten im Mixer zu einer köstlichen Mayonnaise pürieren. Paprika, Sellerie, Gurke oder Möhre klein schneiden und dippen. Herrlich!

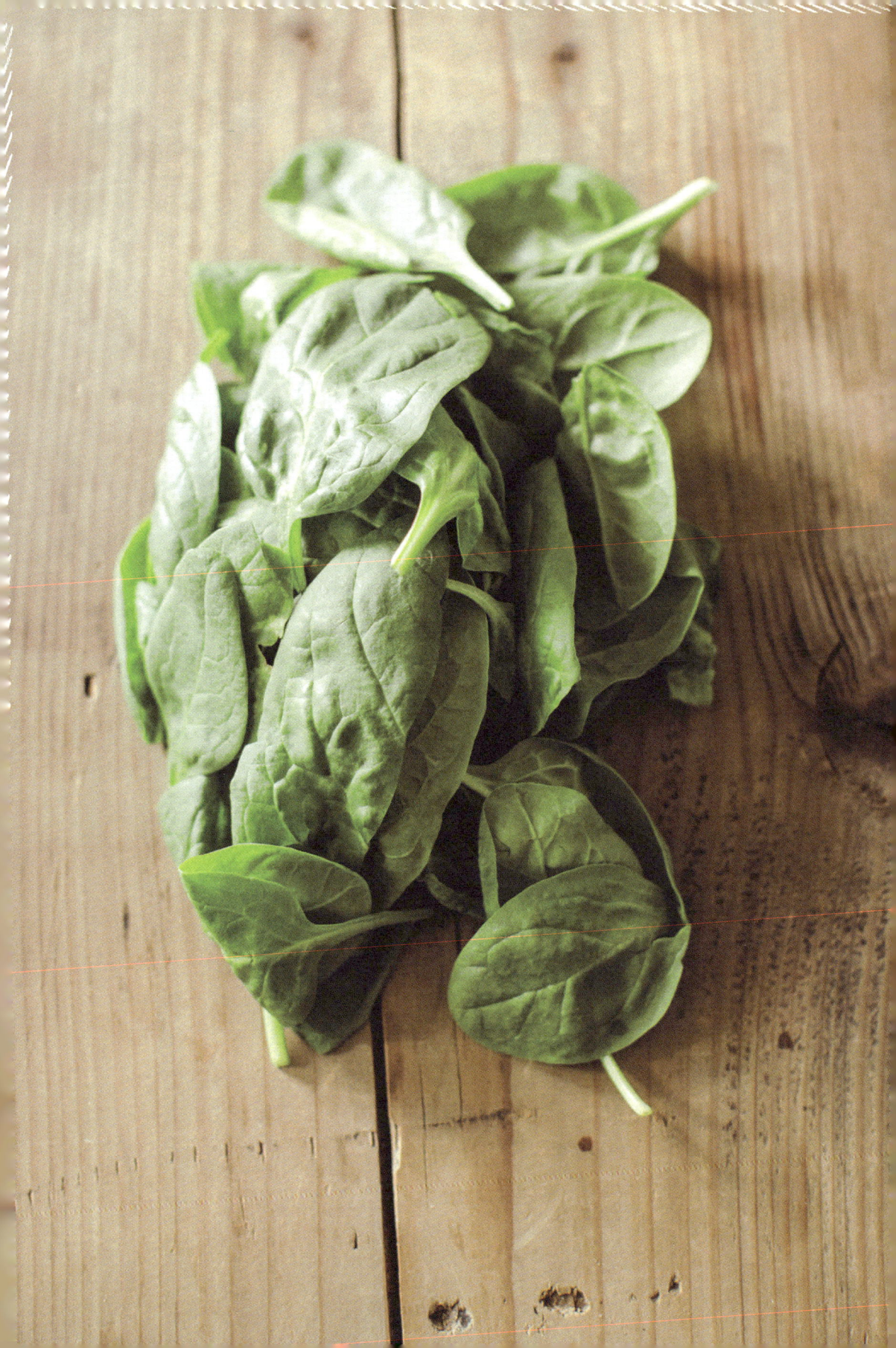

WOCHE 4

DIREKT NACH DEM AUFSTEHEN:
Guten-Morgen-Zitrone

FRÜHSTÜCK:
Frühstückssalat mit getrockneten Tomaten

SNACK:
Das-ist-die-Krönung-Smoothie

MITTAGESSEN:
Chia-Pudding mit Apfel

SNACK:
Das-ist-die-Krönung-Smoothie

ABENDESSEN:
Brokkolisuppe und fermentiertes Sauerkraut

ZU GUTER LETZT:
1 Bananenkeks und 1 Tasse Kräutertee

GETRÄNKE:
„Zauberwasser", Kräutertee oder
(Mineral-)Wasser (mind. 1½ l)

VORBEREITUNG FÜR TAG 5:
10 Walnüsse in reichlich Wasser einweichen.

DAS-IST-DIE-KRÖNUNG-SMOOTHIE ✳ (snack)

Zutaten für 1 Liter Smoothie:

(Für 2 Snacks)
* *450 ml (frisch gepresster) Apfelsaft*
* *1 Banane*
* *300 g Heidelbeeren*
* *2 große EL Erdnussbutter*
* *4 EL Proteinpulver mit Vanillegeschmack*
* *2 große Handvoll frischer Spinat*
* *Wasser nach Bedarf*

Alle Zutaten im Mixer zu einem glatten Smoothie verarbeiten. Nach Bedarf zusätzlich Wasser zugeben, um den Smoothie zu verdünnen.

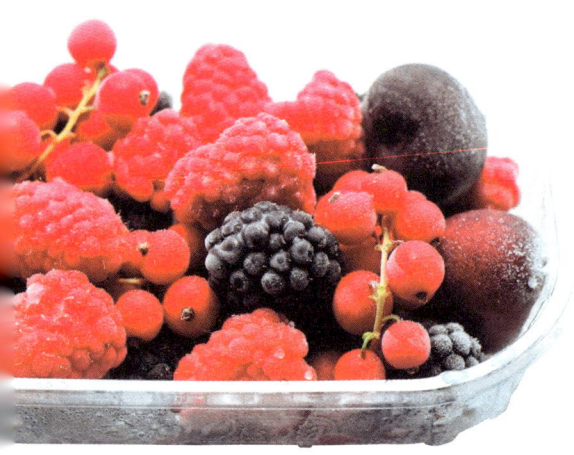

FRÜHSTÜCKS-SALAT (frühstück)

MIT GETROCKNETEN TOMATEN

Vielleicht kommt es dir komisch vor, den Tag mit einem großen Salat zu beginnen, aber du wirst erstaunt sein, wie gut du dich nach diesem köstlichen Essen fühlst.

Zutaten für 1 große Portion:

* *Frischer Spinat*
* *Junges Blattgrün von Roter Bete nach Belieben, klein geschnitten*
* *5 getrocknete Tomaten in Öl, klein geschnitten*
* *1 Gurke, gewürfelt*
* *2 große EL fermentiertes Sauerkraut*
* *1 Ei, gekocht oder gebacken und klein geschnitten*

Alle Zutaten in eine Schüssel geben und mit etwas Öl der getrockneten Tomaten servieren.

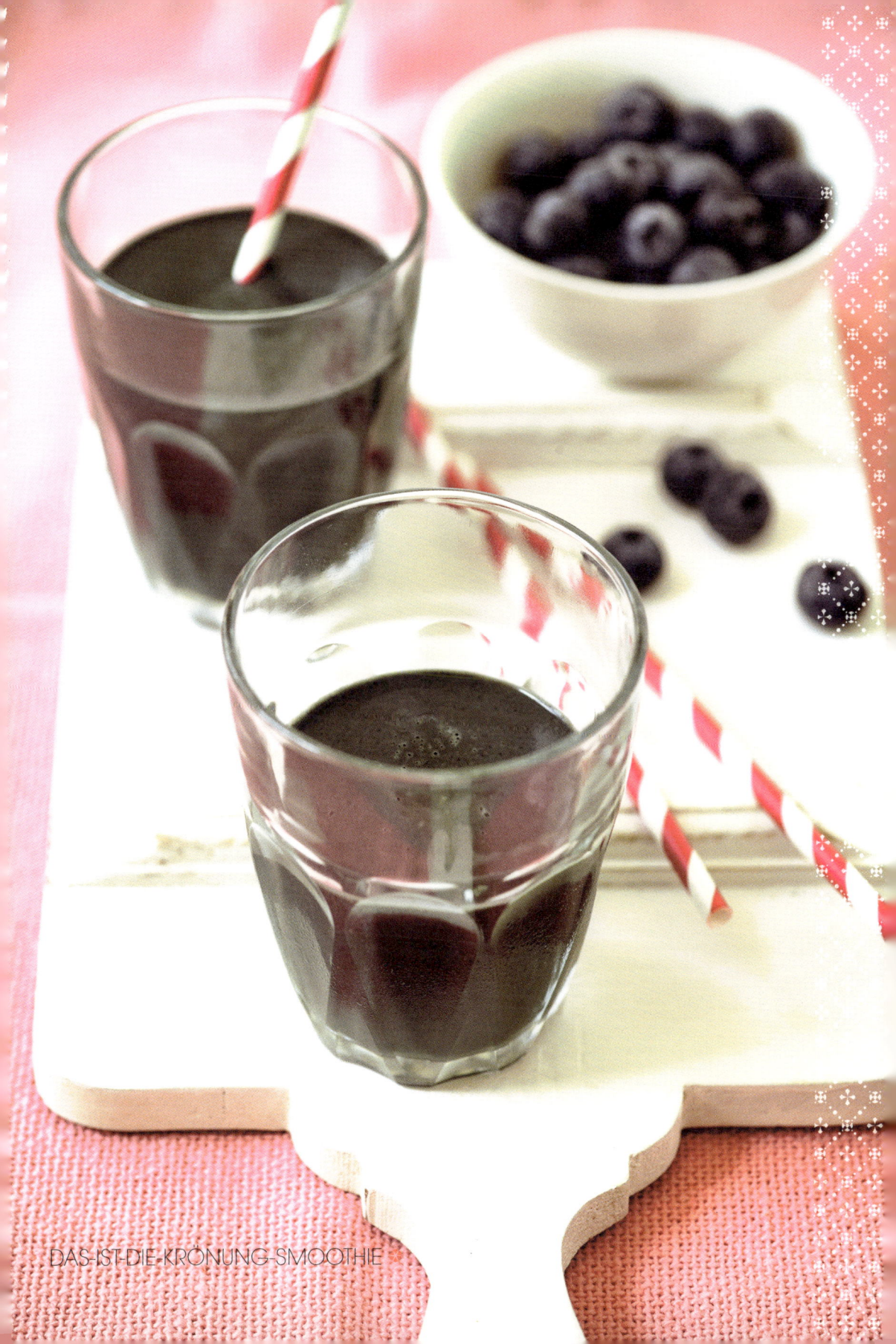

DAS IST DIE KRÖNUNG-SMOOTHIE

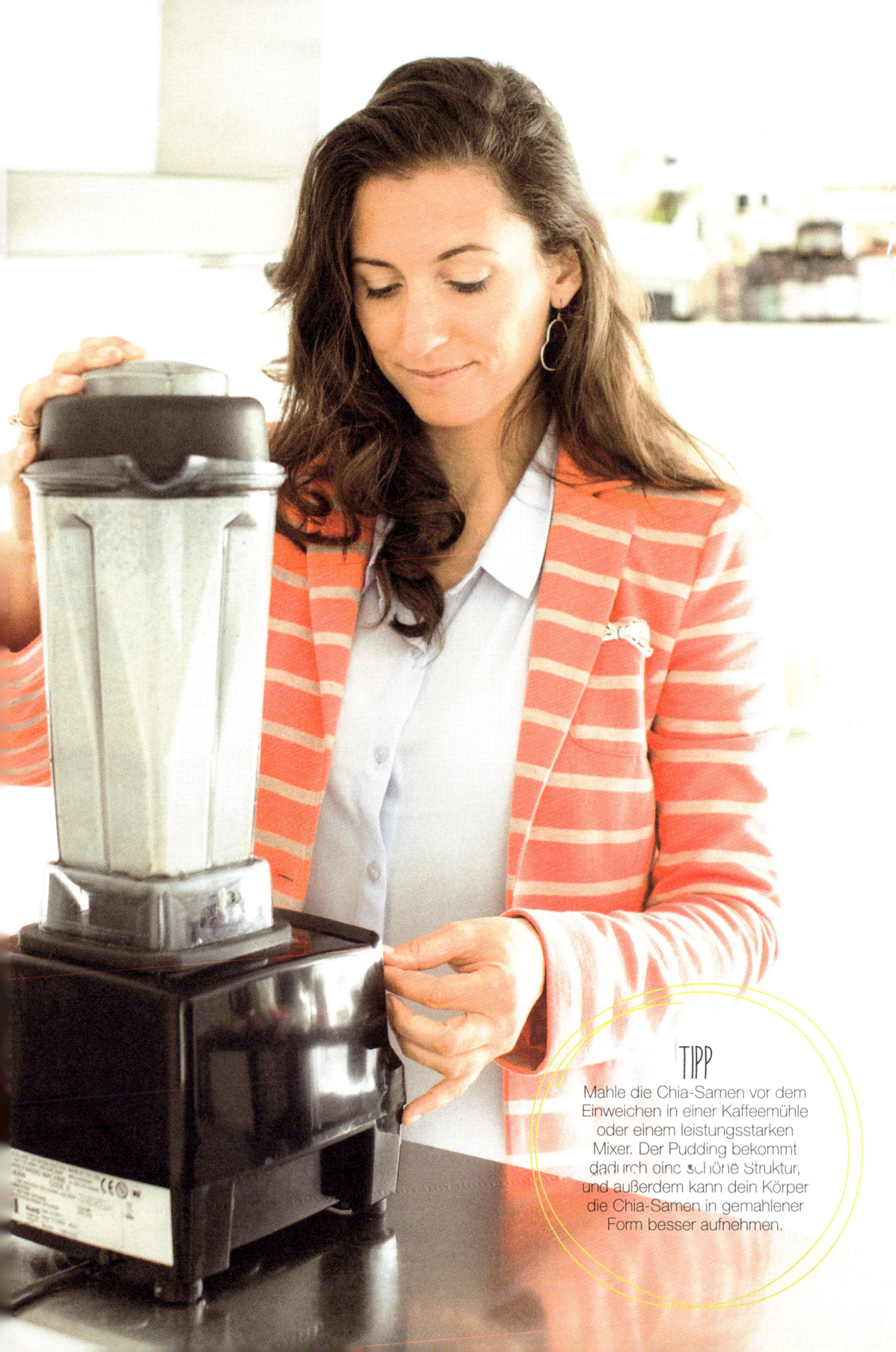

TIPP

Mahle die Chia-Samen vor dem Einweichen in einer Kaffeemühle oder einem leistungsstarken Mixer. Der Pudding bekommt dadurch eine schöne Struktur, und außerdem kann dein Körper die Chia-Samen in gemahlener Form besser aufnehmen.

BROKKOLISUPPE (abendessen)

Zutaten für 1 großen Topf Suppe:

* 1 EL Butter
* 3 Stangen Staudensellerie, klein geschnitten
* 3 weiße Zwiebeln, fein gehackt
* 5 Knoblauchzehen, fein gehackt
* 1 große Kartoffel, geschält und gewürfelt
* Himalayasalz oder Meersalz
* Frisch gemahlener schwarzer Pfeffer
* 1 kg Brokkoli, gewaschen, geputzt und in Röschen geteilt
* Gemüsebrühe
* 1 kleine Handvoll glatte Petersilie

Die Butter in einem großen Suppentopf zerlassen. Sellerie, Zwiebeln, Knoblauch und Kartoffel zufügen und mit Salz und Pfeffer würzen. Das Gemüse unter Rühren glasig dünsten. Brokkoli zugeben und so viel Brühe angießen, dass der Brokkoli fast komplett damit bedeckt ist. Zum Kochen bringen. Das Gemüse zu einer feinen Suppe pürieren und mit Salz, Pfeffer und fein gehackter Petersilie abschmecken.

Nicht vergessen, die Walnüsse für morgen einzuweichen!

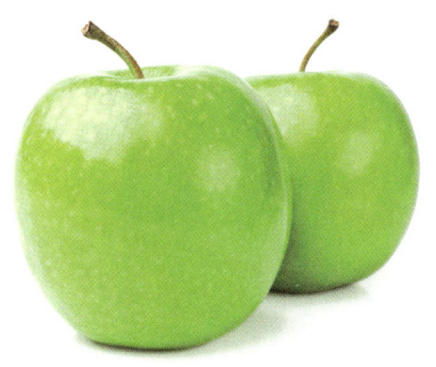

CHIA-PUDDING MIT APFEL (mittagessen)

Zutaten für 1-2 Personen:

* 5 EL Chia-Samen
* 250 ml (frisch gepresster) Apfelsaft
* 250 ml Wasser
* 2 EL Gojibeeren
* 2 EL Kürbiskerne
* ½ TL Zimt
* 1 EL Kokosraspel

Die Chia-Samen in den Apfelsaft einrühren und gut 10. Min. ziehen lassen. Danach die übrigen Zutaten einrühren und weitere 10. Min. stehen lassen. Guten Appetit!

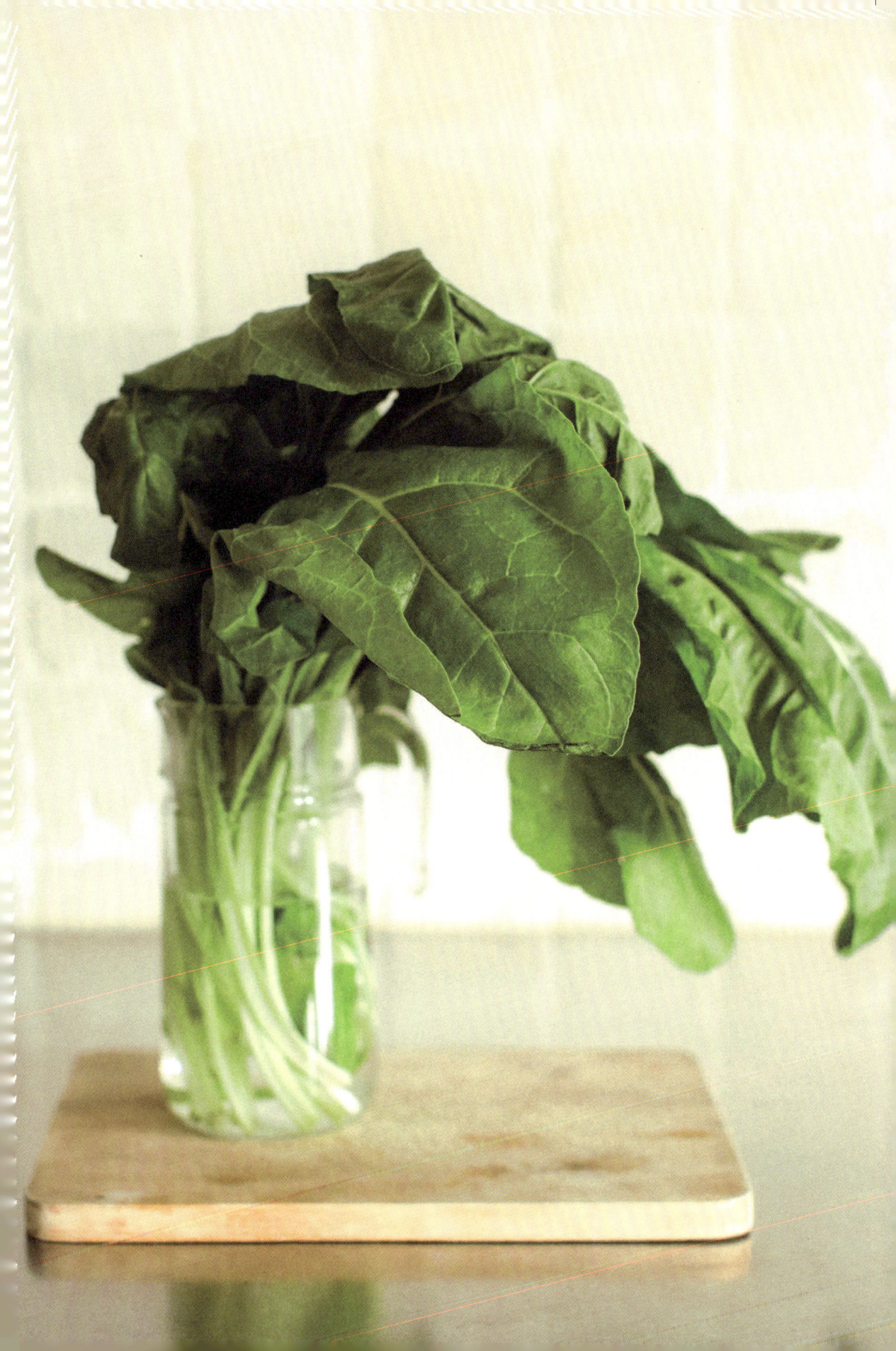

WOCHE 4

Tag 5

DIREKT NACH DEM AUFSTEHEN:
Guten-Morgen-Zitrone

FRÜHSTÜCK:
Grüner Smoothie nach Wahl,
vermischt mit 1 EL Kokosöl

SNACK:
Grüner Smoothie nach Wahl,
vermischt mit 1 EL Kokosöl

MITTAGESSEN:
Gurken-Dill-Suppe

SNACK:
Birne mit Walnusspaste

ABENDESSEN:
Süßkartoffel-Pommes mit grünem Salat

ZU GUTER LETZT:
2 Bananenkekse und 1 Tasse köstlicher Kräutertee

GETRÄNKE:
„Zauberwasser", Kräutertee oder
(Mineral-)Wasser (mind. 1½ l)

GURKEN-DILL-SUPPE (Mittagessen)

Zutaten für 1-2 Portionen:

* 1 große Gurke
* 2 Frühlingszwiebeln
* 1 EL getrockneter Dill
* 1 ½ EL Zitronensaft
* ¼ TL Himalayasalz oder Meersalz
* 125 g geschälte Hanfsamen
* 125 ml Wasser
* 1 EL Olivenöl

Alle Zutaten im Mixer zu einer glatten Suppe pürieren.

BIRNE MIT WALNUSS-PASTE (snack)

Zutaten:

* 10 Walnüsse
* 1 EL Wasser
* 1 TL Zimt
* 1 Prise Muskatnuss
* 1 TL Honig
* 1 Birne

Walnüsse am Vorabend in Wasser einweichen. Dabei werden Enzymhemmer in den Nüssen freigesetzt, wodurch sie leichter verdaulich sind. Die Nüsse anschließend gut abspülen. Auf das Einweichen kann auch verzichtet werden, es ist jedoch empfehlenswert. Alle Zutaten bis auf die Birne in den Mixer geben und zu einer streichbaren Paste verarbeiten. Die Paste zu einem reifen Stück Birne genießen. Hmmm, herrlich …

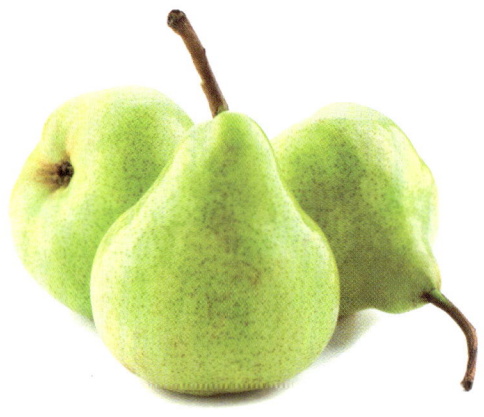

SÜSS-KARTOFFEL-POMMES

(abendessen)

Zutaten für 1 Person:

* 2 mittelgroße Süßkartoffeln
* Olivenöl
* Himalayasalz oder Meersalz
* 1–2 TL Currypulver

Den Backofen auf 200 °C vorheizen. Süßkartoffeln schälen und in Streifen schneiden, sodass sie wie „echte" Pommes aussehen. In eine Schüssel geben und mit Olivenöl beträufeln, damit die Gewürze besser haften. Nach Belieben mit Salz und Curry würzen, mind. 1–2 TL Currypulver verwenden. Ich persönlich würze immer mit sehr viel Curry! Die Pommes gut mit Öl und Gewürzen vermengen. Im vorgeheizten Ofen 30 Min. backen. Nach Belieben einen Salat als Beilage zubereiten oder etwas Fleisch oder Fisch dazu essen.

TIPP

Mit den Gewürzen, die du über die Pommes gibst, kannst du ruhig ein bisschen experimentieren. Eine Kombination aus Knoblauchpulver, Zwiebelpulver, Currypulver und Salz schmeckt ebenfalls klasse!

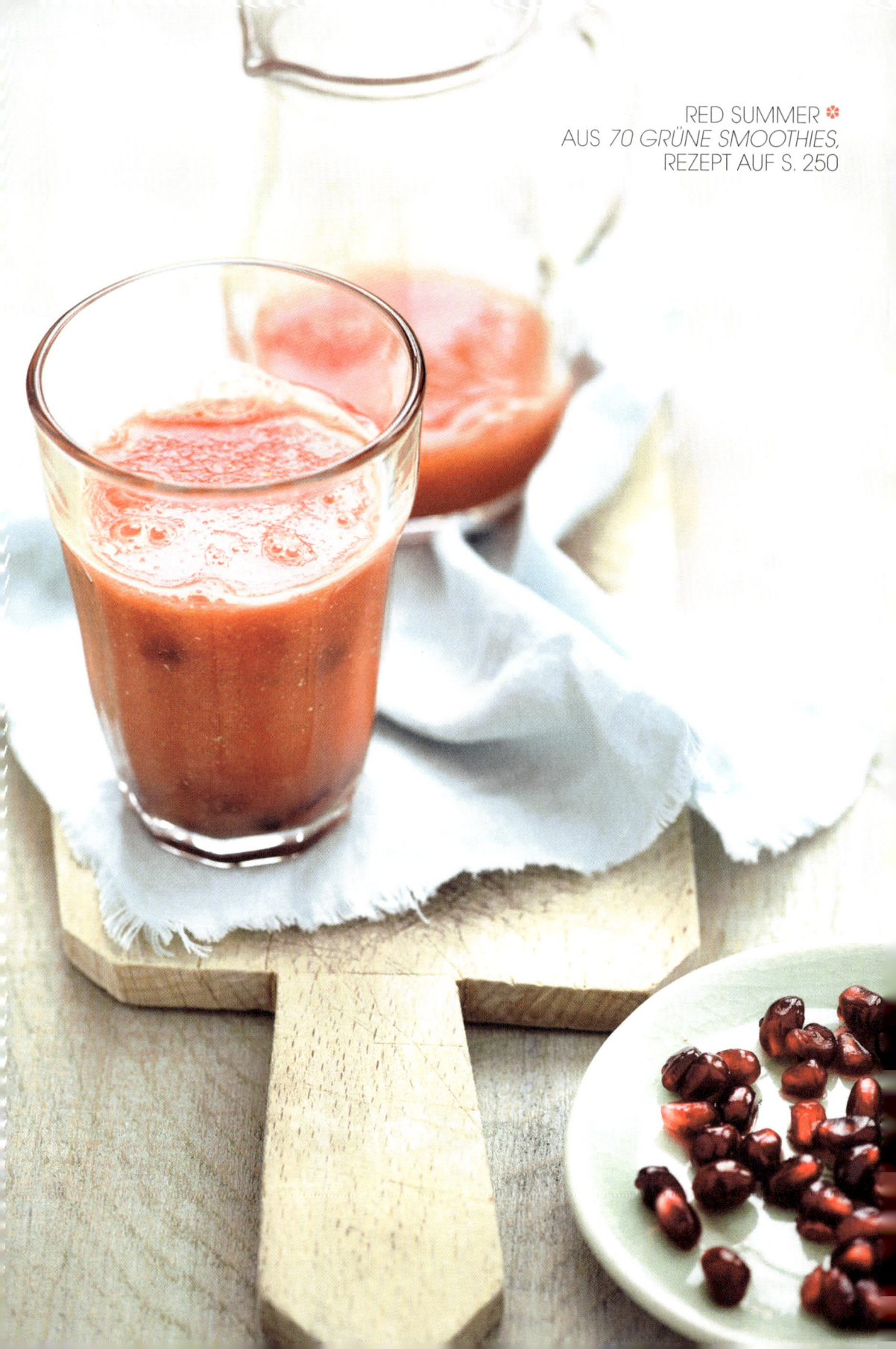

RED SUMMER ❋
AUS *70 GRÜNE SMOOTHIES,*
REZEPT AUF S. 250

WOCHE 4

DIREKT NACH DEM AUFSTEHEN:
Guten-Morgen-Zitrone

FRÜHSTÜCK:
Erdnussbutter-Smoothie mit Banane
(oder 1 grüner Smoothie nach Wahl,
vermischt mit 1 EL Kokosöl)

SNACK:
2 Tomaten mit etwas Himalayasalz oder Meersalz bestreut

MITTAGESSEN:
(Restliche) Brokkolisuppe mit 2 Reiswaffeln

SNACK:
1 Handvoll Nüsse und 1 Stück Obst

ABENDESSEN:
Vegetarische Pho

ZU GUTER LETZT:
2 gefüllte Dattel-Brocken oder 1 Bananenkeks
und 1 herrliche Tasse Kräutertee

GETRÄNKE:
„Zauberwasser", Kräutertee oder
(Mineral-)Wasser (mind. 1½ l)

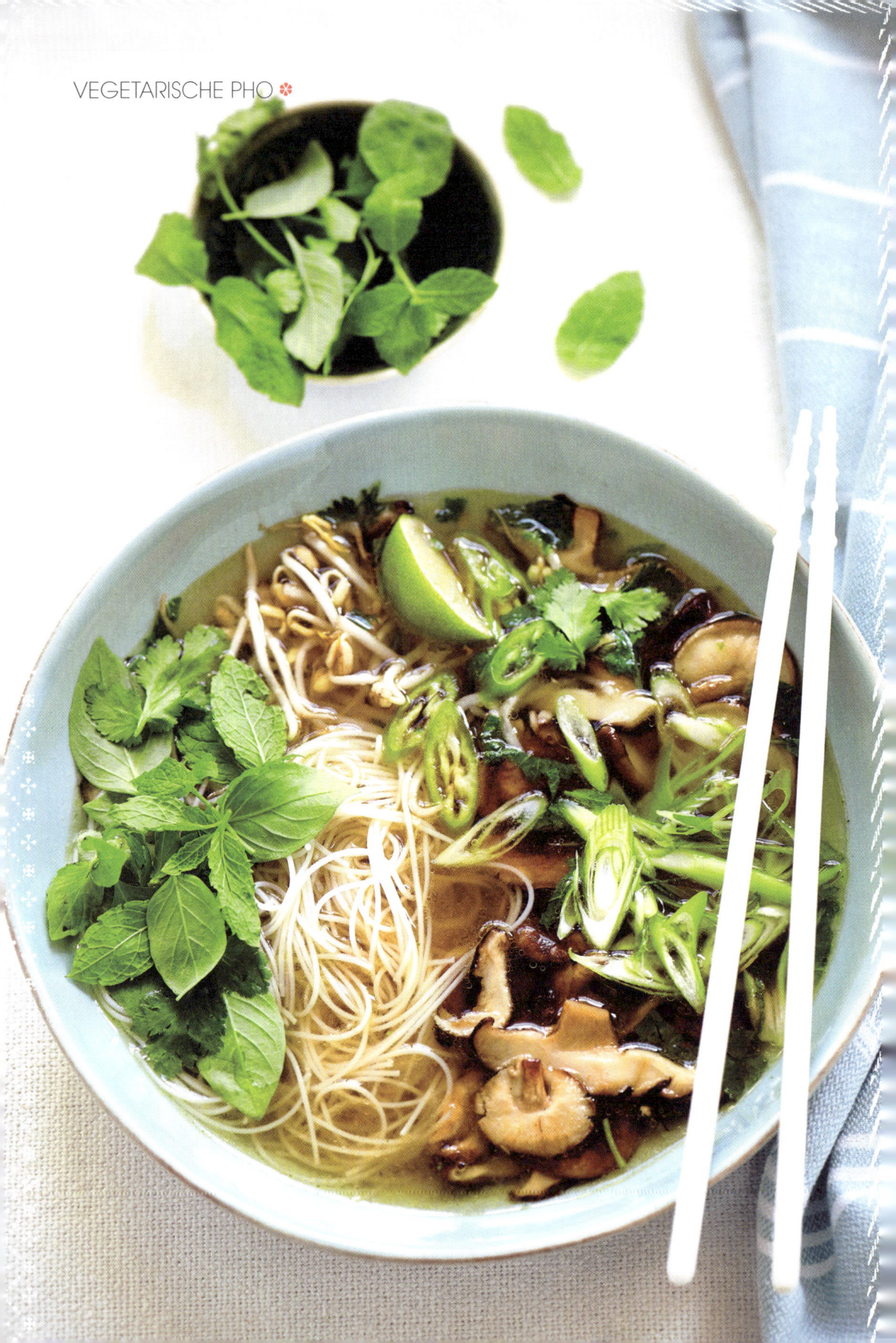

ERDNUSSBUTTER-SMOOTHIE (FRÜHSTÜCK)
MIT BANANE

Zutaten für 1 großen Smoothie:

* 2 Bananen
* 250 ml Mandelmilch oder andere Milch
* 1 EL Erdnussbutter
* Zimt nach Belieben

Alle Zutaten im Mixer zu einer glatten Masse pürieren. Ein idealer Smoothie zum Mitnehmen, egal ob zum Sport oder zur Arbeit. Er sättigt und stillt für lange Zeit den Hunger.

VEGETARISCHE PHO * (ABENDESSEN)
AUS SHIITAKE, JALAPEÑO, BOHNENSPROSSEN, FRÜHLINGSZWIEBELN, REISNUDELN UND HOISIN-SAUCE

Zubereitungszeit: 30 Minuten

Zutaten für 4 Personen:

* 100 g Reisnudeln
* 1 l Gemüsebrühe
* 1 frisches Stück (4 cm) Ingwer
* 1 EL Sesamöl oder Olivenöl
* 2 EL Olivenöl
* 200 g Shiitake
* 1 Jalapeño oder 1 rote Chilischote
* 1 Bio-Limette
* 4 Frühlingszwiebeln
* 150 g Bohnensprossen
* 1 Handvoll frisches Basilikum
* 1 Handvoll Koriandergrün
* 1 Handvoll Minzblättchen

Einen Topf Wasser zum Kochen bringen und die Reisnudeln nach Packungsanweisung zubereiten. In einem zweiten Topf die Gemüsebrühe zubereiten. Ingwer schälen, reiben und zur Brühe geben. In einer kleinen Pfanne Sesamöl und Olivenöl erhitzen und die geputzten Shiitake darin goldbraun anbraten. Anschließend in die Brühe geben. Jalapeño oder Chilischote in schmale Streifen schneiden und ebenfalls zufügen. Die Limette achteln. 4 Teile zur Seite legen, die anderen 4 in die Brühe geben. Die Frühlingszwiebeln in dünne Ringe schneiden und in die Suppe rühren. Suppe höchstens 5 Min. köcheln lassen, dann die Reisnudeln auf die Teller verteilen. Die rohen Bohnensprossen darübergeben. Die heiße Suppe in die Teller füllen, die mitgekochten Limettenviertel herausnehmen. Kräuter vermengen und eventuell grob hacken. Auf jeden Teller 1 kleine Handvoll gemischter Kräuter und je eine frische Limettenspalte geben.

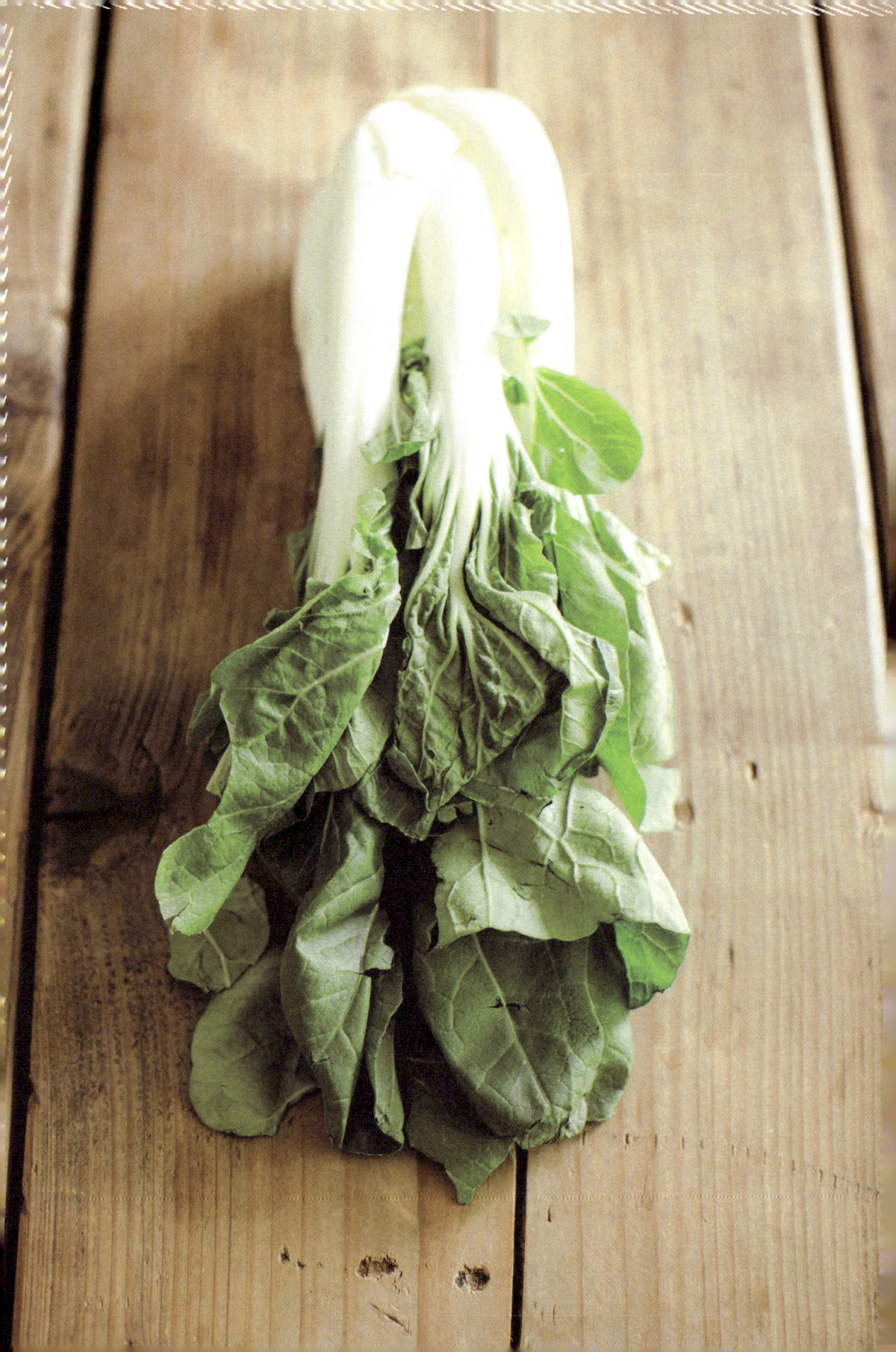

WOCHE 4

Tag 7-8-9

GRÜNE SMOOTHIE BOOTCAMP

Wow, die letzten drei Tage des Grüne-Smoothie-Gesundheitsplans! Großartig, dass du das Programm bis hierhin durchgezogen hast! Vermutlich hast du dich daran gewöhnt, einmal pro Tag einen Smoothie zu trinken. Ab jetzt wirst du drei Tage lang nichts anderes als grüne Smoothies zu dir nehmen.

Genau wie an den letzten Grüne-Smoothie-Tagen darfst du selbst entscheiden, welche Smoothies du zubereitest und wie viel du über den Tag verteilt davon trinkst. Hör gut auf dich selbst.

Wenn du drei Tage in Folge nur Flüssigkeiten zu dir nimmst, entgiftet dein Körper. Darum solltest du außer Smoothies auch viel Wasser trinken. Damit hilfst du deinem Körper, die Giftstoffe abzuleiten. Du unterstützt diesen Prozess auch, indem du dich ruhig bewegst (zum Beispiel beim Laufen, Radfahren oder Yoga).

Wenn du findest, dass es zu viel des Guten ist, drei Tage in Folge Smoothies zu trinken, dann suche dir Rezepte der letzten Wochen heraus, und bereite dir selbst eine gesunde Mahlzeit zu. Hauptsache, du gibst nicht vor Ende der 30 Tage auf!

Ich bin sehr stolz auf dich, weil du dich entschieden hast, gut auf dich zu achten und dich bewusster zu ernähren. Jetzt bin ich sehr gespannt auf die Ergebnisse und freue mich darauf, von dir zu hören, wie es dir ergangen ist, welche Veränderungen du durchgemacht und wie viel du abgenommen hast.

Alles Liebe,

Marjolijn

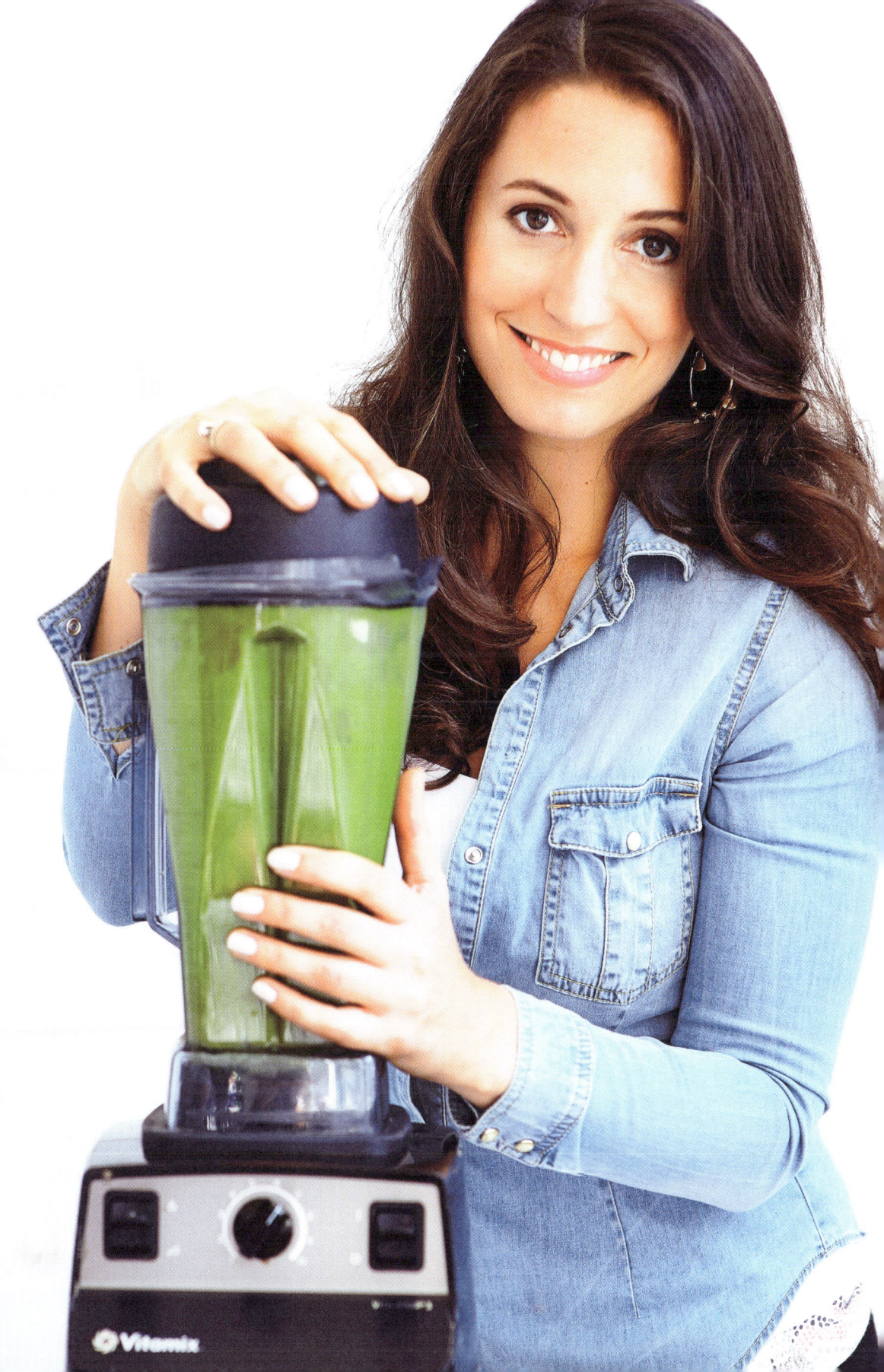

UND JETZT? *30 Tage lang hast du dich angestrengt und dich richtig gut um dich selbst gekümmert. Du hast jede Menge grüne Smoothies getrunken und viel Zeit in der Küche verbracht, um gesunde, leckere Mahlzeiten zuzubereiten. Außerdem hast du verschiedene Aufträge ausgeführt, und ich hoffe, dass es dir schon während dieser 30 Tage so richtig gut ging.*

Weil die Zeit für dich so intensiv war, ist es möglich, dass du nun, nach Ende des Programms, erst einmal in ein Loch fällst. Vielleicht weißt du nicht genau, was du jetzt tun sollst, um die guten Ergebnisse beizubehalten und womöglich sogar noch zu verbessern. Damit dir beides auch nach diesen 30 Tagen mit gutem Mut gelingt, habe ich Anleitungen für beide Ausgangssituationen verfasst.

Weil jeder ein anderes Ziel hat, liste ich hier die verschiedenen Möglichkeiten auf, die du nach Ende des Programms hast. Wähle, was dir am meisten entspricht und wobei du dich am wohlsten fühlst.

ICH HABE MEIN WUNSCHGEWICHT NOCH NICHT ERREICHT UND MÖCHTE WEITERMACHEN.

Mit dem Programm in diesem Buch hast du gelernt, auf einfache und gesunde Art gut für dich selbst zu sorgen. Das Programm ist darauf ausgerichtet, Gewicht zu reduzieren. Wahrscheinlich hast du gemerkt, dass du weniger Hunger hattest, da du gut und reichlich essen konntest – in meinen Augen die beste Art, bleibende Ergebnisse zu erzielen.

Weil die Menüs sehr ausgewogen sind, kannst du das Programm problemlos noch eine Weile fortführen. Du kannst die Menüs einfach wiederholen oder einzelne Rezepte auswählen, die dir gut gefallen haben, und dir daraus eigene (Wochen-)Speisepläne zusammenstellen. Achte darauf, das Blattgemüse für die Smoothies zu variieren und die Snacks nicht zu süß zu gestalten. Halte dich (vor allem bei den Snacks) an die beschriebenen Mengen.

Wenn du das Programm noch weiter fortführen möchtest, kannst du auch selbst Rezepte kreieren. In diesem Programm hast du gelernt, wie ein gesundes Rezept aussieht. Solange du frische Zutaten verwendest und alles selbst weiterverarbeitest (ohne Fertigprodukte aus der Tüte), bist du auf dem richtigen Weg.

YIPPIE, ICH HABE MEIN WUNSCHGEWICHT ERREICHT! WIE BEHALTE ICH ES?

Zuerst einmal: HERZLICHEN GLÜCKWUNSCH zu dieser großartigen Leistung! Es muss ein fantastisches Gefühl sein, dieses Ziel erreicht zu haben. Jetzt ist es wichtig, das Gewicht zu halten. Im Prinzip enthalten die Speisepläne der letzten 30 Tage genügend ausgewogene Rezepte, um einfach mit ihnen weiterzumachen. Lediglich die Bootcamp-Tage sind nicht mehr nötig, wenn du dein Wunschgewicht bereits erreicht hast. Sie sind allerdings ideal, wenn du mal ein oder zwei Tage zu viel geschlemmt hast. Dann kannst du sie als Ausgleichstage einsetzen.

Ich möchte dich motivieren, selber in der Küche zu experimentieren und neue Rezepte zu erfinden. Du weißt jetzt, wie gesundes Essen aussieht, und wenn du dauerhaft dabeibleiben möchtest, ist es hilfreich, jede Menge Lieblingsrezepte zu haben. Du wirst merken, dass es auf diese Weise kein Problem sein wird, dein Wunschgewicht zu halten. Unabhängig davon, welches Ergebnis du in den 30 Tagen erzielt hast, empfehle ich dir, weitestgehend auf Gluten und Milchprodukte zu verzichten. Ich selbst gönne mir ab und zu etwas Ziegenkäse, und wenn ich auswärts esse, manchmal ein Brot mit Butter als Vorspeise, aber das war es dann auch schon. Für die Gesundheit ist es einfach viel besser, Gluten, Milchprodukte und raffinierten Zucker zu vermeiden. Du selbst hast die Wahl.

Lass dir deine gesunden Mahlzeiten schmecken, und mach dir nicht zu viel Stress mit der Zubereitung. Genieße alles, was du isst, und wenn es an einem Tag mal nicht so richtig klappen will, dann mach es einfach später mit einem Ausgleichstag wieder gut.

Du bist super!

Alles Liebe, *Marjolijn*

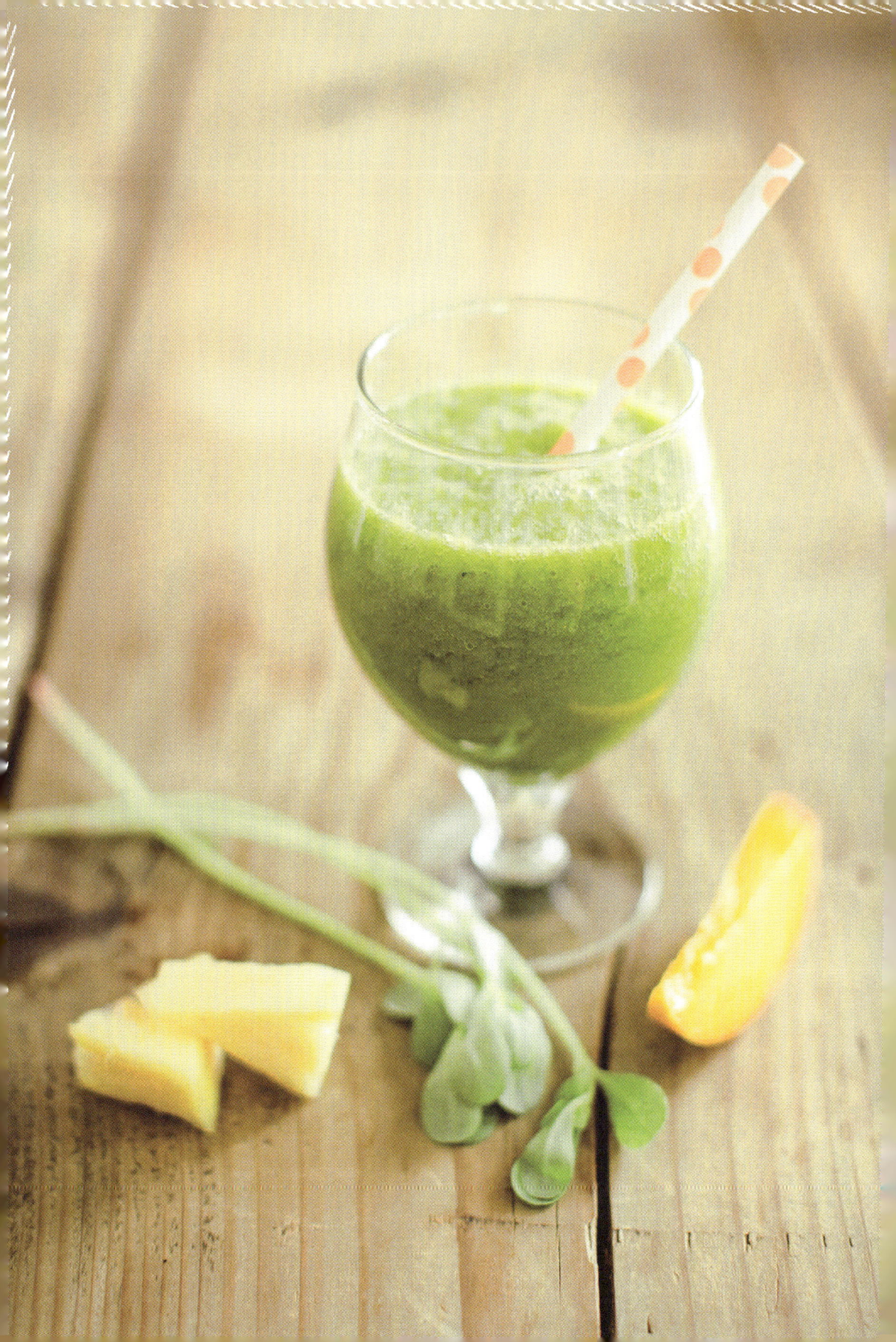

10 Bonusrezepte FÜR KÖSTLICHE GRÜNE SMOOTHIES

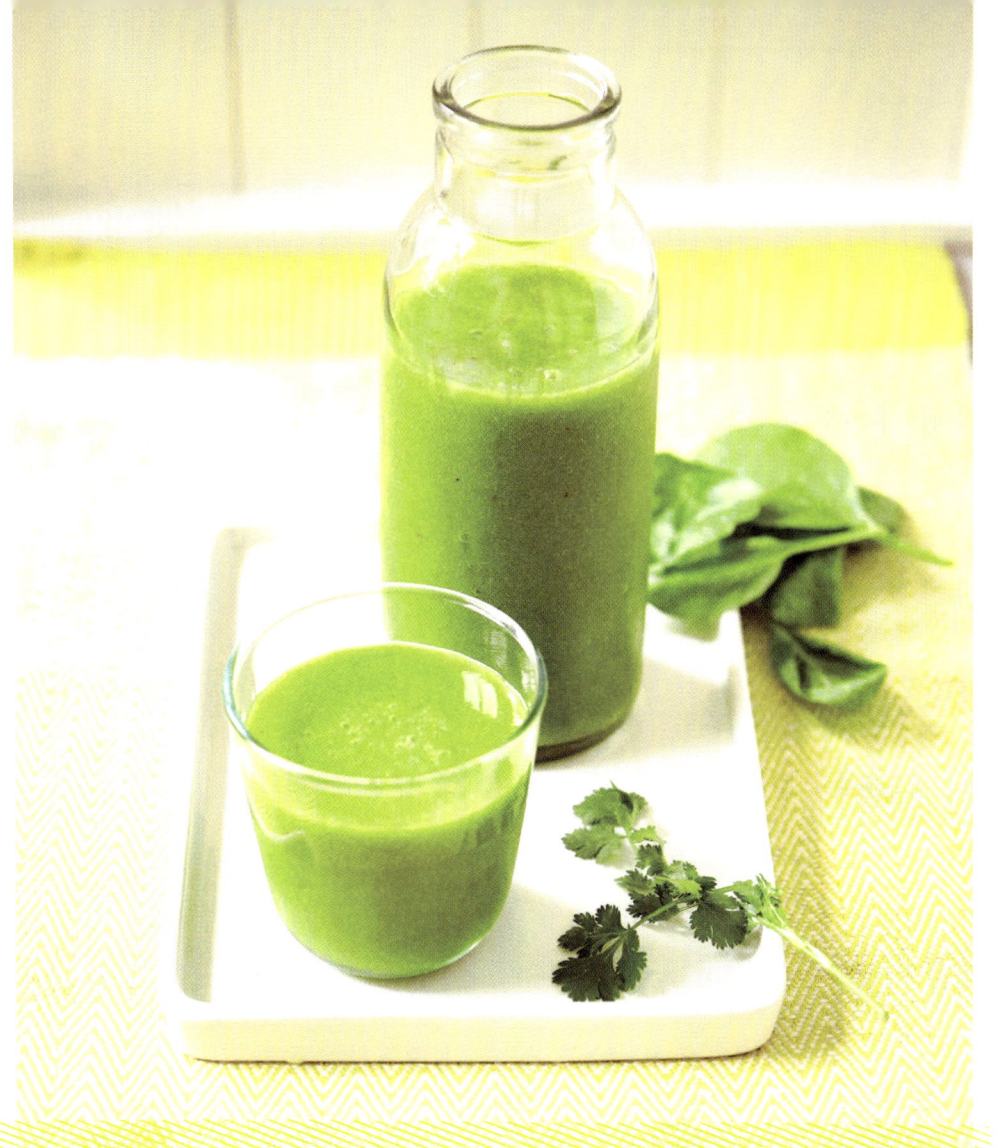

HANF-KORIANDER-LEIDENSCHAFT

Zutaten:

* 1 Apfel
* 200 g Mango (frisch oder tiefgekühlt)
* Wasser nach Bedarf
* 2 EL geschälte Hanfsamen
* 150 g frischer Spinat
* 1 Bd. Koriandergrün

Das Obst in den Mixer geben und mit Wasser auffüllen, bis es gerade eben bedeckt ist. Zu einem glatten Smoothie pürieren. Anschließend Hanfsamen, Spinat und Koriandergrün zugeben und alles noch einmal pürieren, bis die gewünschte Konsistenz erreicht ist. Nach Belieben zusätzliches Wasser zugießen.

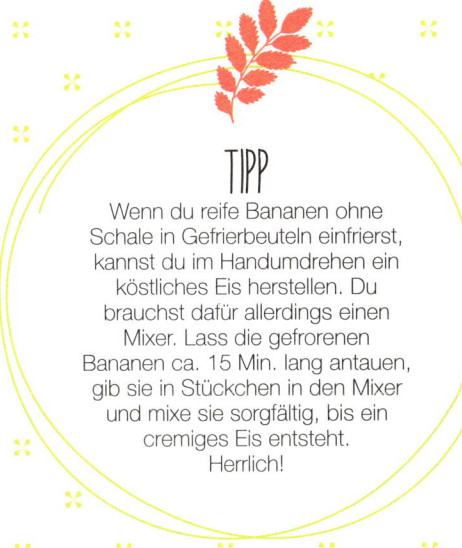

TIPP

Wenn du reife Bananen ohne Schale in Gefrierbeuteln einfrierst, kannst du im Handumdrehen ein köstliches Eis herstellen. Du brauchst dafür allerdings einen Mixer. Lass die gefrorenen Bananen ca. 15 Min. lang antauen, gib sie in Stückchen in den Mixer und mixe sie sorgfältig, bis ein cremiges Eis entsteht. Herrlich!

BANANAPFEL

Zutaten:

* 1 reife Banane
* 2 Äpfel, entkernt und gewürfelt
* 1 Handvoll Grünkohl
* 2 große Handvoll frischer Spinat
* 2 Stangen Staudensellerie, klein geschnitten
* 1 EL Chia-Samen nach Belieben (am besten in Wasser eingeweicht)
* Wasser nach Bedarf

Das Obst in den Mixer geben und mit Wasser auffüllen, bis die Früchte gerade so bedeckt sind. Zu einem glatten Fruchtsmoothie mixen. Grünkohl, Spinat und Sellerie zufügen und bis zur gewünschten Konsistenz pürieren. Nach Belieben Chia-Samen oder zusätzliches Wasser zugeben.

FROZEN BLUEBERRY

Zutaten:

* 1 Mango
* 1 gefrorene Banane
* 1 kleine Handvoll Gojibeeren (mind. 15 Min. in lauwarmem Wasser eingeweicht)
* 40 g Heidelbeeren
* 250 ml (frisch gepresster) Orangensaft
* 200 g frischer Spinat oder Feldsalat
* Wasser nach Bedarf

Obst und Orangensaft in den Mixer geben und mit Wasser aufgießen, bis die Früchte gerade eben bedeckt sind. Zu einem sämigen Smoothie pürieren. Anschließend Spinat oder Feldsalat zufügen und bis zur gewünschten Konsistenz mixen. Nach Belieben Wasser zugießen.

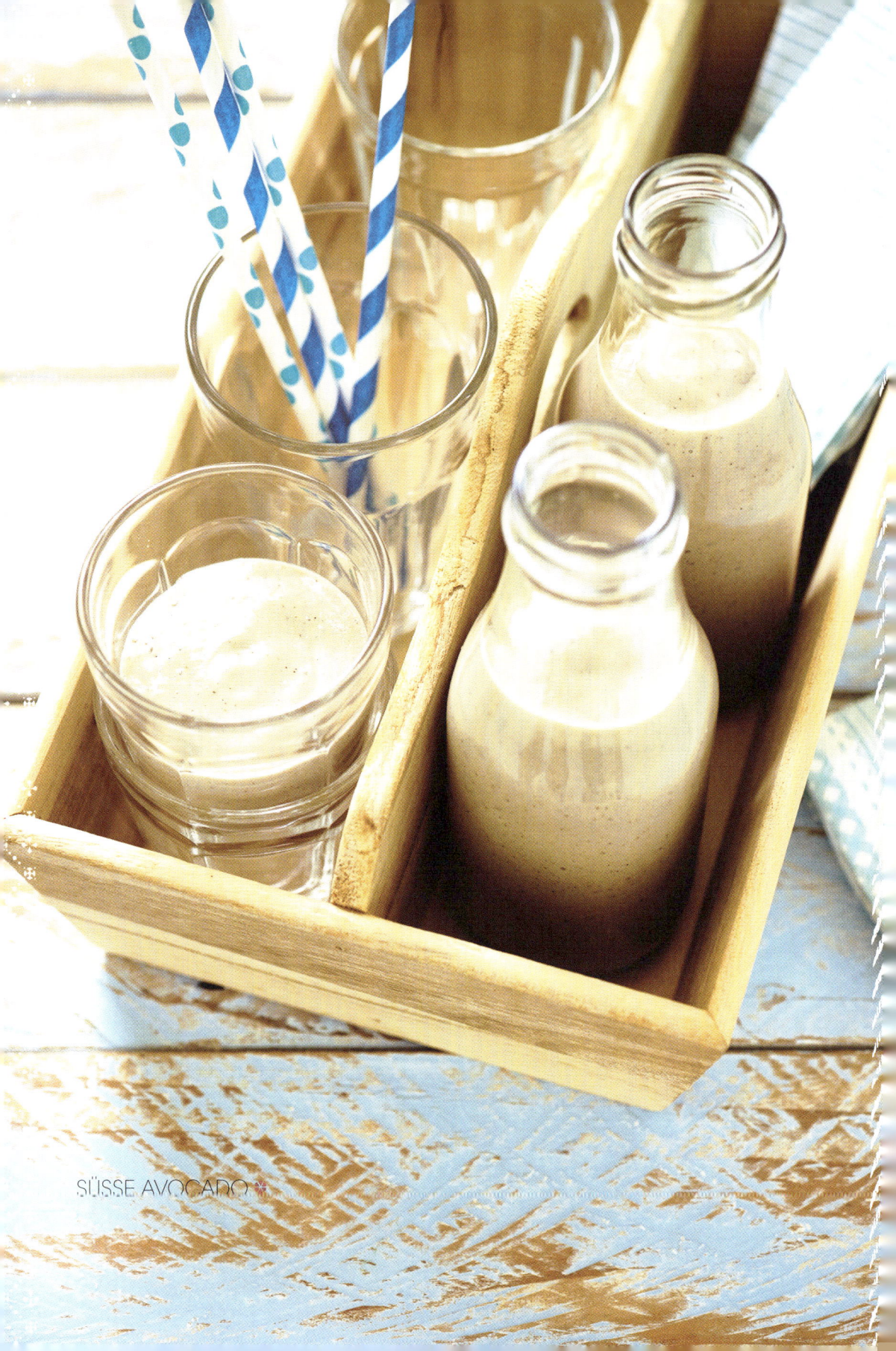

SÜSSE AVOCADO

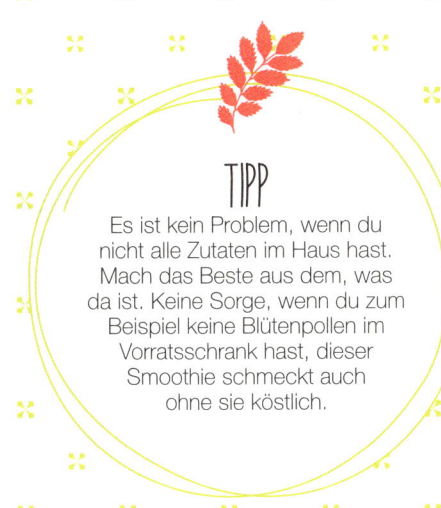

TIPP

Es ist kein Problem, wenn du nicht alle Zutaten im Haus hast. Mach das Beste aus dem, was da ist. Keine Sorge, wenn du zum Beispiel keine Blütenpollen im Vorratsschrank hast, dieser Smoothie schmeckt auch ohne sie köstlich.

SÜSSE AVOCADO

Zutaten:

* 1 Avocado
* 1 frische oder gefrorene Banane
* 3–4 Datteln
* 250 ml Mandelmilch
* ½ TL Vanillepulver nach Belieben

Für diesen schnellen Smoothie das Fruchtfleisch der Avocado und alle anderen Zutaten in den Mixer geben. Die Banane vorher auftauen, damit der Smoothie cremiger wird. Zu einer sämigen Masse pürieren und genießen.

SUPER-DUPER GRÜN

Zutaten:

* 10 große Erdbeeren, gewaschen und geputzt (frisch oder tiefgekühlt)
* 200 g Heidelbeeren
* 1 Apfel
* 1 Banane
* 1 Handvoll Pak Choi
* 2 Handvoll Gojibeeren, eingeweicht
* 2 EL Blütenpollen
* ½ EL Spirulina
* 2 TL Maca
* Wasser nach Bedarf

Obst in den Mixer geben und mit Wasser auffüllen, bis es gerade so bedeckt ist. Zu einem glatten Smoothie pürieren. Pak Choi zugeben und bis zur gewünschten Konsistenz weiter pürieren. Als Letztes das Superfood zufügen und mixen, bis eine glatte Masse entstanden ist.

GRÜNE KOKOSMILCH

Zutaten:

* 2 Bananen
* 1 Mango, Fruchtfleisch vom Kern befreit
* 200 ml Kokosmilch
* Wasser nach Bedarf
* 150 g Mangold
* 1 EL Kakaopulver
* 1 Msp. Zimt

Obst mit Kokosmilch in den Mixer geben und eventuell mit Wasser auffüllen. Die Früchte sollten gerade so mit Flüssigkeit bedeckt sein. Zu einem sämigen Smoothie pürieren. Anschließend Mangold, Kakaopulver und Zimt zufügen und weiter pürieren. Wasser zufügen, bis die gewünschte Konsistenz erreicht ist.

AVOCADO-BIRNE

Zutaten:

* 2 Birnen, entkernt und in Stücke geschnitten
* ½ Avocado
* 1 EL Zitronensaft
* 1 Prise Himalayasalz oder Meersalz
* 125 ml Wasser, bei Bedarf etwas mehr

Alle Zutaten zu einem cremigen Smoothie pürieren. Superschnell fertig und ideal als Snack für zwischendurch.

GRÜNE GRAPEFRUIT

Zutaten:

* 1 Grapefruit, geschält und entkernt
* 1 Orange, geschält und entkernt
* 150 g Ananas
* Wasser nach Bedarf
* 150 g Brennnesseln

Obst in den Mixer geben und Wasser zufügen, bis die Früchte gerade eben bedeckt sind. Zu einem glatten Smoothie pürieren. Die Brennnesseln zufügen und bis zur gewünschten Konsistenz weiter mixen. Nach Belieben zusätzliches Wasser zugießen

KLEINE ORANGE

Zutaten:

* ✳ 100 g Erdbeeren, gewaschen und geputzt (frisch oder tiefgekühlt)
* ✳ 2 Bananen oder 1 große Mango
* ✳ Saft von 2 großen Orangen
* ✳ Wasser nach Bedarf
* ✳ 150 g Blattgemüse nach Belieben
* ✳ 1 Handvoll Minzblättche

Obst und Orangensaft in den Mixer geben und mit Wasser auffüllen, bis die Früchte gerade eben bedeckt sind. Zu einem glatten Smoothie pürieren. Blattgemüse und Minze zugeben und noch einmal gut durchmixen. Wasser zugießen, bis die gewünschte Konsistenz erreicht ist.

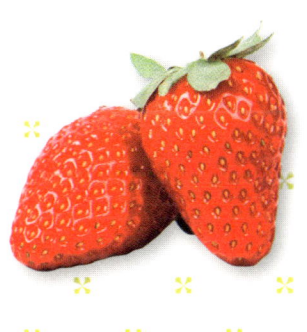

KERNIGER GRÜNER

Zutaten:

* ✳ 1 gefrorene Banane
* ✳ 150 g Erdbeeren, gewaschen und geputzt
* ✳ 1 EL Kürbiskerne (am besten kurz eingeweicht)
* ✳ 300 ml Mandelmilch
* ✳ 2 EL Kakaopulver
* ✳ 1 EL Tahini (Sesampaste)
* ✳ Wasser nach Bedarf
* ✳ 200 g frischer Spinat

Obst, Kerne, Mandelmilch, Kakao und Tahini in den Mixer geben und mit Wasser aufgießen, bis alles gerade so bedeckt ist. Zu einem glatten Smoothie pürieren. Spinat zufügen und weiter mixen, bis die Masse cremig ist. Nach Belieben zusätzliches Wasser zugießen.

70 GRÜNE SMOOTHIES

Die folgenden Rezepte stammen aus meinem letzten Buch *70 grüne Smoothies – Einfach mixen, genießen, wohlfühlen.* Wenn du noch mehr Anregungen für grüne Smoothies brauchst, empfehle ich dir dieses Buch. Aber du darfst dir auch gern selbst Neues ausdenken – du bist der Chef in deiner Küche!

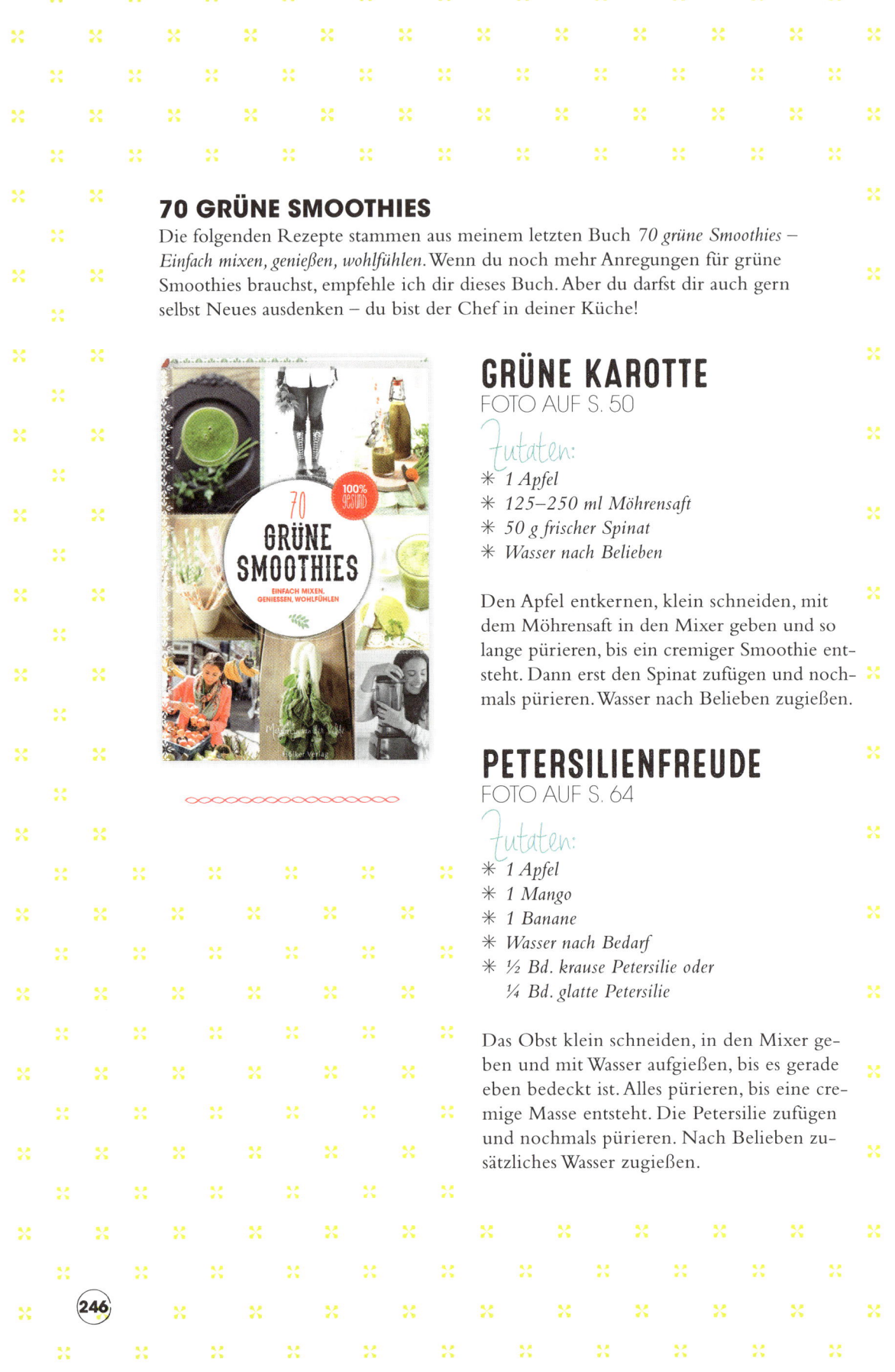

GRÜNE KAROTTE
FOTO AUF S. 50

Zutaten:

* 1 Apfel
* 125–250 ml Möhrensaft
* 50 g frischer Spinat
* Wasser nach Belieben

Den Apfel entkernen, klein schneiden, mit dem Möhrensaft in den Mixer geben und so lange pürieren, bis ein cremiger Smoothie entsteht. Dann erst den Spinat zufügen und nochmals pürieren. Wasser nach Belieben zugießen.

PETERSILIENFREUDE
FOTO AUF S. 64

Zutaten:

* 1 Apfel
* 1 Mango
* 1 Banane
* Wasser nach Bedarf
* ½ Bd. krause Petersilie oder
  ¼ Bd. glatte Petersilie

Das Obst klein schneiden, in den Mixer geben und mit Wasser aufgießen, bis es gerade eben bedeckt ist. Alles pürieren, bis eine cremige Masse entsteht. Die Petersilie zufügen und nochmals pürieren. Nach Belieben zusätzliches Wasser zugießen.

BERRY BANANA
FOTO AUF S.78

Zutaten:
* 200 g Erdbeeren, gewaschen und geputzt
* 1 Banane
* Wasser nach Bedarf
* 2 Handvoll Blattgemüse nach Belieben
* 1 EL gemahlene Leinsamen

Das Obst in den Mixer geben und mit Wasser aufgießen, bis es gerade eben bedeckt ist. Anschließend alles zu einer cremigen Masse pürieren. Blattgemüse und Leinsamen zugeben und alles ein zweites Mal pürieren.

BYE-BYE CANDIDA
FOTO AUF S. 90

Zutaten:
* 1 Avocado
* 1 Zitrone, geschält und entkernt
* 6 EL Chia-Gel
* 1 Handvoll frischer Spinat
* 5 Minzblättchen
* Wasser nach Belieben

Alle Zutaten in den Mixer geben und zu einem glatten, cremigen Smoothie pürieren. Nach Belieben etwas Wasser zugießen.

OH PAK CHOI
FOTO AUF S. 108

Zutaten:
* 1 Apfel
* 1 Birne
* 240 g Pak Choi
* Wasser nach Bedarf

Obst und Gemüse klein schneiden und in den Mixer geben. Wasser zugießen und alles gut pürieren, bis ein sämiger, glatter Smoothie entsteht.

WÄRMENDE INGWER-ANANAS
FOTOS AUF S.114

Zutaten:
* 1 Mango
* 150 g Ananas, in Stücke geschnitten
* 1 Stück (1 cm) frischer Ingwer, geschält und gerieben
* Wasser nach Bedarf
* ½ Kopf Romana- oder Eichblattsalat

Mango klein schneiden, mit der Ananas und dem Ingwer in den Mixer geben und Wasser zugießen, bis alles gerade eben bedeckt ist. Zu einer cremigen Masse pürieren. Anschließend den Salat zufügen und erneut pürieren. Nach Belieben mehr Wasser zugießen.

FRESH UP
FOTO AUF S. 118

Zutaten:

* ½ Gurke
* Saft von 1 Zitrone
* 1 l Wasser

Gurke klein schneiden, mit Zitronensaft und Wasser in den Mixer geben und zu einer glatten Masse pürieren.

KIWI TRIO
FOTO AUF S. 126

Zutaten:

* 3 Kiwis
* 5–8 getrocknete Pflaumen
* Wasser nach Bedarf
* 8 große Blätter Endiviensalat, die untersten Rippen 3 cm hoch abgeschnitten

Kiwis und Pflaumen in den Mixer geben und mit Wasser aufgießen, bis das Obst gerade eben bedeckt ist. Alles zu einer cremigen Masse pürieren. Den Endiviensalat zufügen und noch einmal pürieren. Nach Belieben zusätzliche Pflaumen oder Wasser zugeben.

SUPER SATTMACHER
FOTO AUF S. 132

Zutaten:

* 2 Handvoll frischer Spinat
* Wasser nach Bedarf
* 1 Tomate
* 1 Paprika
* 1 Avocado
* 2 Stangen Staudensellerie
* 1 Handvoll Basilikumblättchen
* 1 EL Zitronensaft
* 2 Äpfel

Spinat mit etwas Wasser zu einer glatten Masse pürieren. Die restlichen Zutaten klein geschnitten zufügen und noch einmal durchmixen, bis ein cremiger Smoothie entstanden ist. Nach Belieben mehr Wasser zugießen.

TROPISCHER MIX
FOTO AUF S. 138

Zutaten:

* 150 g Ananas
* 1 Mango
* ¼ Limette, geschält und entkernt
* Wasser nach Bedarf
* 100 g Koriandergrün

Das Obst klein schneiden, in den Mixer geben und zu 2/3 mit Wasser aufgießen. Alles zu einer cremigen Masse pürieren. Den Koriander zufügen und nochmals pürieren. Nach Belieben zusätzliches Wasser zugeben.

GO GOJI
FOTO AUF S. 144

Zutaten:

* 100 g Erdbeeren, gewaschen und geputzt
* 1 Banane
* ½ Handvoll Gojibeeren
* Wasser nach Bedarf
* 3 Blatt Grünkohl ohne Stängel

Obst und Gojibeeren in den Mixer geben und gerade eben mit Wasser bedecken. Zu einer cremigen Masse pürieren, die Gojibeeren sollten am Schluss nicht mehr gegen die Mixerwand klackern. Im Anschluss Grünkohl zufügen und nochmals pürieren. Nach Wunsch mit zusätzlichem Wasser aufgießen.

LECKERER PORTULAK
FOTO AUF S. 152

Zutaten:

* 100 g Ananas
* 1 Mango
* Wasser nach Bedarf
* 1 Bd. Portulak (100–150 g)

Das Obst klein schneiden, in den Mixer geben und zu 2/3 mit Wasser aufgießen. Alles zu einer glatten Masse pürieren. Anschließend den Portulak zufügen und noch einmal pürieren, eventuell zusätzliches Wasser zugießen.

KESSE MANGO
FOTO AUF S. 160

Zutaten:

* 1 Mango
* 1 Birne
* 1 Handvoll frischer Spinat
* 1 Handvoll Brunnenkresse
* Wasser nach Bedarf

Das Obst klein schneiden, in den Mixer geben, mit Wasser aufgießen und alles zu einer glatten Masse pürieren. Blattgemüse zufügen und nochmals pürieren. Nach Belieben zusätzliches Wasserzugießen.

KÖSTLICHE FEIGE
FOTO AUF S. 172

Zutaten:

* 150 g Erdbeeren, gewaschen und geputzt
* ½ Gurke
* 6 Feigen, frisch oder getrocknet (getrocknete Feigen vorher mind. 1 Stunde lang in lauwarmem Wasser einweichen)
* Wasser nach Bedarf
* 150 g Mangold

Erdbeeren, Gurke und Feigen klein schneiden, in den Mixer geben und zu 2/3 mit Wasser aufgießen. Alles zu einer glatten Masse pürieren. Mangold zufügen und noch einmal pürieren. Nach Belieben Wasser zugießen.

PROTEIN-DRINK
FOTO AUF S. 186

Zutaten:

* 1 Banane
* 1 Pfirsich nach Belieben
* 1 Apfel
* 150 g Heidelbeeren
* 250 ml Kokoswasser
* 1 EL Kokosöl
* 150 g Grünkohl
* 1 Stange Staudensellerie, klein geschnitten
* 2 EL Hanf-Proteinpulver oder
  2 EL Hanfsamen
* Wasser nach Belieben

Das Obst klein schneiden, mit Kokoswasser und Kokosöl in den Mixer geben. Pürieren, bis ein cremiger Smoothie entstanden ist. Anschließend Grünkohl, Sellerie und Hanf-Proteinpulver oder Hanfsamen zufügen und nochmals pürieren. Nach Belieben Wasser zugeben.

SPROUT SPROUT LET IT ALL OUT
FOTO AUF S. 202

Zutaten:

* 1 Apfel
* 1 Banane
* Wasser nach Bedarf
* 4 Stangen Staudensellerie, klein geschnitten
* 1 Handvoll Alfalfa-Sprossen

Obst klein schneiden, in den Mixer geben, Wasser zugießen, bis die Früchte gerade eben bedeckt sind und alles cremig pürieren. Anschließend Sellerie und Sprossen zufügen und noch einmal pürieren. Nach Belieben mehr Wasser zugießen.

CREAMY BERRY
FOTOS AUF S. 214

Zutaten:

* 250 g gemischte Beeren nach Belieben
* Wasser nach Bedarf
* 250 ml Kokosmilch
* Saft von 1 Limette
* 1 kleiner, grüner Salatkopf
* ½ Gurke, geschält
* 2 EL Hanf-Proteinpulver oder
  2 EL Hanfsamen

Die Beeren in den Mixer geben, 250 ml Wasser, Kokosmilch und Limettensaft zufügen und alles zu einer cremigen Masse pürieren. Anschließend Salat, Gurke und Hanf-Proteinpulver oder Hanfsamen zufügen und noch einmal pürieren. Nach Belieben zusätzliches Wasser zugießen.

RED SUMMER
FOTO AUF S. 228

Zutaten:

* 200 g Erdbeeren, gewaschen und geputzt
* 1 großes Stück Wassermelone
* Kerne von 1 Granatapfel nach Belieben
* 1 EL Zitronensaft
* Wasser nach Bedarf
* 1 kleiner Salatkopf nach Belieben

Das Obst mit dem Zitronensaft in einen Mixer geben und zu 2/3 mit Wasser aufgießen. Pürieren, bis eine cremige Masse entstanden ist. Den Salat zufügen und noch einmal pürieren. Nach Belieben zusätzliches Wasser zugießen.

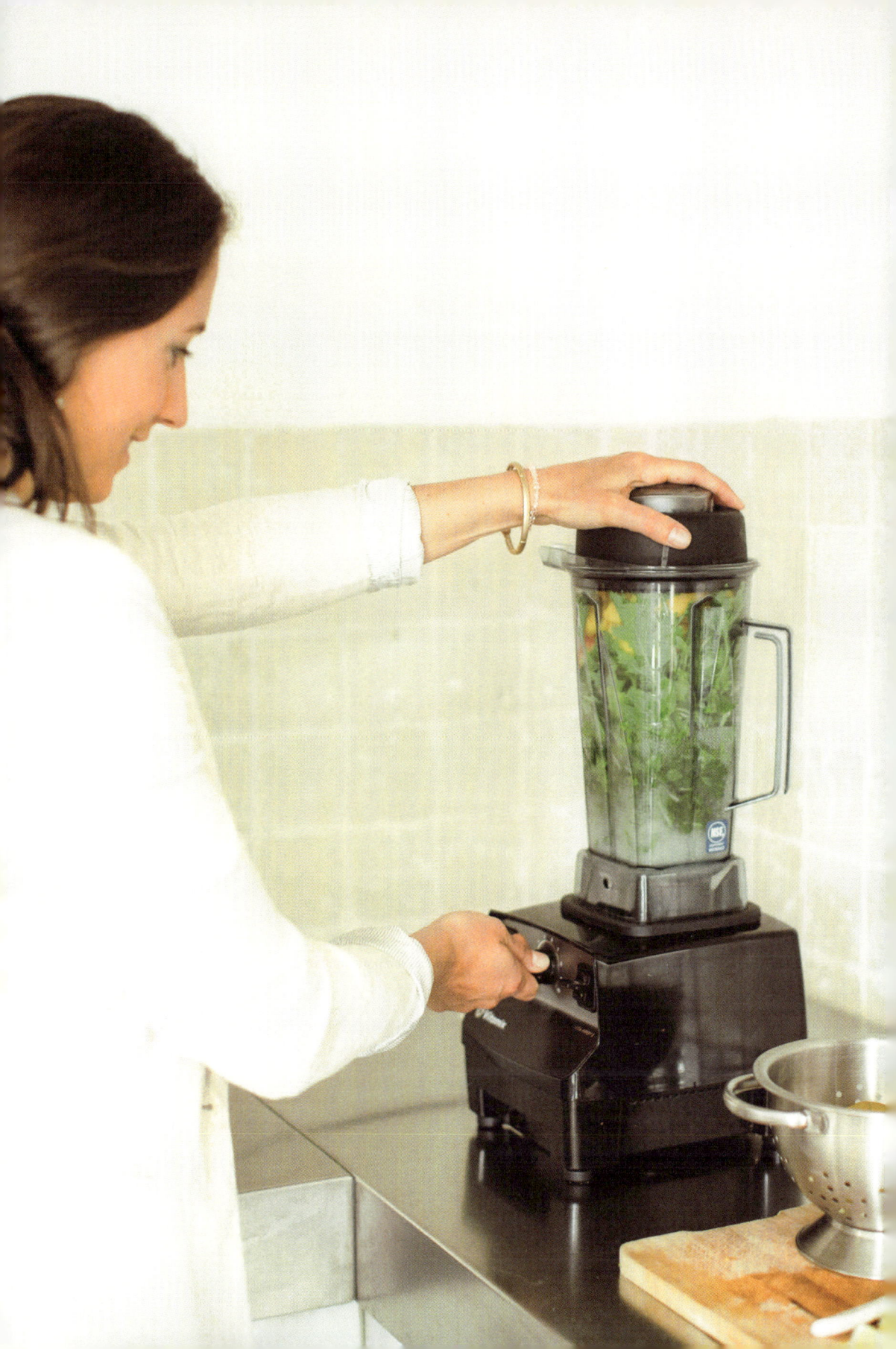

Register

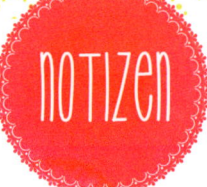

notizen

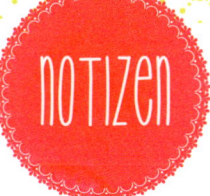

notizen

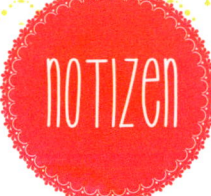

notizen

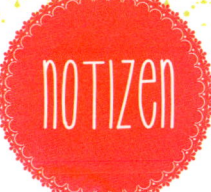

notizen